Michael Spallek · Walter Kuhn

Funktionsorientierte körperliche Untersuchungssystematik

Die *fokus*©-Methode zur Beurteilung des Bewegungsapparates in der Arbeits- und Allgemeinmedizin

Michael Spallek · Walter Kuhn

Funktionsorientierte körperliche Untersuchungssystematik

Die *fokus*©-Methode zur Beurteilung des Bewegungsapparates in der Arbeits- und Allgemeinmedizin

ecomed
MEDIZIN

Bibliografische Informationen der Deutschen Nationalbibliothek

Die Deutsche Nationalbibliothek verzeichnet diese Publikation in der Deutschen Nationalbibliografie; detaillierte bibliografische Daten sind im Internet über <http://dnb.d-nb.de> abrufbar.

Bei der Herstellung des Werkes haben wir uns zukunftsbewusst für umweltverträgliche und wiederverwertbare Materialien entschieden. Der Inhalt ist auf elementar chlorfreiem Papier gedruckt.

ISBN 978-3-609-16396-3

E-Mail: kundenbetreuung@hjr-verlag.de

Telefon: +49 89/2183-7928
Telefax: +49 89/2183-7620

Michael Spallek · Walter Kuhn
Funktionsorientierte körperliche Untersuchungssystematik.
Die *fokus*©-Methode zur Beurteilung des Bewegungsapparates in der Arbeits- und Allgemeinmedizin

Satz: WMTP Wendt-Media Text-Processing GmbH, Birkenau
Druck: Druckhaus Köppl & Schönfelder, Stadtbergen

Inhaltsverzeichnis

1 Geleitwort

Erkrankungen des Muskel-Skelettsystems haben in der Allgemeinmedizin – wie auch in der Arbeitsmedizin – einen hohen Anteil am Krankheitsgeschehen. Für einen zielgerichteten Umgang mit der Thematik ist es von besonderer Bedeutung, sich ärztlicherseits nicht nur auf Befundberichte und Röntgenbilder zu verlassen, sondern sich durch eine strukturierte Anamnese und eine eigene körperliche Untersuchung selbst ein Bild zu verschaffen. Dabei ist unter arbeits- und allgemeinmedizinischen Aspekten den funktionellen Störungen besondere Aufmerksamkeit zu widmen.

Trotz einer Vielzahl an Veröffentlichungen zu Erkrankungen des Bewegungsapparates fehlen in der Literatur bislang praktikable und einfach anwendbare Systematiken zur Untersuchung des Muskel-Skelettsystems. Den Autoren Dr. Michael Spallek und Dr. Walter Kuhn ist daher ein besonderes Lob für dieses Buch auszusprechen, das genau diese Lücke schließt. Beide Autoren sind erfahrene Kollegen, die sich schon seit vielen Jahren mit der Frage beschäftigen, welche Untersuchungs- und Diagnostikmethoden am Bewegungsapparat im Praxisalltag auch für Nicht-Orthopäden gut einsetzbar sind. Sie profitieren dabei nicht nur von ihrer langjährigen Zusammenarbeit in einem Großbetrieb der Automobilindustrie – mit umfangreichen Anteilen manueller Fertigung und entsprechend vielen Mitarbeitern mit Beschwerden am Bewegungsapparat –, sondern auch von ihrer chirotherapeutischen Ausbildung und einem gemeinsamen Verständnis für funktionelle Zusammenhänge. Diese Erfahrungen sind im vorliegenden Werk umfassend in der „Funktionsorientierten körperlichen Untersuchungssystematik *fokus*©" zusammengefasst.

Vom wissenschaftlichen Standpunkt her besticht die Systematik durch ihre logische Gliederung, die Orientierung an Praxisbelangen und an einer logischen Nachvollziehbarkeit auch für den „Nicht-Orthopäden". Die Kunst liegt darin, aus einer Vielzahl an Untersuchungsmethoden diejenigen auszuwählen, die in ihrer Aussagekraft ausreichend sensitiv wie auch spezifisch und reliabel sind und damit eine substanzielle arbeits- oder allgemeinmedizinische Beurteilung ermöglichen.

Besonders hinweisen möchte ich auch auf die sehr gute Idee, der Untersuchungssystematik ein Kapitel zu den Zusammenhängen zwischen Arbeit, Psyche und Bewegungsapparat hinzuzufügen. Dieses Kapitel bespricht einen wichtigen Lösungsansatz für Probleme des demographischen Wandels, die sich mit älter werdenden Belegschaften und deren Muskel-Skeletterkrankungen in Zukunft zunehmend ergeben werden.

Ich wünsche diesem hochaktuellen und interessanten Buch eine rasche und weite Verbreitung und bedanke mich bei den Verfassern für die hervorragende Leistung.

Juli 2009

Prof. Dr. Dr. h.c. mult. David Groneberg
Direktor des Instituts für Arbeitsmedizin
Charité – Universitätsmedizin Berlin
Freie Universität Berlin und
Humboldt-Universität zu Berlin

2 Benutzerhinweise

2.1 Für wen ist das Buch?

Dieses Buch richtet sich an unsere ärztlichen Kolleginnen und Kollegen, die sich in ihrem Praxisalltag mit der Untersuchung oder auch Begutachtung von Störungen am Bewegungsapparat auseinandersetzen müssen sowie an Medizinstudentinnen und -studenten, die bereits erste Erfahrungen in Untersuchungstechniken des Muskel-Skelettsystems haben. Es ist sicherlich gut nachvollziehbar, dass körperliche Untersuchungstechniken nicht einfach mit einer Anleitung aus einem Buch heraus erlernt werden können und wir halten daher praktische Vorerfahrung für eine notwendige Voraussetzung.

Dieses Buch kann also bei einer Untersuchung des Bewegungsapparates keine Hilfestellung wie beispielsweise ein Koch- oder Rezeptbuch in der Küche geben – und es sollte auch nicht so benutzt werden. Andererseits bietet die aus langjähriger eigener Untersuchungspraxis entstandene Systematik sinnvoller und leicht anwendbarer körperlicher Untersuchungstechniken, verbunden mit einer praxisbezogenen Anleitung für die Anwendung, bei der Suche nach funktionellen Störungen sicherlich den meisten Anwendern eine gute Hilfestellung im Untersuchungsalltag. Mit den vorgestellten Untersuchungsabfolgen lassen sich aktuelle funktionelle und meist auch strukturelle Störungen klinisch ausreichend sicher beschreiben bzw. differenzieren.

2.2 Wie sollte man mit dem Buch arbeiten?

Sie brauchen das Buch nicht konsequent von vorne nach hinten durchzuarbeiten, um damit arbeiten zu können. Die Kapitelabfolge ist analog zu unseren praktischen Untersuchungskursen aufgebaut. Nach einer Darstellung der *fokus*-Grundlagen und der notwendigen anamnestischen Fragen folgen Abschnitte mit in sich abgeschlossenen Untersuchungshinweisen für die fünf Körperregionen analog der *fokus*-Systematik.

Die Untersuchungskapitel sind einheitlich gegliedert mit Hinweisen zur Auffrischung der Kenntnisse v.a. der topographischen Anatomie, einer Beschreibung der notwendigen Untersuchungen für Screening und Funktionsdiagnostik und enthalten auch die notwendigen Dokumentationsbögen. Umfangreiche fotographische Darstellungen der Untersuchungspositionen, -handhaltungen und -abfolgen ergänzen die textlichen Beschreibungen.

Zusätzlich folgt nach jedem Untersuchungsteil noch ein Abschnitt zur differenzialdiagnostischen Beurteilung der im Screening bzw. in der Funktionsdiagnostik erhobenen Befunde. Dabei wird besondere Aufmerksamkeit auf die arbeits- und allgemeinmedizinischen Aspekte gelegt. Man kann also jedes Kapitel auch für sich separat durcharbeiten oder nur bestimmte Details nachlesen.

Einen zusätzlichen Schwerpunkt haben wir auf die Zusammenhänge zwischen den Störungen am Bewegungsapparat und psychischen Einflüssen gelegt. Diesem komplexen Thema ist daher ein eigenes Kapitel gewidmet. Wir sind sehr froh darüber, dass wir für diese wichtigen Aspekte mit unserem Kollegen Dr. Dieter Pütz aus der Deister-Weser-Klinik in Bad Münder als Autor einen sehr erfahrenen Neurologen und Psychiater gewinnen konnten, der gleichzeitig auch Facharzt für psychotherapeutische Medizin ist. Aus unserer gemeinsamen Erfahrung aus verschiedenen Rehabilitationsprojekten steht das bio-psycho-soziale Erklärungsmodell für Erkrankungen am Bewegungsapparat in den alltäglichen Patientenberatungen der Realität deutlich näher als eine rein biomechanische oder strukturbetonte Betrachtungsweise.

2.3 Welche Voraussetzungen sind notwendig?

Wie eingangs erwähnt, sollten Sie praktische Vorerfahrung aus Studium und/oder klinischer Tätigkeit haben. Weiterhin sollten Sie keine Scheu besitzen, Patienten anzufassen und körperlich zu untersuchen. Dies sind aber schon die einzigen persönlichen Voraussetzungen für die Anwendung der *fokus*-Systematik. Aufgrund der Testzusammenstellungen ist weder spezifisches orthopädisches oder chirurgisches Fachwissen notwendig, noch müssen alle anatomischen Details beherrscht werden. Die notwendigen Kenntnisse dazu werden am Anfang der Untersuchungskapitel aufgefrischt, soweit dies für das Verständnis der funktionellen Zusammenhänge notwendig ist.

Eine höhenverstellbare Untersuchungsliege, die möglichst von mehreren Seiten her zugänglich ist, ist sehr hilfreich. Optimal ist eine freistehende Liege, die aber gelegentlich aus räumlichen Gründen nicht in allen Praxen vorhanden ist. Eine Höhenverstellung macht aus ergonomischen Gründen sowohl für den Patienten wie auch für den Untersucher Sinn, da dann die jeweiligen Untersucherpositionen optimal angepasst werden können.

Bildgebende Verfahren wie Röntgen oder Sonographie sind nicht notwendig, da sich in der allgemein- und arbeitsmedizinischen Beurteilungspraxis eher die Frage nach funktionell bedingten Einschränkungen und daraus resultierenden Tätigkeitshindernissen stellt und weniger die Suche nach Strukturschäden. Bildgebende Verfahren sind in der Beurteilung eines aktuellen Befundes zudem der klinisch-funktionellen Untersuchung nicht überlegen, sondern ergänzen diese. Auch eine Computertomographie (CT) oder Kernspintomographie (MRT) wird erst in Kombination mit einer klinischen differenzierten Untersuchung wirklich aussagefähig.

Funktionelle Untersuchungsgänge bieten gegenüber bildgebenden Verfahren deutliche Vorteile, da oft bereits unmittelbar nach der Untersuchung eine (arbeits-)medizinische Beurteilung und Entscheidung getroffen werden kann. Bildbefunde liegen zum Zeitpunkt der Vorstellung eines Mitarbeiters zur Begutachtung nicht selten Wochen, Monate oder noch länger zurück und sind daher in einer aktuellen Beurteilung zur Arbeits- oder Einsatzfähigkeit nur bedingt von Nutzen.

Die *fokus*-Systematik eignet sich natürlich auch zur Beurteilung unfallbedingter Schäden sowie bei Begutachtungsfragen; sie ist dann allerdings durch eine bildgebende Diagnostik zu ergänzen.

2.4 Wie wird dokumentiert?

Anamnese, Inspektion, Palpation und Beurteilung der Statik gehören als individuell zu beschreibende Befunde zu Screening und Funktionsdiagnostik. Dokumentiert werden die Bewegungsumfänge grundsätzlich in Anlehnung an die Neutral-Null-Durchgangsmethode im Seitenvergleich sowie evtl. ergänzend mit zusätzlichen Schmerzangaben.

Der Dokumentationsbogen (**Abb. 2.1**) enthält dafür neben den notwendigen persönlichen und biometrischen Daten (A) eine Spalte zur Angabe, ob es sich um eine Erst- oder Nachuntersuchung handelt (B). Die Dokumentation ist in Screening (C) und Funktionsdiagnostik (D) unterteilt, da oft bei „leerer" Anamnese die orientierende Screeninguntersuchung der jeweiligen Körperregion ausreicht. Die Listungen (E) der notwendigen Untersuchungen sind als sinnvolle Abfolge zusammengestellt, um unnötige Patienten- oder Untersucherlagewechsel zu vermeiden.

Auf der linken Seite der Untersuchungsbögen ist eine Spalte zum Ankreuzen vorgesehen, wenn die Befunde unauffällig sind (F). Dies erleichtert die Dokumentation ganz erheblich. Auf der rechten Seite der Bögen sind entsprechende Eingabemöglichkeiten für den aktuellen Befund vorgesehen (G). Diese Eingaben können auch im Alltag anhand der Normal-Null-Durchgangsmethode erfolgen, sie sollten jedoch unbedingt so dokumentiert werden, wenn es sich um Begutachtungsfragestellungen handelt. Freitextmöglichkeit und Unterschrift (H) vervollständigen den Bogen.

Für die tägliche Praxis reicht meist eine Beurteilung aus, ob sich die Funktionsbefunde symmetrisch und seitengleich darstellen bzw. ob Schmerzen auftreten. Die „bessere" Seite wird als „Normalwert" angenommen, so dass bei Störungen die Probleme auf der eingeschränkten Seite beschrieben werden. Wir bevorzugen dazu eine – zugegebenermaßen sehr individuelle – 3-Stufen-Einteilung für funktionelle Einschränkungen mit Abwärtspfeilen (🡇 – 🡇🡇 – 🡇🡇🡇) und für den Schweregrad einer Schmerzangabe mit 1 bis 3 Kreuzen (**+** – **++** – **+++**) oder Blitzen (ϟ – ϟϟ – ϟϟϟ).

Ein Dokumentationsbeispiel bei einer Schulterproblematik findet sich in **Abbildung 2.2**.

2.5 Weitere Hinweise

Die funktionsorientierte körperliche Untersuchungssystematik *fokus* ist ein empfohlenes Diagnostiksystem für die Beurteilung des Bewegungsapparates bei arbeitsmedizinischen Vorsorgeuntersuchungen wie beispielsweise dem Grundsatz 46. Die Systematik kann natürlich auch bei anderen Vorsorgeuntersuchungen eingesetzt werden und ist insbesondere bei Fragen zu einer Rehabilitationsbedürftigkeit, bei Wiedereingliederungsfragen oder Einsatzbeurteilungen hilfreich. Seit einigen Jahren werden mit Unterstützung der Deutschen Gesetzlichen Unfallversicherung DGUV wie auch vom Verband der Betriebs- und Werkärzte VdBW praktische Schulungen in der Anwendung der Systematik angeboten. Kurstermine können bei uns direkt oder bei diesen Veranstaltern erfragt werden bzw. sind auf deren Internetseiten veröffentlicht.

Auf Wunsch vieler Kursteilnehmer ist vor einiger Zeit mit Unterstützung des Ausschusses Arbeitsmedizin der DGUV auch eine kursbegleitende DVD entstanden, auf der die Screening- und Funktionsuntersuchungen in der Abfolge gezeigt und erläutert werden (**Abb. 2.3**). Ein Bestellformular für diese DVD, die nicht im Buchhandel erhältlich ist, finden Sie auf Seite 117. Für Sie als Käufer dieses Buches bieten wir Ihnen bei Mitsendung einer Kopie der Kaufquittung einen Leserrabatt auf den DVD-Kaufpreis.

Wie jede Wissenschaft sind auch die Medizin und dabei insbesondere die Untersuchungs- und Diagnosetechniken ständigen Weiterentwicklungen un-

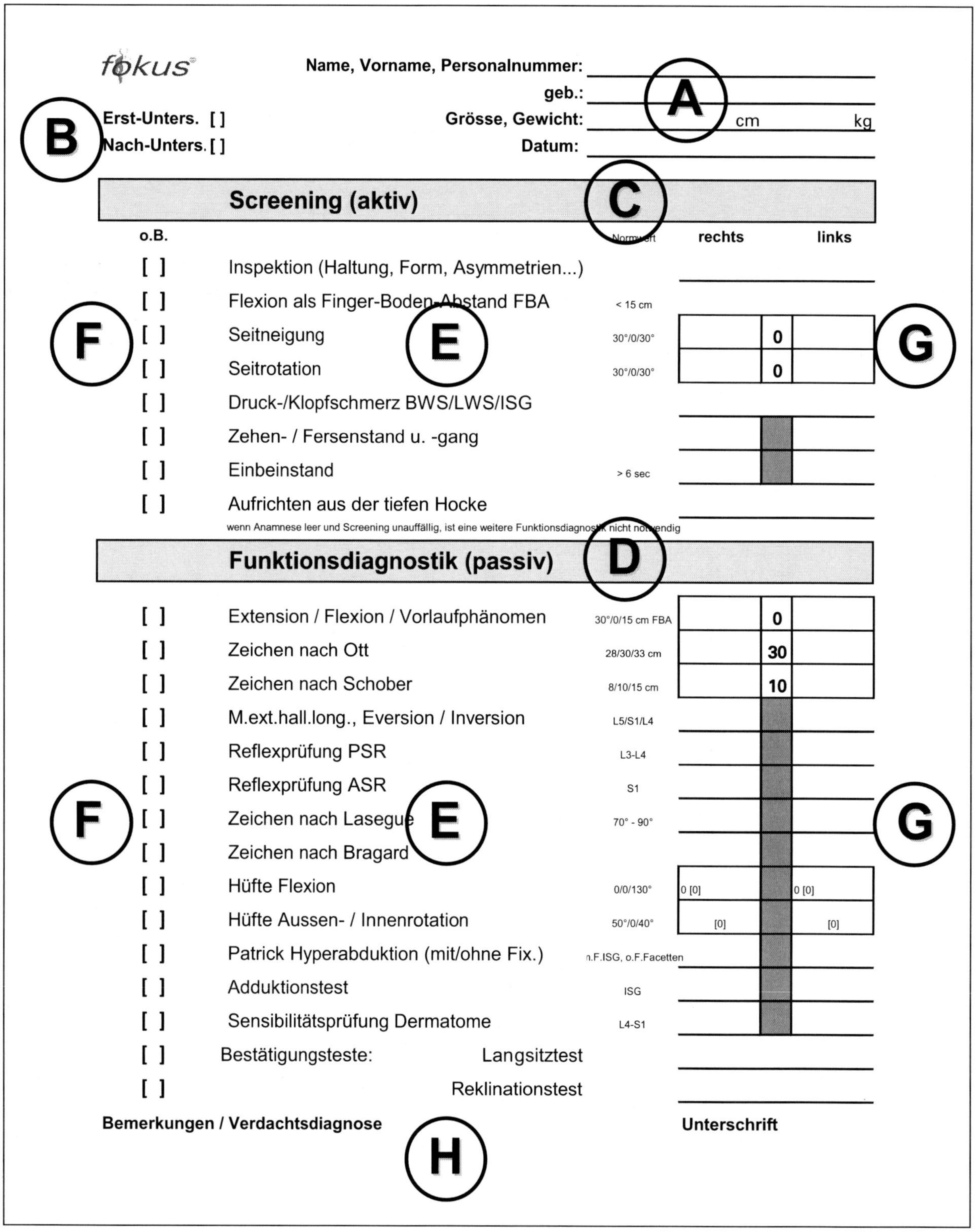

Abb. 2.1: Beschreibung Dokumentationsbogen

terworfen. Forschung und klinische Erfahrung erweitern stetig unsere Kenntnisse, auch in diagnostischer Hinsicht. Die *fokus*-Systematik ist sehr sorgfältig erarbeitet und über viele Jahre weiter optimiert worden, wir sind aber an einer Fortentwicklung und weiteren Verbesserung der Systematik sehr interessiert. Wir möchten Sie daher herzlich dazu auffordern, mit uns in Kontakt zu treten. Ihre Kritik und vor allem Verbesserungsvorschläge sind uns herzlich willkommen und viele Anregungen aus den Praxiskursen haben bereits Eingang in die Systematik gefunden. Unsere Kontaktdaten finden Sie am Ende des Buches.

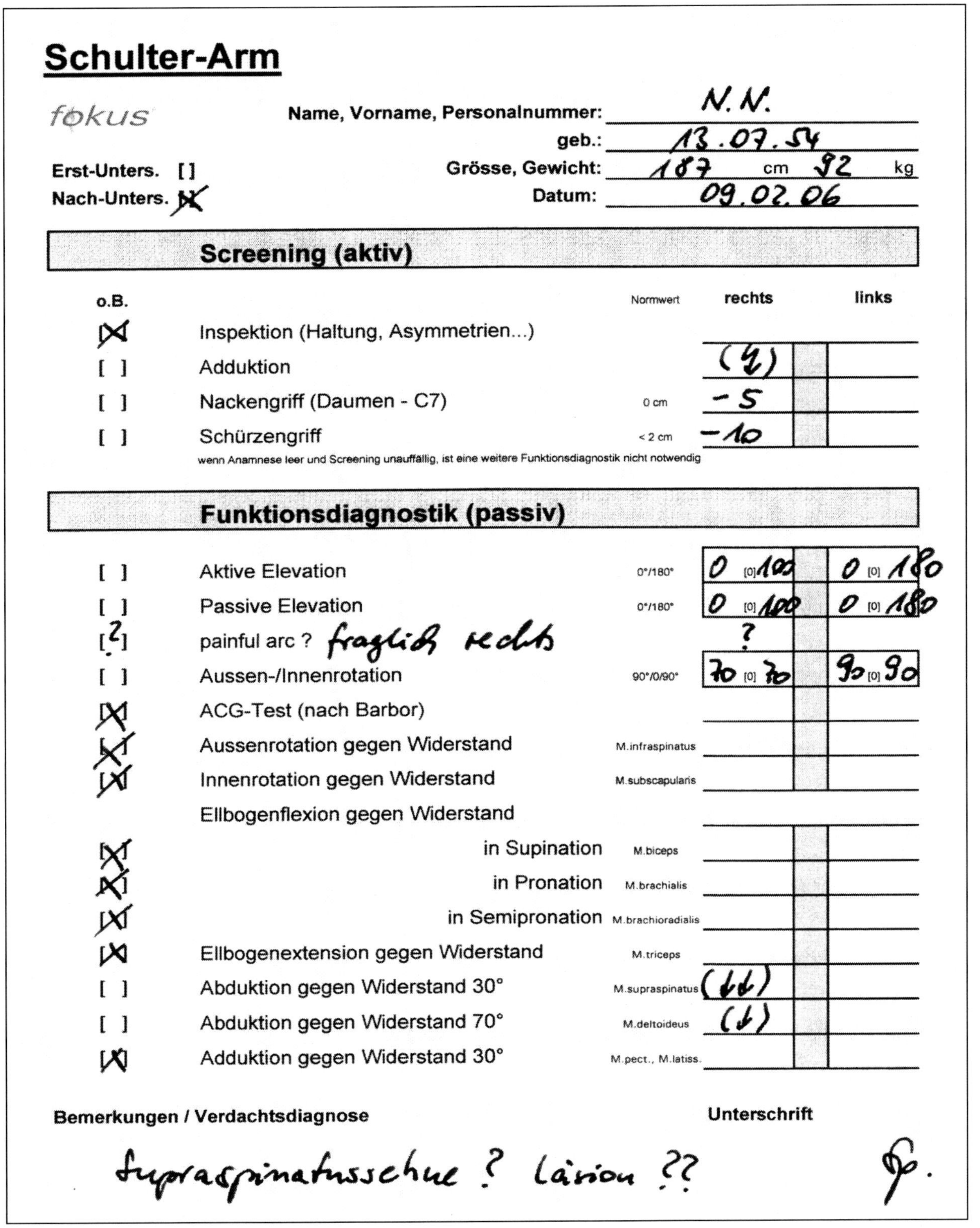

Schulter-Arm

fokus

Name, Vorname, Personalnummer: N.N.

geb.: 13.07.54

Erst-Unters. [ ]

Grösse, Gewicht: 187 cm 92 kg

Nach-Unters. [X]

Datum: 09.02.06

Screening (aktiv)

o.B.		Normwert	rechts	links
[X]	Inspektion (Haltung, Asymmetrien...)			
[ ]	Adduktion		(↓)	
[ ]	Nackengriff (Daumen - C7)	0 cm	-5	
[ ]	Schürzengriff	< 2 cm	-10	

wenn Anamnese leer und Screening unauffällig, ist eine weitere Funktionsdiagnostik nicht notwendig

Funktionsdiagnostik (passiv)

			rechts	links
[ ]	Aktive Elevation	0°/180°	0 [0] 100	0 [0] 180
[ ]	Passive Elevation	0°/180°	0 [0] 100	0 [0] 180
[?]	painful arc ? fraglich rechts		?	
[ ]	Aussen-/Innenrotation	90°/0/90°	70 [0] 70	90 [0] 90
[X]	ACG-Test (nach Barbor)			
[X]	Aussenrotation gegen Widerstand	M.infraspinatus		
[X]	Innenrotation gegen Widerstand	M.subscapularis		
	Ellbogenflexion gegen Widerstand			
[X]	in Supination	M.biceps		
[X]	in Pronation	M.brachialis		
[X]	in Semipronation	M.brachioradialis		
[X]	Ellbogenextension gegen Widerstand	M.triceps		
[ ]	Abduktion gegen Widerstand 30°	M.supraspinatus	(↓↓)	
[ ]	Abduktion gegen Widerstand 70°	M.deltoideus	(↓)	
[X]	Adduktion gegen Widerstand 30°	M.pect., M.latiss.		

Bemerkungen / Verdachtsdiagnose

Supraspinatussehne ? Läsion ??

Unterschrift

Abb. 2.2: Beispiel Dokumentationsbogen Schulter-Arm-Region

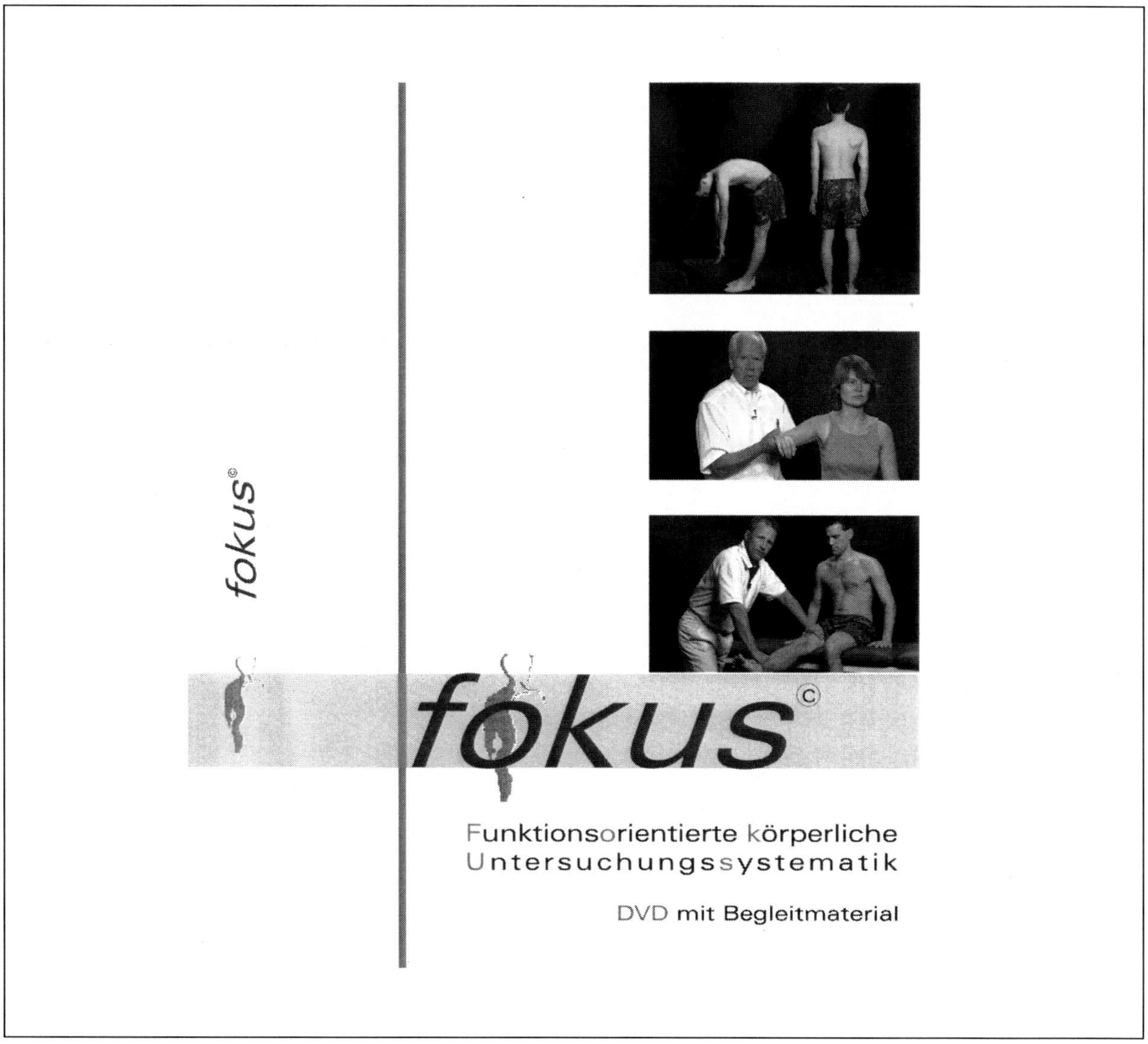

Abb. 2.3: DVD Cover

3 Die *fokus*©-Systematik

M. SPALLEK

3.1 Grundgedanken

Allgemein- und Arbeitsmediziner werden von Patienten oder Mitarbeitern oft mit Fragen zu Problemen des Stütz- und Bewegungsapparates konfrontiert, meist noch bevor ein Orthopäde oder eine andere medizinische Fachrichtung dazu konsultiert wurde. Nicht nur bei akut auftretenden Beschwerden, z. B. an Wirbelsäule oder im Schulter-Nackenbereich, sondern auch bei Problemen am Arbeitsplatz, bei medizinischen Begutachtungen, im Rahmen von Vorsorgeuntersuchungen, bei Beurteilungen zur Einsatzmöglichkeit wegen chronischer Erkrankungen oder nach Operationen können solche Fragen auftreten, die dann eine (arbeits-)medizinische Beurteilung notwendig machen. Die Bedeutung der sog. „Volkskrankheit Rückenbeschwerden" spiegelt sich gerade im beruflichen Umfeld wieder.

Normalerweise wird eine medizinische Diagnostik mit dem Ziel durchgeführt, anhand der Beschwerden eine Diagnose zu stellen und danach eine Therapie einzuleiten, um den Beschwerden abzuhelfen. Arbeitsmedizinisch notwendige Untersuchungen unterscheiden sich in dieser Hinsicht aber von anderen medizinischen Fachrichtungen. In der Arbeitsmedizin liegt das Diagnostikziel eher in präventiven und/oder rehabilitativen Aspekten zur Vorbeugung und Verhinderung arbeitsbezogener Erkrankungen sowie dem Erhalt der Arbeitsfähigkeit. Arbeitsmedizinische Konsequenzen sind demnach viel mehr an Prävention und Gesundheitsförderung ausgerichtet als in den meisten klinischen Fachrichtungen, in denen eine therapeutische Intervention im Vordergrund steht.

Die *fokus*-Methode wurde unter arbeitsmedizinischen Fragestellungen entwickelt und unterscheidet sich daher aus unserer Sicht grundlegend von einer auf Therapie ausgerichteten Differenzialdiagnostik. Bei *fokus* ist das Ziel der Untersuchung zuerst die Suche nach funktionellen Störungen am Bewegungsapparat und ihren Ursachen oder Konsequenzen und erst in zweiter Linie das Stellen einer medizinischen Diagnose. In der Praxis bestimmen die Beschwerden und die Funktionsstörungen die Einsatzmöglichkeiten des Patienten und nicht eine medizinische Diagnose.

Die Methodik ist auf drei Fragen ausgerichtet:

1 *Aktuell*: Sind die festgestellten Funktionsstörungen relevant für die ausgeübte Tätigkeit bzw. sind weitere Gesundheitsschäden beim Verbleib in dieser Tätigkeit zu erwarten?

2 *Prospektiv*: Sind weitere individuelle diagnostische, therapeutische oder rehabilitative Maßnahmen notwendig?

3 *Retrospektiv*: Gibt es Hinweise für konkrete arbeitsbezogene Funktionsstörungen oder für Berufskrankheiten?

fokus zielt also nicht primär auf eine medizinische Diagnose. Erkannt werden müssen für eine tätigkeitsbezogene Beurteilung die evtl. vorhandenen funktionellen Störungen und Leistungs- oder Bewegungseinschränkungen. Diese Aktualitätsdiagnostik ist zur unmittelbaren Beurteilung der Beschwerden im Hinblick auf die ausgeübte Tätigkeit erforderlich und erlaubt nicht nur eine unmittelbare Einsatzbeurteilung, sondern auch eine Bewertung, ob die Tätigkeiten auch mittel- und langfristig zumutbar sind.

Natürlich erwarten Mitarbeiter oder Patienten vom untersuchenden Arzt auch Hinweise auf weiterführende Maßnahmen. Es kann vorkommen, dass länger andauernde Beschwerden noch nicht ausreichend abgeklärt sind und es ist auch nicht selten, dass trotz deutlicher Einschränkungen und andauernden Beschwerden noch nicht über eine Rehabilitationsmaßnahme nachgedacht wurde. Aus unserer Sicht ist es daher unabdingbar, eine Beurteilung oder Begutachtung bei Beschwerden am Bewegungsapparat durch eigene Untersuchungsergebnisse zu stützen, um Beratungen oder Diagnostik- bzw. Therapiehinweise auch medizinisch begründen zu können. Nicht zuletzt kann *fokus* auch bei der notwendigen Begründung einer Verdachtsanzeige für Berufskrankheiten am Bewegungsapparat hilfreich sein und ist auch bei Untersuchungen bestimmter, besonders belasteter Arbeitsbereiche einsetzbar.

Für eine effiziente Untersuchung des Bewegungsapparates sind eine möglichst gezielte Anamnese *(vgl. Kap. 4)*, eine orientierende Inspektion des Patienten *und* funktionsbezogene ärztliche Untersuchungen *(vgl. Kap. 5–9)* erforderlich. Zusätzlich sind für die Bewertung der Arbeitsfähigkeit auch die Angaben aus einer Gefährdungsbeurteilung heranzuziehen bzw. genaue Arbeitsplatzkenntnisse notwendig, um eine Relevanz evtl. nachgewiesener funktioneller Defizite im Hinblick auf die tatsächlich ausgeübte Tätigkeit bewerten zu können. Vertiefende Hinweise dazu finden sich in den Auswahlkriterien für den G 46 und in den berufsgenossenschaftlichen Informationen BGI 504-546.

Die Suche nach strukturellen Schädigungen, z. B. an Bandscheiben oder Gelenken mit dem Ziel, therapeutische Maßnahmen einzuleiten, ist bei arbeitsmedizinischen Fragestellungen oder Zusammenhangsbeurteilungen weniger wichtig. Die Angabe von Schmerzen bei mäßigen alterstypischen degenerativen Veränderungen am Stütz- und Bewegungsapparat, z. B. in einem Röntgenbild, erlaubt keine Aussagen über die tatsächliche Verursachung der Beschwerden oder über einen Arbeitsplatzzusammenhang; sie spielen aber im Rahmen der Anamnese eine wichtige Rolle.

Die meisten Untersuchungsprogramme sind orthopädisch orientiert und enthalten bekannte und weit verbreitete Tests zur klinischen Untersuchung am Bewegungsapparat. Ein Nachteil dieser Programme in der praktischen Anwendung v. a. im betrieblichen Umfeld ist jedoch, dass sie vorwiegend auf die klinische Untersuchung, Diagnosestellung und Therapie ausgerichtet sind. Dies geschieht meist unter dem spezifischen Blickwinkel des Fachgebietes der Autoren. Umfangreiche Auflistungen funktioneller und teilweise sehr komplexer Untersuchungsverfahren und -techniken sind ebenfalls in der Literatur verfügbar. Fast alle haben den Nachteil einer fehlenden Systematisierung der Methoden oder eine unzureichende Bewertung ihrer Nützlichkeit oder es fehlt an einer einfachen praktischen Anwendbarkeit.

Eine einheitliche Erhebung anamnestischer Faktoren und vor allem der Schmerzanamnese am Bewegungsapparat ist ebenso meist nicht oder nur in freier Form vorgesehen. Die Beurteilung der erhobenen Funktionsstörungen unter arbeitsbezogenen Gesichtspunkten ist in den meisten Untersuchungsempfehlungen nicht enthalten, ebenso wenig wie eine zunehmend wichtiger werdende differenzialdiagnostische Beurteilung psychomentaler Einflussfaktoren. Es gibt somit genügend Gründe für eine eigenständige Untersuchungssystematik wie unsere *fokus*-Methode.

3.2 Das Eisbergmodell

Als einfaches Bild zur Erläuterung des Übergangs von Normalität zur Pathologie, von den ersten Anfängen einer beginnenden, funktionellen Störung bis hin zur manifesten Erkrankung hat sich in der Praxis seit vielen Jahren das Eisbergmodell bewährt. Mit diesem Modell lässt sich die Entstehung einer chronischen Erkrankung für Laien vereinfachend und gut verständlich erklären (**Abb. 3.1**).

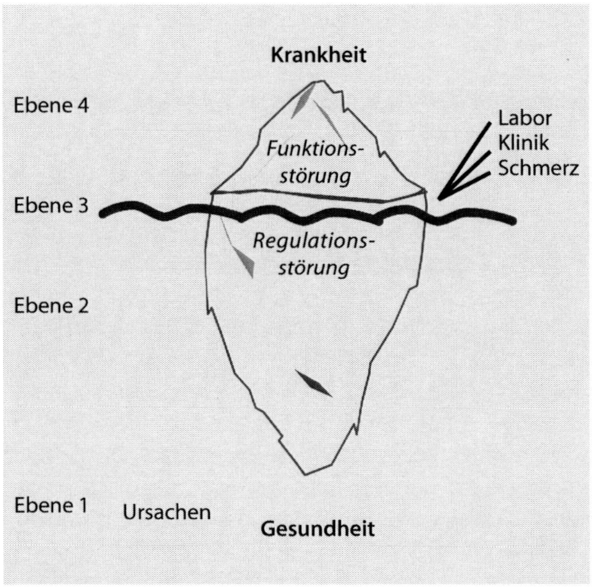

Abb. 3.1: Das Eisbergmodell

Beim Eisberg liegen bekanntermaßen etwa $1/7$ seiner Größe über und $6/7$ unter Wasser. Die Ebene 1 wird als Ebene der Gesundheit bezeichnet, soweit keine anderen Hinweise bekannt oder untersucht worden sind. Auf der Ebene der Gesundheit wirken bestimmte Noxen und Belastungen etc. auf den Organismus ein und können zu Regulationsstörungen führen. Diese Ebene 2 entspricht eher leichten, unspezifischen und noch keinem Krankheitsbild zuzuordnenden Symptomen. Sie ist daher meist keiner klinischen oder apparativen Diagnostik zugänglich. Bei einem weiteren Einwirken solcher Belastungen auf den Organismus, taucht der Eisberg aus dem Wasser auf und es entsteht eine Funktionsstörung, die Ebene 3. Die Symptomatik der Ebene 3 ist durch klinische Befunde, Laborwerte usw. gekennzeichnet und enthält damit konkrete Bezugspunkte, die der Arzt mit dem Patienten besprechen und ihm erläutern kann.

Die bildliche Darstellung mit dem Eisbergmodell verdeutlicht, dass die Entwicklung einer chronischen Erkrankung immer ein prozesshaftes Geschehen darstellt, wo auf jeder Stufe eine Intervention möglich ist. Allein die Erfolgsaussichten werden von Ebene zu Ebene sehr unterschiedlich sein. Mit diesem Erklärungsmodell kann der Patient zu aktivem Mitwirken an der Rückbildung einer bei ihm beginnenden und sichtbaren werdenden Krankheitsentwicklung bewegt werden. Mit der Aussage „Sie sind noch nicht krank, aber auf dem Wege dahin", kann dem Betroffenen die Angst vor einem schicksalhaften, unabänderlichen Verlauf genommen werden. Das Aufzeigen potenzieller Möglichkeiten, dem scheinbar unbeeinflussbaren Schicksal zu entgehen, kann bedeutende Heilungskräfte freisetzen und gibt der Arzt-Patienten-Beziehung eine neue Qualität. Der Arzt kann so die Rolle eines „medizinischen Coaches" einnehmen, bis sich Befunde der Ebene 3 so weit verbessert haben, dass sie wieder „unter Wasser" in Richtung Ebene 2 unterwegs sind.

In den Fällen, in denen sich der Patient nicht oder nicht gleich diesem gemeinsamen Weg anschließen will, kann ihm vor Augen geführt werden, dass er sich eher in Richtung Ebene 4 bewegt. Auf diesem Weg wird eine unbeeinflusste Funktionsstörung in eine chronische Erkrankung mit morphologischen Veränderungen am Organ übergehen, deren therapeutische Beeinflussbarkeit in der Regel schwieriger sein oder länger dauern wird.

Selbst komplexe Krankheitsbilder lassen sich so in einer leicht verständlichen Form erklären. Dies eröffnet die Chance, den Patienten durch die Verbesserung der Eigenkompetenz viel mehr als üblich zum aktiven Mitwirken an seinem Heilungsprozess zu bewegen.

3.3 Die Systematik

Für die Beurteilung von Funktionsstörungen des Bewegungsapparates und v.a. der Wirbelsäule sind im (arbeits-)medizinischen Alltag bestimmte systematische Anforderungen an den Untersuchungsgang zu stellen. Aufgrund der zeitlichen Vorgaben bei Vorsorgeuntersuchungen wurde eine Unterteilung der notwendigen körperlichen Diagnostik in eine orientierende Ebene *(Screening)* und eine darauf aufbauende funktionelle Ebene *(Funktionsdiagnostik)* gewählt.

Vor dem Screening ist die Erhebung der Anamnese *(vgl. Kap. 4)* und eine orientierende Inspektion des Bewegungsapparates zur Frage von Bewegungs- oder Haltungsauffälligkeiten, bestimmten Bewegungsmustern oder Gangbildern, Asymmetrien in der Körperkontur oder muskulären Dysbalancen etc. notwendig.

Die Zusammenstellung der Screeningteste ist so angelegt, dass alle wesentlichen Funktionen der zu untersuchenden Körperregion *aktiv* vom Patienten gezeigt werden. Bei dieser aktiven Darstellung sollten vom Untersucher keine wesentlichen Funktionsdefizite übersehen werden. Sofern Inspektion und Anamnese „leer" sind und die Screeningteste ebenso keine Auffälligkeiten zeigen, kann die Untersuchung hier beendet werden. Eine ausreichende Information und Beratung des Patienten ist bereits mit diesen Ergebnissen möglich. Durch die Kombination der anamnestischen Angaben, der Inspektion und der Screeninguntersuchung mit der klinischen Erfahrung des Untersuchers ist die Wahrscheinlichkeit, bei unauffälligen Ergebnissen im Screening eine relevante Störung zu übersehen, sehr gering.

Sollten sich in der Anamnese oder im Screening Auffälligkeiten ergeben, ist eine Funktionsdiagnostik durchzuführen (**Abb. 3.2**).

Die Zusammenstellung der Funktionsteste ergänzt die Screeninguntersuchungen, da für die im Screening aktiv vom Patienten dargestellten Funktionen nunmehr passive Beweglichkeitsprüfungen durchzuführen sind, Bewegungsumfänge bewertet werden müssen und eine Reflexdiagnostik etc. ergänzt wird. Die empfohlenen Untersuchungsverfahren gehören zum allgemeinen ärztlichen Grundwissen, so dass die Durchführung keine Schwierigkeiten bereitet und die Verfahren auch ausreichend aussagefähig sind *(vgl. Kap. 3.6)*.

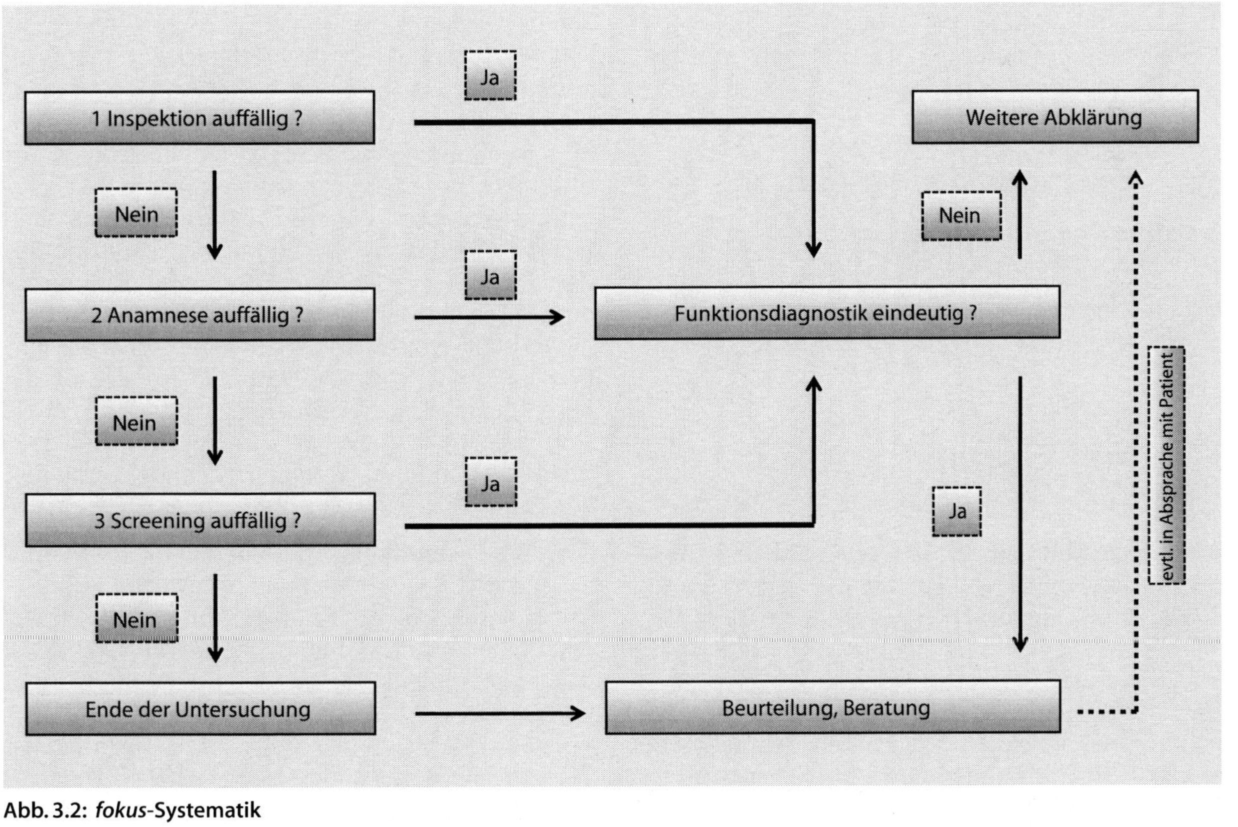

Abb. 3.2: *fokus*-Systematik

Bei der Funktionsdiagnostik steht die Suche nach Bewegungseinschränkungen, Kraftdefiziten oder Dysbalancen etc. durch zielführende Untersuchungstechniken des Arztes im Mittelpunkt. Hier muss der Untersucher aktiv werden. Ergänzend sind noch sog. Bestätigungstests integriert – beispielsweise bei der LWS-Beurteilung – um auffällige Befunde verifizieren zu können oder auch um Unstimmigkeiten bei den Angaben aufzudecken.

Aus den Untersuchungsabfolgen der beiden Ebenen der Screening- und Funktionsdiagnostik lassen sich nicht nur funktionelle, sondern oft auch strukturelle Störungen am Bewegungsapparat aufdecken, auch ohne eine zugrunde liegende Diagnose kennen zu müssen.

Die Funktionsbefunde sollten mit den Screeningbefunden und anamnestischen Daten übereinstimmen und zu den Bestätigungstesten passen. Das Ausmaß funktionell nachweisbarer Einschränkungen kann damit soweit objektiviert werden, dass die Relevanz im Hinblick auf die tatsächlich ausgeübte Tätigkeit medizinisch zuverlässig beurteilt werden kann. Darüber hinaus erlauben diese Untersuchungsempfehlungen, v. a. in Zusammenhang mit aussagefähigen anamnestischen Angaben, fast immer auch eine differenzialdiagnostische Einordnung der Beschwerden und Befunde des Patienten in die orthopädischen Krankheitsbilder.

3.4 Die Anamnese

Die Notwendigkeit einer gezielten Anamneseerhebung insbesondere bei Bewegungsapparatbeschwerden ist unbestritten. Der Anamnese ist daher ein eigenes *Kapitel 4* gewidmet.

3.5 Die modulare Gestaltung

Durch die modulare Aufteilung der Untersuchungen in fünf Körperregionen

- Halswirbelsäule *(Kap. 5)*
- Schulter-Arm-Region *(Kap. 6)*
- Arm-Hand-Region *(Kap. 7)*
- Lendenwirbelsäule *(Kap. 8)*
- Knie-Sprunggelenk-Region *(Kap. 9)*

kann in Verbindung mit der systematischen Trennung in Screening- und Funktionsdiagnostik in der Praxis zeitlich optimal untersucht werden (**Abb. 3.2**). *fokus* bietet durch die modulare Gestaltung die Möglichkeit, bei Belastungen des Muskel-Skelettsystems gezielt unterschiedlich betroffene Körperregionen genauer untersuchen zu können, beispielsweise nur die Schulter-Arm-Hand-Region bei manuell-repetitiven Arbeiten oder nur die Knie-Sprunggelenkregion bei hockenden oder knieenden Arbeiten. Auch eine Beurteilung des Bewegungsapparates im Rahmen von Vorsorgeuntersuchungen außerhalb des G 46, z. B. bei Atemschutzgeräteträgern oder Arbeiten mit Absturzgefahren etc., ist mit *fokus* zielgerichtet und zeitoptimiert möglich.

Gleichzeitig kann durch Kombination der Screeninguntersuchungen der fünf Körperregionen auch ein rasches orientierendes Screening des gesamten Bewegungsapparates erfolgen *(Kap. 10)*. Diese umfassende Orientierung ist v. a. bei allgemeinen Eignungs- oder Einstellungsuntersuchungen einfach einsetzbar und ergänzt sinnvoll die weitere Diagnostik zu Herz, Lunge, Augen, Ohren etc.

3.6 Die Untersuchungstechniken

Die in einer funktionsorientierten Diagnostik am Bewegungsapparat genutzten Untersuchungstechniken sollten nicht nur allgemein ärztlich bekannt und einfach anzuwenden sein, sie müssen sich auch an den häufigsten Störungen bzw. Diagnosen des Bewegungsapparates in einer allgemein- und arbeitsmedizinischen Praxis orientieren. „Häufiges ist häufig" und „Seltenes ist selten". Es macht keinen Sinn, in einer täglichen Routinediagnostik immer auch nach sehr seltenen Erkrankungen zu suchen. Dies sollte differenzialdiagnostischen Überlegungen vorbehalten bleiben.

Für *fokus* wurden daher aus der Vielzahl der in der Literatur beschriebenen Untersuchungstechniken diejenigen ausgewählt, die sowohl eine hinreichende Aussagefähigkeit wie auch eine rasche Erlernbarkeit und akzeptable Praktikabilität für die tägliche Routine im betrieblichen Umfeld wie auch in einer Allgemeinarztpraxis besitzen. Es wurden keine neuen Testverfahren erfunden, sondern einfache chirodiagnostische bzw. manualmedizinische Untersuchungstechniken und ergänzende isometrische Muskelfunktionsprüfungen in die Systematik integriert. Diese Testverfahren gehören zwar nicht unbedingt zum üblichen ärztlichen Diagnostikstandard, haben sich jedoch gerade bei Verlaufsbeobachtungen und Begutachtungen sowie im Hinblick auf die Zumutbarkeit eines adäquaten Arbeitseinsatzes als sinnvolle Ergänzung erwiesen. Ein Einsatz bildgebender Verfahren ist hingegen nicht notwendig *(vgl. Kap. 2.3)*.

Die Untersuchungsempfehlungen der *fokus*-Methode sind leicht zu erlernen und anzuwenden und sie sind aufgrund jahrzehntelanger Anwendung in der praktischen Medizin auch ausreichend zuverlässig. Durch die Kombination mit den Bestätigungstesten und einer systematisierten Dokumentation (vgl. **Abb. 2.1**) lassen sie nur einen sehr eingeschränkten subjektiven Beurteilungsspielraum des Untersuchers zu. Mögliche Befundunterschiede zwischen verschiedenen Untersuchern oder bei Folgeuntersuchung nach einem längeren Zeitintervall werden so minimiert.

3.7 Der Ablauf

Die Zusammenstellung der Untersuchungsabläufe ist so gewählt, dass weder der untersuchende Arzt noch der Patient mehrfache Orts- oder Lagewechsel vornehmen müssen. Dieser Ablauf ist ergonomisch und auch zeitlich optimiert, notwendig ist lediglich eine möglichst frei zugängliche Untersuchungsliege. Die Untersuchungsgänge orientieren sich nicht ausschließlich nur an klinisch-funktionellen, sondern auch an untersucher- und patientenfreundlichen Gesichtspunkten. Auf Untersuchungen, die in dieser Zusammenstellung keinen wesentlichen Beitrag zu einer funktionellen Beurteilung liefern, wird daher verzichtet. So entfällt beispielsweise bei der Prüfung der Hüftgelenksbeweglichkeit die Extensionsprüfung, weil dazu ein Wechsel des zu Untersuchenden in die Bauchlage notwendig wäre. Eine Einschränkung der Hüftgelenksextension hat aber bei einer ansonsten unauffälligen Hüftgelenksbeweglichkeit keine wesentliche Funktionsbedeutung; *(vgl. Kap. 8.4)*. Durch den so optimierten Zeitaufwand ist eine Integration des Screenings und der Funktionsdiagnostik auch in eine bereits oft vorhandene tägliche Untersuchungsroutine problemlos möglich.

3.8 Beratungshinweise

Der besondere präventive Charakter in der Arbeitsmedizin zeigt sich vor allem bei der Beratung der Mitarbeiter. Dabei spielt das genutzte Beratungsmodell, wie in *Kapitel 3.2* ausgeführt, eine wichtige Rolle. Die Beurteilung des Bewegungsapparates mit der *fokus*-Methode und die Beratungsschwerpunkte beziehen sich primär auf Auswirkungen der Funktionsstörungen in Bezug auf die jeweilige Tätigkeit – Ebene 2 und 3 des Eisbergmodells – und ermöglichen damit direkt nach der Untersuchung eine Einschätzung der aktuellen Belastbarkeit bzw. eines möglichen individuellen gesundheitlichen Risikos am Arbeitsplatz. Die funktionell orientierte Beurteilung erlaubt es aber auch, dem Mitarbeiter individuelle Empfehlungen für sinnvolle präventive Maßnahmen (z. B. Rückenschule, gerätegestützte med. Trainingstherapie etc.) oder für weitere diagnostische oder therapeutische Interventionen zu geben. Zusätzlich ist ergänzend eine Einschätzung der Belastungen im privaten Bereich möglich. Bei Wiederholungsuntersuchungen in größeren Zeitabständen lassen sich zudem Verbesserungen oder Veränderungen der funktionellen Leistungsfähigkeit durch den relativ einfachen Vergleich der Untersuchungsparameter nachweisen. Damit wird wie im Eisbergmodell die Eigenkompetenz des Patienten bzw. des Mitarbeiters in seinen gesundheitlichen Belangen verbessert und die Basis für eine effektive Präventivmedizin deutlich erweitert.

In Zusammenhang mit den Angaben aus der Gefährdungsbeurteilung des Arbeitsplatzes ermöglichen die Ergebnisse der Funktionsdiagnostik eine optimierte Beratungs- und Beurteilungskompetenz nicht nur gegenüber dem Mitarbeiter, sondern auch gegenüber dem Arbeitgeber durch die sachgerechte und objektive Abwägung zwischen medizinischen Befunden und den spezifischen Wirkungen verschiedenster körperlicher Belastungen am Arbeitsplatz. Eine Häufung gleichartiger Untersuchungsergebnisse bei verschiedenen Mitarbeitern im gleichen Arbeitsbereich erlaubt Rückschlüsse auf die Arbeitsbedingungen bzw. die „Ergonomie" der Arbeit und sollte dann beispielsweise Anlass zu Änderungen am Arbeitsplatz im Sinne einer Verhältnisprävention sein.

3.9 Zusammenfassung

fokus ermöglicht zuverlässig das Erkennen funktioneller oder muskulärer Defizite im System Bewegungsapparat und Wirbelsäule sowie das Einordnen der Beschwerden hinsichtlich relevanter Krankheitsbilder und zugehöriger Differenzialdiagnosen. Die Methode bietet eine sichere Beurteilungsgrundlage sowohl für Allgemein- und Arbeitsmedizin wie auch bei Begutachtungen. Arbeitsmedizinische Beurteilungen oder Festlegungen zukünftiger Einsatzmöglichkeiten erhalten eine aktuelle und im Interesse des Mitarbeiters sowie des Arbeitgebers liegende fundierte Aussage. *fokus* wird daher auch von der Deutschen Gesetzlichen Unfallversicherung als Untersuchungssystematik bei berufsgenossenschaftlichen Vorsorgeuntersuchungen, wie z. B. beim G 46, empfohlen.

Die Untersuchungssystematik ist geeignet, eine Entwicklung von einem „Normalzustand" über progrediente Funktionsstörungen bis zu manifesten Erkrankungen über einen längeren Zeitraum zu verfolgen. Anhand einer solchen Verlaufsbeobachtung können der Allgemeinmediziner wie auch der Betriebsarzt frühzeitig Störungen aufdecken und individuelle Abhilfe – wie auch Präventionsmaßnahmen – in die Wege leiten.

fokus kann und soll jedoch nicht eine weiterführende orthopädische Diagnostik ersetzen, sondern vielmehr eine gute Untersuchungs- und Diagnosegrundlage dafür bieten. Die Zuweisung zu weiterer fachärztlicher Diagnostik oder Therapie wird durch Nutzen dieser Systematik qualitativ verbessert. Dies ist nicht nur im Interesse der betroffenen Patienten, sondern erleichtert auch den weiterbehandelnden Kollegen ihre Arbeit.

4 Anamnese am Bewegungsapparat

M. SPALLEK

4.1 Einleitung

Die Anamneseerhebung stellt den intensivsten Interaktionsprozess zwischen Patient oder Mitarbeiter und Arzt dar und hat das Ziel, gemeinsam die (Krankheits-)Vorgeschichte zu rekonstruieren. Sie ist insbesondere für den Arzt die wichtigste Quelle für individuell relevante, oft aber sehr subjektive Krankheitsinformationen bis hin zu möglicherweise schon vorhandenen Kausalitätsvorstellungen. Anamnestische Angaben sind fast immer richtungsweisend für die weitere Diagnostik oder Therapie und ermöglichen oft sogar schon vor der weiteren Untersuchung dem Arzt eine „Verdachts- oder Arbeitsdiagnose".

Die Bedeutung einer gezielten und aussagefähigen Anamnese ist vor allem bei Störungen am Muskel-Skelettsystem unumstritten. Zusammen mit Kenntnissen über die konkreten Arbeitsanforderungen, beispielsweise aus einer Gefährdungsbeurteilung oder aufgrund eigener Kenntnisse, und den Untersuchungsergebnissen ist die Anamnese eine wichtige und unverzichtbare Grundlage für die Ableitung (arbeits-)medizinischer Maßnahmen und die ärztliche Beratung. Gleichzeitig gelten bei Muskel-Skeletterkrankungen die anamnestischen Angaben als die wertvollsten und zuverlässigsten Daten, um auch eine prospektive Einschätzung der Beschwerderelevanz zu ermöglichen. Leider gibt es keine allgemeingültigen Richtlinien, wie die Anamnese im Rahmen einer Untersuchung des Bewegungsapparates durchgeführt werden sollte.

4.2 Die Eigen- und Arbeitsanamnese

Eine Allgemeinanamnese soll Dispositionen, Vorerkrankungen und eventuell bereits vorhandene Funktionseinschränkungen im Bereich des Muskel-Skelettsystems aufdecken, auch wenn diese bisher noch keine weiteren Aktivitäten des Betroffenen ausgelöst haben. Dazu ist ein möglichst konzentrierter Überblick über die aktuelle Lebenssituation, Sportgewohnheiten, privates Umfeld, frühere Erkrankungen oder Unfälle am Bewegungsapparat etc. sowie zu evtl. vorhandenen psychosozialen Belastungen hilfreich. Eine vertiefende Schmerzanamnese steht dabei noch nicht im Vordergrund, es muss jedoch berücksichtigt werden, dass Schmerzangaben auch frühzeitige Indikatoren krankheitsbedingter Veränderungen am Muskel-Skelettsystem darstellen können. Sie können aber auch auf eine somatische Manifestation nicht bewältigter psychosozialer Konflikte hinweisen *(vgl. Abschnitt 4.5)*.

Für den Einsatz in einem betrieblichen Umfeld wurde im Rahmen der Erarbeitung des G 46 ein mehrteiliger Fragebogen entwickelt, der ebenso wie die *fokus*-Methode ein mehrstufiges, aufeinander abgestimmtes Vorgehen erlaubt. Der Fragebogen bietet im täglichen Einsatz nicht nur zeitliche Vorteile, sondern erleichtert auch durch seine Aufgliederung in den Teil der eigenanamnestischen Angaben des zu Untersuchenden und weiteren speziellen Fragen des Arztes die ärztliche Anamneseerhebung.

Der Eigenanamneseteil kann sicherlich nicht alle Anforderungen an eine umfangreiche Allgemeinanamnese erfüllen. Beispielsweise fehlt in der vorliegenden Form des Fragebogens eine gezielte Suche nach Hinweisen für psychomentale Belastungen. Für diese Probleme ersetzt der Fragebogen daher nicht die klinische Erfahrung des Untersuchers. Er erfragt aber wichtige eigene Angaben zu Erkrankungen am Bewegungsapparat und nimmt auch schon Bezug auf mögliche Zusammenhänge mit dem Arbeitsplatz, die der Mitarbeiter bzw. der Patient sieht. Diese gezielte Arbeitsanamnese dient der Suche nach arbeitsbezogenen Störungen und Schäden des Muskel-Skelettsystems. Da arbeitsmedizinische Untersuchungen normalerweise in größeren Zeitabständen und bei meist arbeitsfähigen Beschäftigten durchgeführt werden, sind akute Beschwerden und Schmerzen zum Untersuchungszeitpunkt nicht regelhaft zu erwarten, können aber auftreten. Anwendbare Fragen und ihre Begründung sind in der **Tabelle 4.1** dargestellt.

Die Eigen- und Arbeitsanamnese sollte sich mit einer mittel- oder auch längerfristigen Perspektive sowohl mit positiven wie auch negativen individuellen Auswirkungen der Arbeit auf den zu Untersuchenden befassen. Damit wird es gelingen, auch Auswirkungen von Beschwerden im Hinblick auf die Arbeitsfähigkeit zu beurteilen. Als Fragebogen zum Selbstausfüllen vorgesehen, erleichtert diese Anamnese dem Mitarbeiter oder einem Patienten die Vorbereitung auf das nachfolgende Arztgespräch und die Untersuchung. Der Fragebogen empfiehlt sich besonders im Rahmen derjenigen arbeitsmedizinischen Vorsorgeuntersuchungen, die sich mit Problemen am Bewegungsapparat auseinandersetzen.

Werden dabei keine wesentlichen Angaben gemacht, die auf eine Schädigung oder beginnende Störung hindeuten, kann die Anamnese bereits abgeschlossen werden. Beim anschließenden Arztkontakt sollte aber auf jeden Fall auf die Angaben im Eigenfragebogen kurz Bezug genommen werden, nicht zuletzt auch um einen Eindruck zur Validität der Angaben zu erhalten wie auch zur Suche nach Hinweisen in Rich-

Tabelle 4.1: Fragebogen Eigenanamnese

Frage nach	Grund
früheren Erkrankungen, Operationen, Unfällen etc. am Bewegungsapparat	Suche nach schweren Erkrankungen, die funktionell und/oder prognostisch relevant sein können.
Rasche Orientierung der Beschwerdenlokalisation, ggf. mit Schmerzausstrahlung	Visuelle Darstellung anhand einer einfachen Körperskizze.
aktuellen Beschwerden zum Zeitpunkt der Untersuchung	Relevant für die nachfolgenden Untersuchungsmodule.
Arztkontakten während der letzten zwölf Monate	Einschätzung der subjektiven Bedeutung der Beschwerden anhand der Art und Häufigkeit von Arztkontakten, zusätzlich Erfragen einer evtl. gestellten Diagnose.
Arbeitsunfähigkeiten aufgrund der Beschwerden am Bewegungsapparat während der letzten 12 Monate	Einschätzung der Schwere der Beschwerden und ihrer Relevanz für die Arbeitsfähigkeit. Hinweise auf psychosoziale Faktoren möglich, z. B. wenn häufige kurze Arbeitsunfähigkeiten angegeben werden.
Beschwerden in Zusammenhang mit subjektiv empfundenen Arbeitsbelastungen – Heben und Tragen – Körperzwangshaltungen – Knien oder Hocken – Stehen – Arbeiten über Schulter-/Kopfhöhe – Arbeiten mit Vibrationseinwirkungen – Sitzen – Andere Tätigkeiten	Einschätzung des individuellen Kausalitätsverständnisses. Abgleichmöglichkeit der Individualangaben mit der Gefährdungsbeurteilung oder eigenen Arbeitsplatzkenntnissen.

tung psychomentaler oder psychosozialer Einflussfaktoren.

4.3 Die Schmerzanamnese

Für die arbeitsmedizinische Beurteilung spielen evtl. mit der Tätigkeit zusammenhängende Schmerzen eine wichtige Rolle. Daher ist bei allen diesbezüglichen Angaben in der Eigen- oder Arbeitsanamnese eine weiterführende Befragung durch den untersuchenden Arzt notwendig. Angaben zu Schmerzcharakter, Schmerzqualität, -intensität und -provozierbarkeit sowie über die genaue Schmerzlokalisation sind von Bedeutung und sollten möglichst gezielt erhoben werden (**Tab. 4.2**). Eine konstant oder wechselnd vorhandene Schmerzproblematik kann die Einsatzfähigkeit in sehr unterschiedlichem Ausmaß beeinflussen. Übergänge in eine Schmerzchronifizierung

Tabelle 4.2: Fragebogen Schmerzanamnese

Frage nach	Grund
Schmerzcharakter der Beschwerden, die im letzten Jahr aufgetreten sind	Vertiefende Angaben erleichtern eine Differenzierung der Beschwerden gegenüber unspezifischen Schmerzen oder anderweitiger Begleitsymptomatiken, z. B. psychosozialer Komponenten.
Schmerzausstrahlung	An der Wirbelsäule zur Zuordnung von Schmerzen an der Wirbelsäule zu bestimmten Spinalnerven (radikuläre Schmerzen) und Abgrenzung zu pseudoradikulären Beschwerden. Suche nach Überlastungsbeschwerden, Folgen von Gelenkerkrankungen und Reizungen von Nerven und Gefäßen bei Engpasssyndromen.
Provozierbarkeit von Schmerzen oder Beschwerden	Provozierbarer Schmerz (bei bestimmten Bewegungen oder Tätigkeiten) ist Ausdruck einer Belastungsabhängigkeit und hat fast immer eine biomechanische Ursache. Eine verlässliche und nachvollziehbare Angabe zu Arbeitsanforderungen unterstreicht die berufliche Relevanz geklagter Beschwerden.
Veränderung in arbeitsfreien Zeiten	Arbeitsbedingte Schmerzen sind zunächst vorwiegend belastungsabhängig. Sie treten in belastungsarmen Zeiten des Tages gar nicht oder nur abgeschwächt auf. Wenn sich keine Schmerzänderung darstellen lässt, kann dies ein ernstzunehmender Hinweis für eine belastungsunabhängige Schmerzchronifizierung sein.
Schmerzintensität	Mit Hilfe der 10-stufigen Skala der visuellen Analogskalierung (VAS) kann subjektiv die Stärke der Schmerzen zum Ausdruck gebracht werden. Die Skalierung hilft sowohl bei aktuellen Beschwerden wie auch im Verlauf einer Erkrankung.
Zeitdruck, Handlungsspielräumen am Arbeitsplatz, Umgang mit Kollegen und Vorgesetzten etc.	Einschätzung psychosozialer Belastungsfaktoren.

sind fließend und sollten möglichst früh entdeckt werden. Eine gezielte retrospektive Detaillierung arbeitsbezogener anamnestischer Angaben ist daher ein notwendiger Bestandteil der allgemein- und arbeitsmedizinischen Untersuchung des Bewegungsapparates und sollte so umfassend wie möglich dokumentiert werden, am einfachsten in freier Form in Ergänzung des Fragebogens.

4.4 Anamnese bei Hand-Arm-Vibrationsbelastungen

Wenn aus der Gefährdungsbeurteilung entsprechende Belastungen bekannt sind, sollte die Anamnese ergänzt werden. Dabei genügt es, bei Beschäftigten mit relevanten Hand-Arm-Vibrationen nach Taubheitsgefühlen und Durchblutungsstörungen an den Händen zu fragen. Die Möglichkeit, auftretende Symptome in ein Handschema einzuzeichnen, erleichtert die Dokumentation. Wenn dabei nachvollziehbare Angaben gemacht werden und auch im Screening oder der Funktionsdiagnostik auffällige Befunde erhoben werden, ist eine weiterführende Diagnostik notwendig und ggf. sogar eine BK-Verdachtsanzeige erforderlich.

4.5 Hilfen für eine vertiefende psychosoziale Anamnese

D. PÜTZ

Es wäre schön, bei der Suche nach psychosozialen Belastungsfaktoren eine so einfach zu handhabende Untersuchungssystematik zu haben, wie die hier vorgestellte *fokus*-Methode. Da Beschwerden, die sich auf dem „Röntgenbild" nicht darstellen und objektivieren lassen, es in der Medizin schwer haben, sich durchzusetzen und als Krankheit anerkannt zu werden, besteht häufig der Wunsch nach „harten Daten" und einfachen, leicht zu handhabenden Funktionstestungen für psychosoziale Faktoren bei Beschwerden am Bewegungsapparat. Solche Tests, die die Kriterien einer leichten Handhabbarkeit, einer einfachen Auswertung und vor allem der „Unauffälligkeit" gegenüber dem Patienten haben, der ja nicht durch „Fragen nach seiner Seele stigmatisiert" werden soll, existieren aber nicht. Als Hauptquelle der Informationen bleiben vorrangig nur die Anamnese und das klinisch-funktionelle Untersuchungsergebnis.

Dennoch bleibt der Wunsch nach möglichst validen Angaben zu psychosozialen Belastungen, wie auch in Leitlinien oft gefordert. Eine alternative Möglichkeit, die auch im praktischen Alltag gut eingesetzt werden kann, stellen Fragebögen dar. Leider gibt es aber auch da nicht nur zwei oder drei wegweisende Fragen, die die weitere Diagnostik erleichtern würden. Es existiert jedoch eine Reihe von Selbstbeschreibungsfragebögen, d. h. Fragebögen und Instrumente zu unterschiedlichen Themen und Problembereichen. Sie erfassen u. a. Schmerzcharakteristika, das Ausmaß der Behinderung in verschiedenen Lebensbereichen, psychische Belastungen – z. B. Angst, Depressivität in Relation zu Vergleichswerten der Bevölkerung –, körperliche Symptome und Beschwerden mit möglichem psychophysiologischen Hintergrund, gesundheits- und krankheitsbezogene Einstellungen der Betroffenen sowie deren Bewältigungs- und Verarbeitungsstrategien bei Beschwerden und Belastungen.

Werden solche Fragebögen eingesetzt, um psychosoziale Einflussfaktoren ergänzend abzufragen, sollten sie sich auf die häufigsten psychosozialen Beeinträchtigungen im Zusammenhang mit Beschwerden am Bewegungsapparat konzentrieren und sie sollten regelhaft genutzt werden. Das reduziert den Verdacht einer Stigmatisierung und hilft vor allem, keinen Patienten, der die Gefahr der Chronifizierung in sich birgt, zu übersehen. Zudem wird der Arzt daran erinnert, an ein bio-psycho-soziales Erklärungsmodell zu denken.

Es gibt keinen Goldstandard für solche Fragebögen. Im Folgenden werden daher die wichtigsten, im klinischen Alltag einfach einzusetzenden Fragebogeninstrumente kurz mit Vor- und Nachteilen dargestellt. Dies soll in Ergänzung zu den Ausführungen in *Abschnitt 4.1 bis 4.4* eine Hilfestellung bieten, wenn über die dort vorgestellten Anamnesehinweise und die Screening- und Funktionsebenen der körperlichen Diagnostik hinaus, weitere Explorationen im Sinne eines bio-psycho-sozialen Erklärungsmodells notwendig sind. Die Zusammenstellung resultiert aus langjähriger klinischer Erfahrung, erhebt aber keinen Anspruch auf Vollständigkeit.

4.5.1 Der WHO-5-Fragebogen

Der WHO-5-Fragebogen zum Wohlbefinden, der das Wohlbefinden in den letzten zwei Wochen abfragt, stellt mit seinen fünf Fragen mit jeweils sechs Antwortmöglichkeiten ein erstes Screeninginstrument dar. Er erlaubt eine rasche Durchführung und auch die Auswertung ist einfach: der Rohwert kommt durch einfaches Addieren der Antworten zustande (**Tab. 4.3**).

Die Werte erstrecken sich von 0 bis 25, wobei 0 das geringste Wohlbefinden/niedrigste Lebensqualität und 25 größtes Wohlbefinden/höchste Lebensqualität bezeichnen. Ein Wert von unter 13 Punkten spricht für ein schlechtes Wohlbefinden bei niedriger Lebensqualität und erfordert weitere Diagnostik.

4.5.2 Fragebogen für Subjektive Berufliche Belastungskriterien (SBBK)

Der Fragebogen wurde für die Arbeit mit Patienten psychosomatischer Fachkliniken entwickelt.

Tabelle 4.3: Der WHO-5-Fragebogen

In den letzten 2 Wochen	Die ganze Zeit	Meistens	Etwas mehr als die Hälfte der Zeit	Etwas weniger als die Hälfte der Zeit	Ab und zu	Zu keinem Zeitpunkt
... war ich froh und guter Laune.	5	4	3	2	1	0
... habe ich mich ruhig und entspannt gefühlt.	5	4	3	2	1	0
... habe ich mich energisch und aktiv gefühlt.	5	4	3	2	1	0
... habe ich mich beim Aufwachen frisch und ausgeruht gefühlt.	5	4	3	2	1	0
... war mein Alltag voller Dinge, die mich interessierten.	5	4	3	2	1	0

Tabelle 4.4: Fragebogen für Subjektive Berufliche Belastungskriterien (SBBK) nach Hillert, Koch u. Hedlund

	Überhaupt nicht	Kaum	Etwas	Ziemlich	Sehr
Wie stark fühlen Sie sich wegen Ihrer Beschwerden in Ihrem beruflichen Leistungsvermögen eingeschränkt?	1	2	3	4	5
Tragen Belastungen an Ihrem Arbeitsplatz zu Ihren gesundheitlichen Beschwerden bei?	1	2	3	4	5
Haben Sie an Ihrem Arbeitsplatz Konflikte mit Kollegen oder Vorgesetzten?	1	2	3	4	5
Befürchten Sie, dass Ihr Arbeitsplatz aufgrund Ihrer Beschwerden gefährdet ist?	1	2	3	4	5
Wie zufrieden sind Sie mit Ihrer beruflichen Situation insgesamt?	1	2	3	4	5

Die nachfolgend aufgeführten, anhand von Selbsteinschätzungen erhobenen, beruflichen Belastungseinschätzungen haben sich zu Screeningzwecken bewährt:

1. Objektiv beeinträchtigte Erwerbssituation:
   - Arbeitslosigkeit oder in Aussicht stehender Verlust des Arbeitsplatzes
   - Erhöhte Arbeitsunfähigkeitszeiten (über 12 Wochen innerhalb der letzten 12 Monate)
2. Subjektiv erhöhte berufliche Belastung:
   - Erhöhter selbsteingeschätzter Beitrag beruflicher Belastungen zur Erkrankung
   - Erhöhte berufliche Beeinträchtigung durch die Erkrankung
   - Erhöhte Unzufriedenheit mit der beruflichen Situation
   - Gravierende Konflikte mit Kollegen oder Vorgesetzten
   - Negative subjektive Erwerbsprognose

Hintergrund der Fragen ist die Indikationsstellung für ein berufbezogenes Therapieprogramm im Rahmen rehabilitativer psychosomatischer Behandlung, da bei Patienten im arbeitsfähigen Alter keine Behandlung existiert, die nicht auch berufsbezogen wäre. Die Behandlung von (arbeitsrelevanten) körperlichen und psychischen Funktions- sowie von Aktivitäts- und Leistungsstörungen ist demnach unabdingbare Voraussetzung für die Wiederherstellung einer angemessen Teilhabe am Arbeitsleben. Die in **Tabelle 4.4** dunkelgrau markierten Felder weisen auf eine Indikation zur Teilnahme an der entsprechenden Gruppe hin. Zeigen mindestens zwei von fünf Items auffällige Werte, könnte dies ein Hinweis darauf sein, psychosoziale Belastungsfaktoren vor dem Hintergrund von Zufriedenheit am Arbeitsplatz zu verfolgen, was diesen Fragebogen auch als Sreeninginstrument interessant macht.

4.5.3 Fragebogen zum Allgemeinen Gesundheitszustand SF 36

Ein weiteres Selbstbeurteilungsinstrument ist der Fragebogen zum Allgemeinen Gesundheitszustand

SF 36, der es ermöglicht, im Zeitverlauf nachzuvollziehen, wie der Patient sich fühlt und wie er im Alltag zurechtkommt. Er erfasst acht Dimensionen, die sich konzeptuell in die Bereiche „körperliche Gesundheit" und „psychische Gesundheit" einordnen lassen:

- Körperliche Funktionsfähigkeit
- Körperliche Rollenfunktion
- Körperliche Schmerzen
- Allgemeine Gesundheitswahrnehmung
- Vitalität
- Soziale Funktionsfähigkeit
- Emotionale Rollenfunktion
- Psychisches Wohlbefinden

Mit dem SF 12 liegt eine deutlich ökonomischere Kurzform vor. Die Testdauer beträgt zehn Minuten für den Gesamtfragebogen und zwei Minuten für die Kurzform SF 12.

4.5.4 Der Work Ability Index (WAI)

Der Work Ability Index (WAI) ist ein Messinstrument zur Erfassung der Arbeitsfähigkeit von Erwerbstätigen. Er wird als Arbeitsfähigkeitsindex oder Arbeitsbewältigungsindex bezeichnet und entweder vom Befragten selber oder z. B. von Betriebsärzten bei betriebsärztlichen Untersuchungen ausgefüllt. Der WAI besteht aus sieben „Dimensionen" mit zusammen neun Fragen und einer Diagnoseliste:

- Derzeitige Arbeitsfähigkeit im Vergleich zur jeweils besten erreichten Arbeitsfähigkeit
- Arbeitsfähigkeit in Relation zu den Arbeitsanforderungen
- Anzahl der aktuellen, vom Arzt diagnostizierten Krankheiten
- Geschätzte Beeinträchtigung der Arbeit durch Krankheit
- Krankenstand der letzten zwölf Monate
- Einschätzung der eigenen Arbeitsfähigkeit in zwei Jahren und
- Psychische Leistungsreserven.

Daraus resultiert ein WAI-Wert, der von 7 („keine Arbeitsfähigkeit") bis 49 („maximale Arbeitsfähigkeit") reichen kann. Dieser Wert wird in Beziehung gesetzt zu Referenzdaten. Zahlreiche Studien haben gezeigt, dass der WAI ein früher Indikator für vorzeitigen Erwerbsausstieg wie auch für Mortalität sein kann.

Für die betriebsärztliche Praxis bietet sich der WAI als Diagnoseinstrument und Frühindikator für die künftige Entwicklung der Arbeitsfähigkeit bei Einzelnen, aber auch für den Betrieb ebenso an, wie auch als Initiator für präventive Maßnahmen. Mit ihm lässt sich der Erfolg solcher Maßnahmen ebenso messen wie sich damit die betriebliche Gesundheitsförderung begleiten lässt. Seine Ergebnisse stellen aber auch Daten zu betrieblichen Fragen hinsichtlich „Alter und Arbeit" zur Verfügung.

Vom WAI existieren eine Kurz- und eine Langversion. Unter der Adresse: www.arbeitsfähigkeit.net lassen sich weitere Informationen nachlesen. Es besteht dort auch die Möglichkeit, computergestützt die eigene Arbeitsfähigkeit zu überprüfen. Die Bundesanstalt für Arbeitsschutz und Arbeitsmedizin hat unter der Adresse www.baua.de Erfahrungsberichte aus der Praxis unter der Überschrift: „Why WAI?" ins Internet gestellt.

4.5.5 Arbeitsbezogene Verhaltens- und Erlebensmuster (AVEM)

Dieser Fragebogen misst das arbeitsbezogene Verhaltens- und Erlebensmuster. Auf der Grundlage von Profilbetrachtungen über elf Merkmaldimensionen sollen mit ihm vier Verhaltens- und Erlebensmuster identifiziert werden, die auf Risiken im Sinne psychischer bzw. psychosomatischer Gefährdung schließen lassen. Die Dimensionen sind den Erlebnismustern Gesundheit, Schonung, Risiko/Selbstüberforderung, Risiko/Resignation zugeordnet.

Vier Muster arbeitsbezogenen Verhaltens und Erlebens lassen sich danach unterscheiden: zwei gesundheitsfördernde und zwei gesundheitsschädliche, die sich durch unterschiedliche Ausprägungen auf den drei Dimensionen Arbeitsengagement, Bewältigungskompetenz und Resilienz sowie im Lebensstil voneinander angrenzen lassen.

- Gesundheitsmuster G (Gesundheitsideal) definiert sich über eine gesundheitsförderliche Bewältigung beruflicher Anforderungen
- Verhaltensmuster S (Schonungstyp) wird als geringes berufliches Engagement bei gleichzeitig ausgeprägter gesunder Distanzierungsfähigkeit beschrieben;
- Risikomuster A lässt sich eindeutig über ein überhöhtes, exzessives berufliches Engagement definieren und
- Risikomuster B lässt sich mit den Hauptmerkmalen geringes Arbeitsengagement aufgrund von Resignation, stark eingeschränkte Distanzierungsfähigkeit und starke emotionale Beeinträchtigung als das gesundheitlich risikoreichste Verhalten beschreiben.

Jede Musterzugehörigkeit soll gleichsam als konzentrierter Ausdruck bereits vorhandener Ressourcen verstanden werden, die den Umgang des Arbeitstätigen mit seinen beruflichen Anforderungen bestimmen und im Krankheitsfall therapeutisch genutzt werden sollen.

Die elf Dimensionen messen im Einzelnen:

- Subjektive Bedeutsamkeit der Arbeit
- Beruflicher Ehrgeiz
- Verausgabungsbereitschaft
- Perfektionsstreben
- Distanzierungsfähigkeit
- Resignationstendenz bei Misserfolg
- Offensive Problembewältigung
- Innere Ruhe und Ausgeglichenheit
- Erfolgserleben im Beruf
- Lebenszufriedenheit und
- Erleben sozialer Unterstützung.

Die Durchführung erfordert etwa zehn Minuten. Die Auswertung ist computergestützt möglich.

4.5.6 KOLA-Fragebogen von Koch & Lascinsky

Dieser „Fragebogen zur Erfassung der Situation am Arbeitsplatz" folgt der Intention, berufliche Bedingungen und die subjektiv wahrgenommene Arbeitssituation zu erfassen. Die 27 Items werden sechs faktorenanalytisch gewonnenen Skalen zugeordnet und beziehen sich nicht auf persönliche Charakteristika, Ambitionen oder Einstellungen des Einzelnen. Sie beinhalten erlebte oder auch tatsächlich vorhandene Situationen, Anforderungen und Bedingungen am Arbeitsplatz. Hier stehen Fragen nach akzeptierter Verantwortung, nicht-honorierter Belastung, Angst und Autonomie am Arbeitsplatz, geistiger und sozialer Kompetenz bzw. körperlicher Arbeit im Blickpunkt.

4.5.7 FABA-Fragebogen zur Analyse belastungsrelevanter Anforderungsbewältigung

Er ist entstanden vor dem Hintergrund der Beobachtung, dass der Umgang mit Belastungen und Stressoren, die aus informatorischen, sozialen und emotionalen Anforderungen erwachsen, eine immer größere Bedeutung im Arbeitsleben bekommt. Daher misst der Fragebogen, den es in einer Langform mit 44 Items und einer Kurzform mit 20 gibt, entsprechende Dimensionen.

- Der Faktor „Arbeitsbedingte Erholungsfähigkeit und Arbeitsengagement" (E) umfasst Merkmale erlebter Arbeitskontinuität, die nicht unterbrochen werden kann („Nicht zur Ruhe kommen am Abend" etc.).
- Die Dimension P „Exzessive Planungsambitionen" beinhaltet Fragen, die Planungstendenzen mit Kontrollbedürfnissen aller Lebensbereiche hinsichtlich zeitlicher und inhaltlicher Abstimmungen verbinden.
- Die Fragen des Faktors „Ungeduld" (U) reflektieren emotionale Unbeherrschtheit und überstürztes, hektisches Verhalten, sobald Barrieren bei der Handlungsausführung berichtet werden.
- Der Faktor D „Dominanz" wird aus einer Reihe von Fragen gebildet, die Wettbewerbs- und Konkurrenzorientierung erfassen („Gern Führung übernehmen"; „Schneller und besser sein wollen, als andere" etc.)

4.5.8 ISTA-Instrument zur stressbezogenen Tätigkeitsanalyse

Dieses Instrument wird seit seinem Erscheinen Ende der 90er Jahre ständig modifiziert und erweitert. Es misst Belastungsschwerpunkte bei beruflichen Tätigkeiten für IndustriearbeiterInnen, durch die unter anderem die spezifischen Zusammenhänge zu Merkmalen psychischer und physischer Gesundheit analysiert werden können. Geleitet von dem Gedanken, dass eine berufliche Bestandsaufnahme unzureichend bleibt, wenn sie nur Stressoren am Arbeitsplatz berücksichtigt, enthält der ISTA auch Skalen, die wichtige Ressourcen zur Erhaltung der psychophysischen Funktionalität im Arbeitsalltag messen. Der Fragebogen setzt sich aus den Bögen „Stress am Arbeitsplatz" und „Stresserfahrungen am Arbeitsplatz" zusammen. Er misst insgesamt die Belastungen und Stressoren hinsichtlich 17 verschiedener Merkmale am Arbeitsplatz. Daneben sind acht weitere Skalen möglich, mit denen das emotionale Erleben am Arbeitsplatz und damit zusammenhängender Bereiche erfasst wird.

4.5.9 Beck-Depressions-Inventar

Depressivität und Angst sind psychosoziale Belastungsfaktoren, die bei Beschwerden des Bewegungsapparates eine große Rolle für die Prognose spielen, wie an anderer Stelle gezeigt wird (*s. Kap. 11*). In diesen Verdachtsfällen kann auf das BDI, Beck-Depressions-Inventar, zurückgegriffen werden, das seit mehr als 30 Jahren national und international weit verbreitet ist. Das BDI ist ein Selbstbeurteilungsinstrument zur Erfassung des Schweregrades einer depressiven Symptomatik.

Die häufigsten Beschwerden sind zu 21 Items zusammengefasst und der Fragebogen kann auch zur Verlaufsmessung eingesetzt werden. Patienten brauchen nach Anleitung zwischen 10 und 15 Minuten Bearbeitungszeit. Bei diesem Fragenbogen ist – ebenso wie bei dem folgenden – zu beachten, dass der Patient einen Bezug zu seiner seelischen Verfassung feststellt und ihm vermittelt werden muss, dass niemand annimmt, er „sei verrückt". Vielmehr sollte auf das bio-psycho-soziale Erklärungsmodell hingewiesen werden und vor der Entweder-oder-Falle ist zu warnen.

4.5.10 State-Trait-Angstinventar (STAI)

Als bewährter Angstfragebogen gilt das State-Trait-Angstinventar STAI, das Angst als Zustand und Angst als Eigenschaft unterscheidet. So dienen die zwei Skalen mit jeweils 20 Items der Erfassung der Angst als Zustand (State-Angst) und als Eigenschaft (Trait-Angst). Jede Skala ist in etwa drei bis sechs Minuten ausgefüllt. Der Test wird seit Anfang der 80er Jahre angewendet.

4.5.11 SCL-90-R

Umfassender ist die SCL-90-R, die Symptomcheckliste von Derogatis. Sie misst die subjektiv empfundene Beeinträchtigung durch körperliche und psychische Symptome innerhalb eines Zeitraums von sieben Tagen anhand von 90 Items. Diese 90 Items der neun Skalen beschreiben

- Somatisierung,
- Zwanghaftigkeit,
- Unsicherheit im Sozialkontakt,
- Ängstlichkeit,
- Aggressivität/Feindseligkeit,
- phobische Angst,
- paranoides Denken und
- Psychotizismus.

Drei globale Kennwerte geben Auskunft über das Antwortverhalten bei allen Items und messen die grundsätzliche psychische Belastung, die Intensität der Antworten und die Anzahl der Items, bei denen eine Belastung vorliegt. Die durchschnittliche Testdauer beträgt 10 bis 15 Minuten. Die SCL bietet die Möglichkeit der Wiederholung.

4.6 Nicht vergessen!

D. PÜTZ

Auch Informationen aus Fragebögen bleiben wertlos, wenn wir den kommunikativen und interaktiven Aspekt zwischen Arzt und Patient außer Acht lassen. Es besteht Einigkeit darüber, dass die Situation, in der das Gespräch stattfindet, den Gesprächsverlauf maßgebend beeinflusst. Hierzu gehören nicht nur die Räumlichkeiten, sondern vor allem auch die Frage nach der Zeitdauer des Gesprächs, auf die sich Arzt und Patient einlassen, wenn sie gemeinsam die Hintergründe der Beschwerden klären wollen. Zeit ist unerlässlich und das Argument, sie nicht zu haben, ist einfach nicht wahr, wie jeder aus seiner ärztlichen Praxis vor dem Hintergrund des persönlichen Umgangs mit unterschiedlichen Patienten und Krankheitsbildern weiß.

Solche notwendige Zeit durch Fragebögen ersetzen zu wollen, ist nicht möglich. Die wichtigste Informationsquelle bleibt das Gespräch mit dem Patienten. Und Kommunikation ist immer auch Beziehung. Die vorgestellten Fragebögen können daher immer nur eine Ergänzung des klinischen Eindrucks, gewonnen aus der gemeinsamen Kommunikation, sein. Da sie die klinische Diagnostik nur unterstützen, nicht aber ersetzen können, sind sie sorgfältig und sparsam einzusetzen. Vor einem unnötigen und inflationären Gebrauch von Fragebögen kann nicht eindringlich genug gewarnt werden.

5 Halswirbelsäule

M. SPALLEK

5.1 Topographische Anatomie

Die Halswirbelsäule besteht aus sieben Wirbeln in einer lordotischen Haltung (Halslordose), wobei die beiden obersten Wirbel C1 Atlas und C2 Axis zusammen mit dem Hinterhaupt den sog. Kopfgelenksbereich bilden. Der C1 Atlas besitzt eine vom allgemeinen Wirbelkörperbauplan abweichende Gestalt. Ihm fehlt der eigentliche Wirbelkörper, der sich entwicklungsgeschichtlich mit dem des zweiten Halswirbels vereinigt hat. Beide bilden gemeinsam den Dens axis des zweiten Wirbelkörpers. Um diesen Dens axis können sich C1 Atlas und der Kopf drehen. Dieser Kopfgelenksbereich zwischen Hinterhaupt, Atlas und Axis bildet die obere HWS und unterscheidet sich funktionell vom mittleren und unteren Anteil der HWS aufgrund der umfangreichen Drehbewegungsmöglichkeiten.

Die Atlasquerfortsätze sind meist gut palpabel. Man kann sie unter dem Ohrläppchen dorsal der Mandibula und vor dem Proc. mastoideus tasten (**Abb. 5.1**). Bei Beschwerden im oberen HWS-Bereich bzw. bei einer Kopfschmerz- oder Migräneanamnese kann der Tasteindruck Hinweise auf Kopfgelenkfehlstellungen ergeben, die dann manualtherapeutisch behandelt werden können. Beim Palpieren der Atlasquerfortsätze sollte vorsichtig vorgegangen werden, um das Auslösen vegetativer Reaktionen (Husten, Niesen etc.) zu vermeiden.

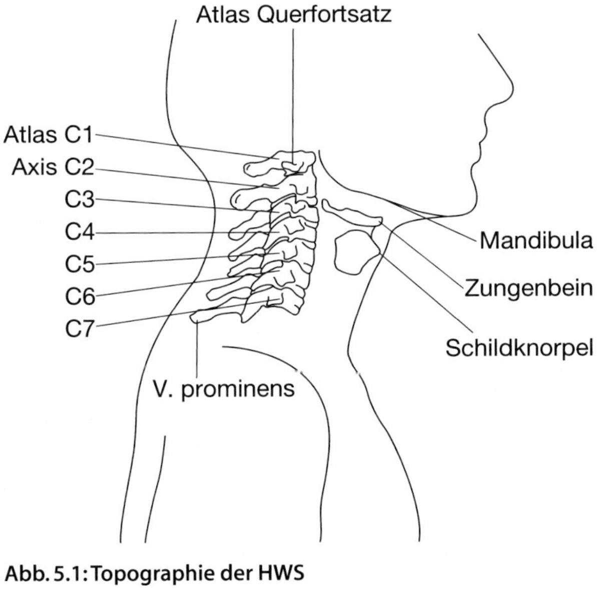

Abb. 5.1: Topographie der HWS

Die Halswirbelkörper der mittleren und unteren HWS C3 – C7 sind im Wirbelkörper klein mit einem relativ großen, dreieckigen Foramen vertebrale, durch das das Rückenmark zieht. Die kleinen Wirbelgelenke der HWS (Facetten) stehen etwa 45° zur Horizontalebene und ermöglichen damit als sog. Beugewirbel – im Gegensatz zu den Kopfgelenken als Drehwirbel – neben der Extension und Flexion auch die Seitneigung bzw. die Rotation. Aufgrund dieser schrägen Wirbelgelenkstellung können die Bewegungsrichtungen funktionell nicht isoliert geprüft werden, da immer eine Kombination von Drehen, Gleiten und Rotation für Bewegungen in der mittleren und unteren HWS notwendig ist. Mit der differenzierenden Untersuchungstechnik in der *Funktionsdiagnostik* der HWS *(vgl. Abschnitt 5.3)* gelingt es jedoch, die jeweilige Hauptbewegungsrichtung zu beurteilen.

Als Besonderheit ist zu beachten, dass die A. vertebralis von C6 an nach kranial durch die Foramina transversaria knöchern geschützt bis zum Atlas aufwärts zieht. Knöcherne Veränderungen in diesen Bereichen können die Durchblutung beeinträchtigen.

Als weitere topographisch wichtige Punkte sind der Schildknorpel zu nennen, der sich etwa in der Mitte der Halswirbelsäule in Höhe des Bewegungssegmentes C4 befindet (**Abb. 5.1**).

Kaudal des Dornfortsatzes von C7 beginnt der der cerviko-thorakale Übergang zur Brustwirbelsäule. Dieser Dornfortsatz von C7 ist meist gut palpabel und wird daher auch als Vertebra prominens bezeichnet. Seine genaue Lokalisation ist für die Bestimmung des Zeichens nach Ott zur Beweglichkeitsbeurteilung der Brustwirbelsäule notwendig *(vgl. Abschnitt 8.3)*. Um sicher zu gehen, dass nicht eine Verwechslung mit einem gelegentlich ebenfalls prominenten Dornfortsatz von C6 erfolgt, sollten beide voneinander differenziert werden. Man palpiert den prominenten Dornfortsatz, der für C7 gehalten wird, und lässt unter Fingerkontakt anschließend den Kopf in den Nacken nehmen. Der Dornfortsatz von C6 wird sich bei dieser Funktionsprüfung unter dem palpierenden Finger etwas nach ventral verschieben, während der Dornfortsatz von C7 stabil bleibt.

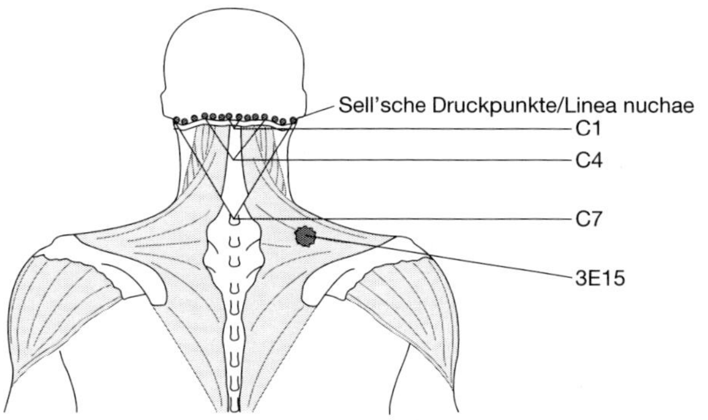

Abb. 5.2: Schulter-Nacken-Muskulatur

Die Muskulatur im Schulter-Nackenbereich projiziert sich auf die dorsale Halswirbelsäule wie in einem Dreieck, wobei sich die Ansätze der kurzen Muskeln der oberen HWS am Hinterkopf eher medial befinden und die Ansätze der Muskulatur der mittleren und unteren HWS sich von dort aus weiter nach lateral abbilden (**Abb. 5.2**).

Die Insertionszonendiagnostik dieser Ansatzpunkte (Syn.: Sell'sche Druckpunkte, „Rosenkranz", Linea nuchae) ergibt bei Druckschmerzhaftigkeit Hinweise für eine vorwiegend muskuläre Problematik im HWS-Nackenbereich.

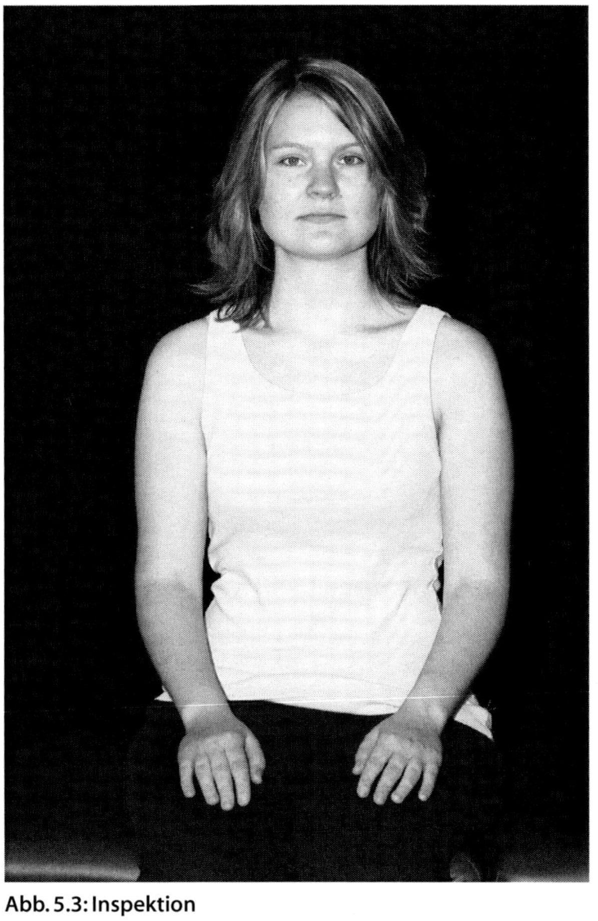

Abb. 5.3: Inspektion

5.2 Screening

Zur orientierenden Screening-Untersuchung der Halswirbelsäule sitzt der Proband, bevorzugt auf einer möglichst freistehenden Untersuchungsliege, mit den Kniekehlen am Liegenrand.

Das Screening der Halswirbelsäule beginnt mit einer Inspektion in aufrechter Körperhaltung aus *allen* Richtungen (**Abb. 5.3**).

Der Untersucher achtet dabei auf Haltungsauffälligkeiten, Fehlhaltungen, Asymmetrien, muskuläre Dysbalancen etc.

Daran schließt sich die für den zu untersuchenden Probanden *aktive* Prüfung der HWS-Beweglichkeit an. Der Untersucher steht mit etwas Abstand vor dem Probanden und gibt die auszuführenden Bewegungen (Rotation, Seitneigung und Extension/ Flexion) vor. Dabei ist darauf zu achten, dass die Bewegungen immer aus der Ausgangsstellung erfolgen sollen und auch wieder in dieser Ausgangsstellung enden, bevor mit der nächsten Funktionsprüfung begonnen wird. Die Dokumentation der Untersuchungsbefunde erfolgt anhand des Untersuchungsbogens (**Abb. 5.4**).

Halswirbelsäule

fokus®

Name, Vorname, Personalnummer: ____________________

geb.: ____________________

Erst-Unters. [ ]

Nach-Unters. [ ]

Grösse, Gewicht: __________ cm __________ kg

Datum: ____________________

Screening (aktiv)

o.B.		Normwert	rechts		links
[ ]	Inspektion (Haltung, Asymmetrien...)				
[ ]	Rotation in Neutralstellung	70°/0/70°		0	
[ ]	Seitneigung	45°/0/45°		0	
[ ]	Extension - Flexion	45°/0/45°		0	

wenn Anamnese leer und Screening unauffällig, ist eine weitere Funktionsdiagnostik nicht notwendig

Funktionsdiagnostik (passiv)

		Normwert	rechts		links
[ ]	Rotation in Neutralstellung	70°/0/70°		0	
[ ]	Rotation in max. Anteflexion (C 1/2)	45°/0/45°		0	
[ ]	Rotation in max. Retroflexion (C 2/7)	45°/0/45°		0	
[ ]	Seitneigung	45°/0/45°		0	
[ ]	Kinn-Jugulum-Abstand	> 20 cm			
[ ]	Druck-/Klopfschmerz über Dornfortsätzen				
[ ]	Druck-/Klopfschmerz über Linea nuchae				
[ ]	Druckschmerz ob. Skapularand / M.lev.sc.				
[ ]	Druckschmerz über M.trapezius / 3E15				
[ ]	Nackenkompressionstest				
[ ]	Nackentraktionstest				
[ ]	Reflexprüfung BSR	C5/6, N. musc.			
[ ]	Reflexprüfung TSR	C6/7/8, N. rad.			
[ ]	Reflexprüfung RPR	C5/6, N. rad.			
[ ]	Sensibilitätsprüfung Dermatome	C5-Th1			
[ ]	Adson-Test (fakultativ)				

Bemerkungen / Verdachtsdiagnose **Unterschrift**

Abb. 5.4: Untersuchungsbogen HWS

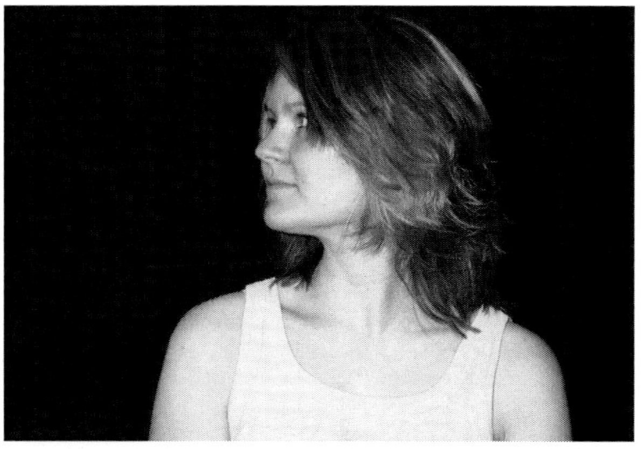
Abb. 5.5: Rotation rechts

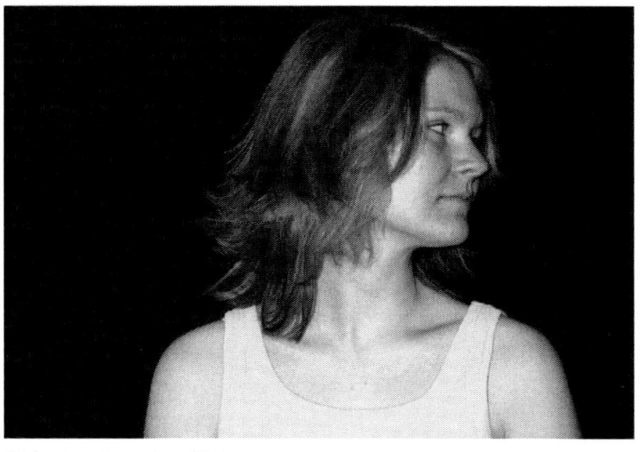
Abb. 5.6: Rotation links

Als erstes wird der Proband aufgefordert, aus der Neutralstellung – d.h. mit aufrechter Kopfhaltung – den Kopf aktiv soweit wie möglich nach beiden Seiten zu drehen (**Abb. 5.5, Abb. 5.6**). Erwartet wird nach Neutral-Null-Methode eine Rotationsmöglichkeit von ~ 80°-0-80°.

Aus der Ausgangsposition erfolgt dann die Prüfung der Seitneigung. Der Proband wird aufgefordert, den Kopf aktiv nach beiden Seiten zu neigen und die Ohren möglichst nahe an die Schultern zu bringen (Neutral-Null ~ 45°-0-45°). Bei beiden Tests ist vor allem auf Ausweichbewegungen, z.B. in eine Rotationskomponente sowie auf Seitendifferenzen im Bewegungsumfang zu achten (**Abb. 5.7, Abb. 5.8**).

Zum Schluss erfolgt wieder aus der Ausgangsposition die aktive Prüfung des Bewegungsumfangs der HWS in Extension und Flexion (Neutral-Null ~ 45°-0-45°) (**Abb. 5.9, Abb. 5.10**).

Besondere Beachtung finden beim Screening eventuelle Seitunterschiede im Rotations- oder Seitneigungsausmaß, Ausweichbewegungen und/oder Schmerzangaben. Eine möglichst harmonische Gesamtbewegung ist bei unauffälligen Befunden zu erwarten.

Dokumentiert werden alle Bewegungsumfänge grundsätzlich nach der Neutral-Null-Durchgangsmethode im Seitenvergleich sowie evtl. ergänzend mit zusätzlichen Schmerzangaben.

Sofern sich weder aus der Anamnese, der Inspektion noch aus dem aktiven Screening der HWS Auffälligkeiten ergeben, kann die aktiv-funktionelle Untersuchung der HWS beendet werden.

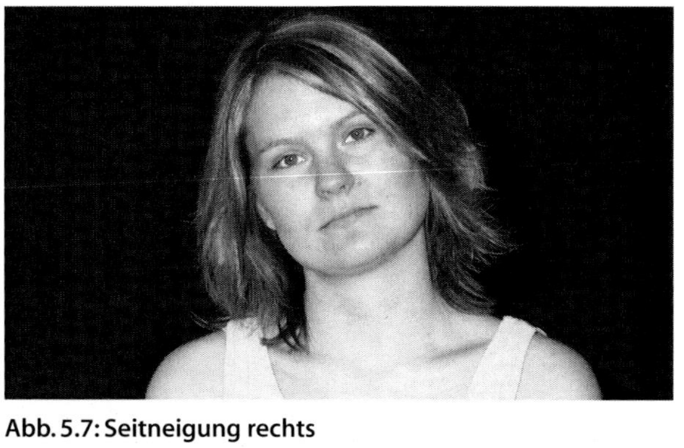
Abb. 5.7: Seitneigung rechts

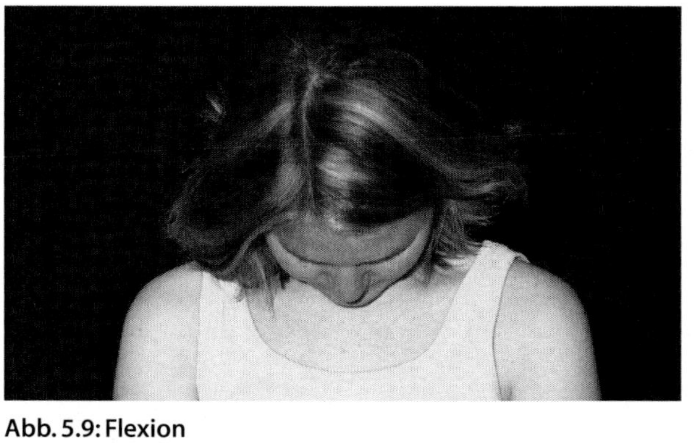
Abb. 5.9: Flexion

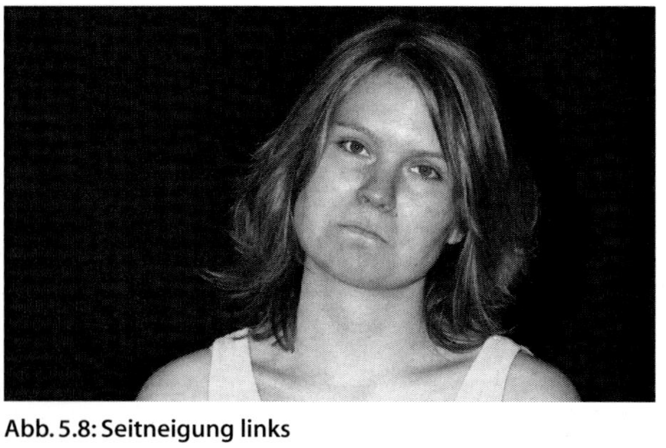
Abb. 5.8: Seitneigung links

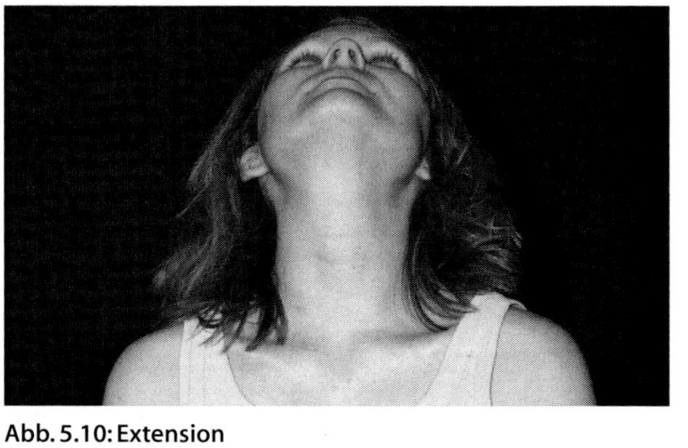
Abb. 5.10: Extension

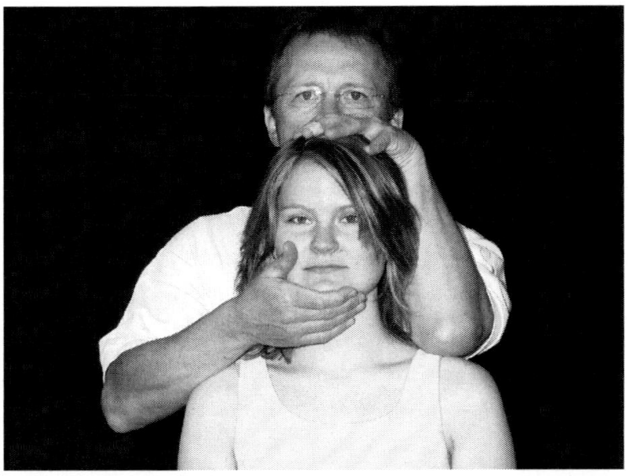

Abb. 5.11: Ausgangsstellung

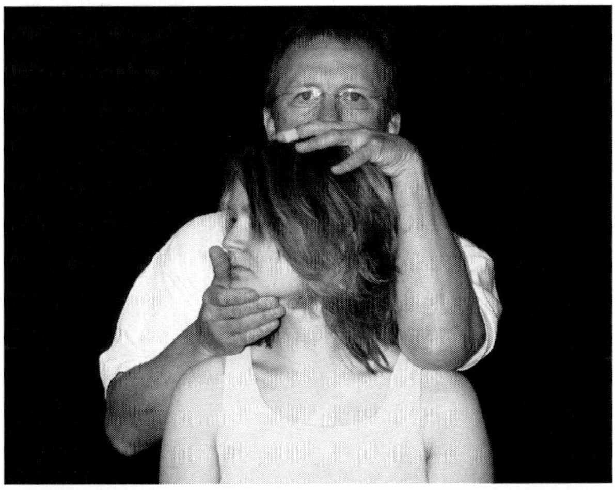

Abb. 5.12: Neutralstellung Rotation rechts

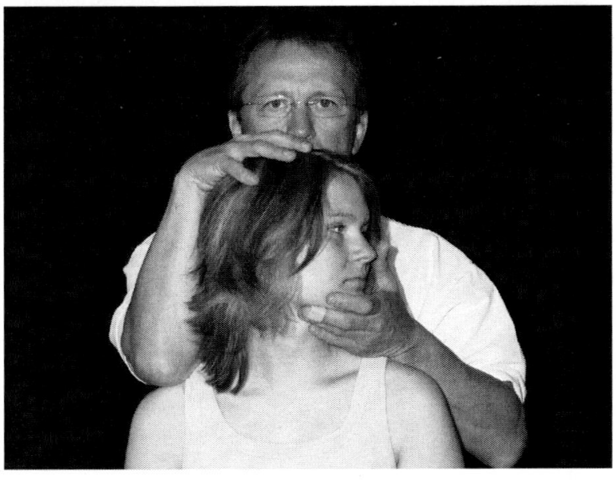

Abb. 5.13: Neutralstellung Rotation links

5.3 Funktionsdiagnostik

Bei auffälligen Angaben in der Anamnese und/oder bei auffälligen Befunden im Screening schließt sich die Funktionsdiagnostik an. Bei der Funktionsdiagnostik bleibt der Proband weitestgehend *passiv*, da der Untersucher eine differenziertere Beweglichkeits- und Funktionsprüfung der HWS-Funktionen durchführt.

In der gleichen Ausgangsstellung wie beim Screening beginnt der Untersucher mit der Prüfung der HWS-Rotationsmöglichkeiten. Eine Hand des Untersuchers fixiert die Rotationsachse über dem Schädel, die andere Hand zieht am Kinn in die jeweilige Bewegungsrichtung. Die Zughand muss also entsprechend der Rotationsrichtung gewechselt werden. Wir empfehlen weiterhin, mit dem Ellbogen der Fixationshand Körperkontakt, z.B. auf der Schulter, zu haben, um über diesen Körperkontakt mögliche Ausweichbewegungen des Probanden frühzeitig erfassen zu können (**Abb. 5.11**).

Geprüft werden zuerst – analog zum Screening – die Rotationsmöglichkeiten in Neutralstellung im Seitenvergleich, jeweils bis zum funktionellen oder schmerzbedingten Ende der Bewegung (**Abb. 5.12, Abb. 5.13**).

Hat man den Eindruck, dass das Bewegungsende erreicht ist, sollte ein leichtes Nachfedern ohne viel Kraftaufwand zur Prüfung des sog. Gelenkspiels (joint play) erfolgen. Damit erhält man einen sehr differenzierten Eindruck über die endgradige Beweglichkeit und zur Frage, ob der Endanschlag der Bewegung eher weich (muskulär) oder hart (knöchern) ist. Schmerzangaben sind jedoch immer als limitierender Faktor zu beachten.

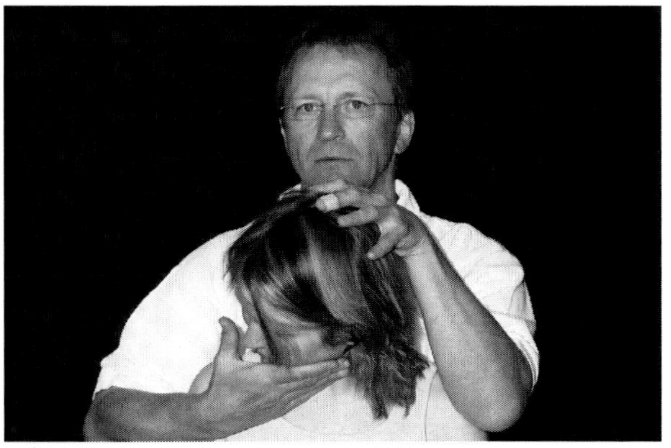

Abb. 5.14: Anteflexion Rotation rechts

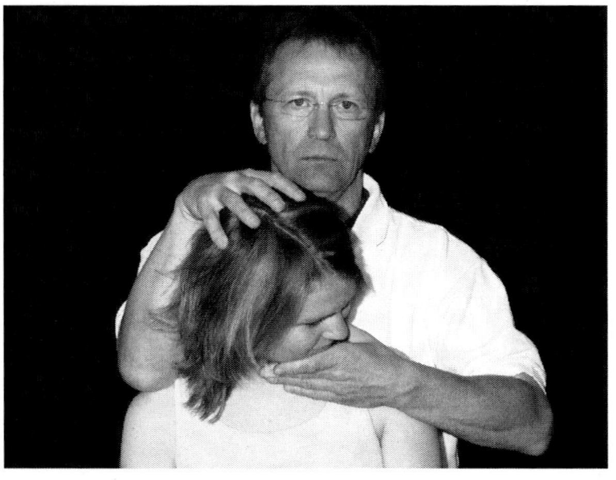

Abb. 5.15: Anteflexion Rotation links

Die Rotation in Neutralstellung wird anschließend ergänzt durch ebenfalls seitenvergleichende Rotationsprüfungen in Ante- und Retroflexion. Mit Hilfe der differenzierten Prüfung der Rotationsmöglichkeiten in Anteflexion erfolgt eine Beweglichkeitsprüfung vorwiegend im Kopfgelenksbereich, da durch die Streckung der mittleren und unteren Anteile der HWS die Bewegungsmöglichkeit in diesen Segmenten deutlich vermindert ist (**Abb. 5.14, Abb. 5.15**).

Mit Hilfe der differenzierten Prüfung der Rotationsmöglichkeiten in Retroflexion erfolgt im Gegensatz dazu eine Beweglichkeitsprüfung vorwiegend im Bereich der mittleren und unteren HWS (**Abb. 5.16, Abb. 5.17**).

Die Seitneigungsprüfung erfolgt durch Druck der Untersucherhand am seitlichen Schädel in die Bewegungsrichtung, wobei die andere Hand wie ein Hypomochlion auf dem M. trapezius aufliegt und mögliche Ausweichbewegungen, z. B. ein Anheben oder Absenken der Schulter, registrieren soll (**Abb. 5.18, Abb. 5.19**).

Das Ausmaß der Extensions- und Flexionsmöglichkeit der HWS wird am einfachsten durch Messung des Kinn-Jugulum-Abstands [cm] dokumentiert (**Abb. 5.20**). Dies erlaubt eine gegenüber den Angaben der Neutral-Null-Methode raschere Verlaufsbeurteilung, die im Praxisalltag aber ausreichend ist. Normalerweise gelingt die Flexion so, dass der Un-

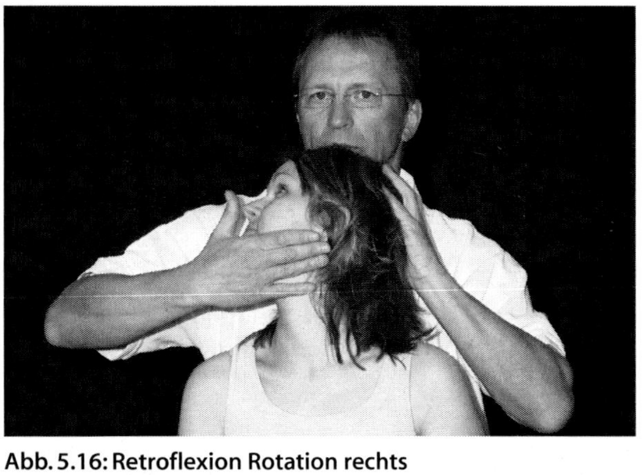

Abb. 5.16: Retroflexion Rotation rechts

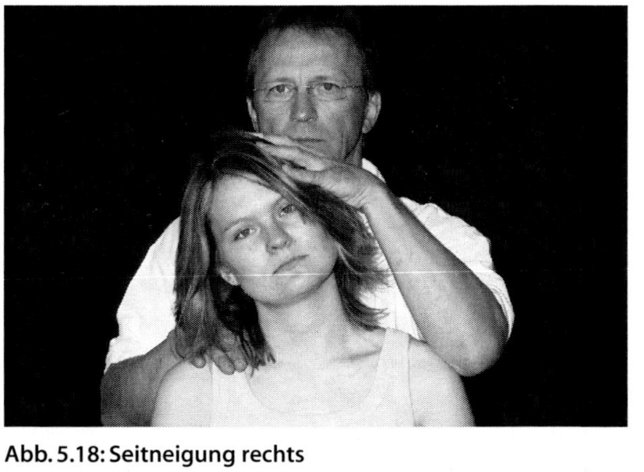

Abb. 5.18: Seitneigung rechts

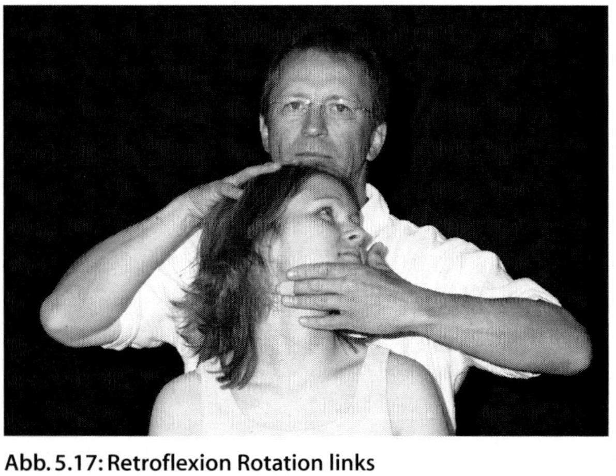

Abb. 5.17: Retroflexion Rotation links

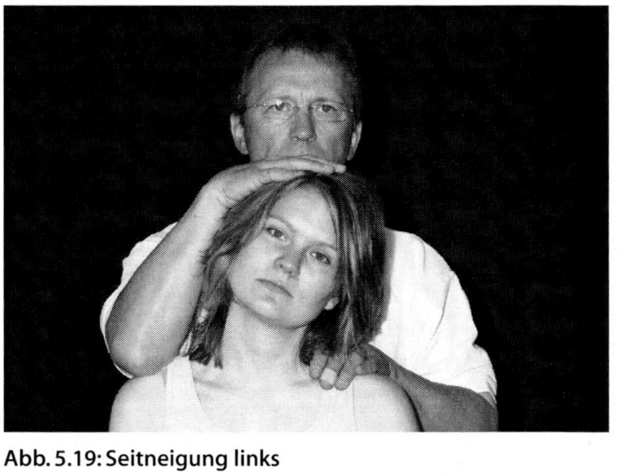

Abb. 5.19: Seitneigung links

tersucherfinger gegen das Jugulargrübchen fixiert werden kann (**Abb. 5.21**).

Anschließend folgen Klopf- bzw. Druckschmerzhaftigkeitsprüfungen über den Dornfortsätzen der HWS bis zum cervikothorakalen Übergang (**Abb. 5.22**). Die Druckschmerzhaftigkeit wird weiterhin nach beiden Seiten geprüft entlang der Linea nuchae (**Abb. 5.23**), am oberen Skapularand möglichst im Bereich der Akupunkturpunkts 3E15 (Tian Liao, Himmels-Knochenloch) (**Abb. 5.24**) sowie am Ansatz des M. levator scapulae (**Abb. 5.25**).

Eine ergänzende Muskeltonusprüfung für den M. trapezius, verbunden mit der Suche nach Myogelosen erfolgt am einfachsten durch Auflegen der Hände auf den Muskel und vorsichtiger Palpation der Muskelstränge beidseits.

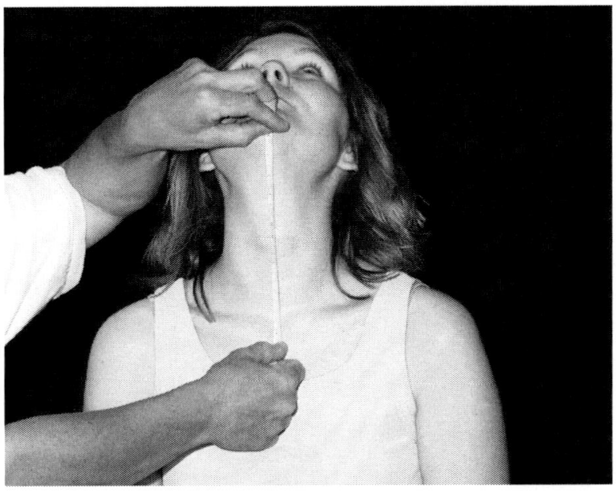

Abb. 5.20: Kinn-Jugulum-Abstand

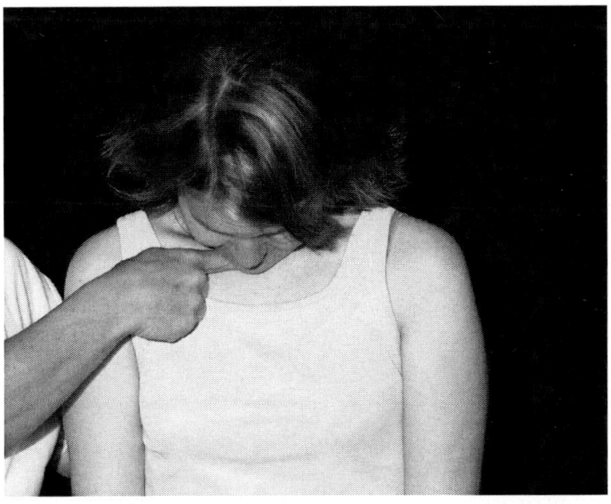

Abb. 5.21: Flexionsprüfung

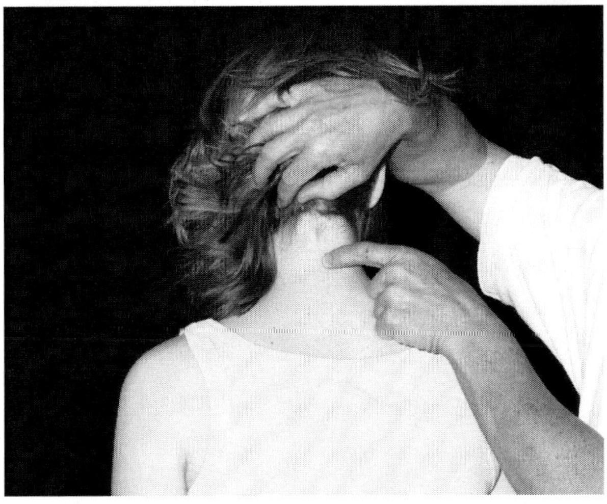

Abb. 5.22: Druckschmerz Dornfortsätze

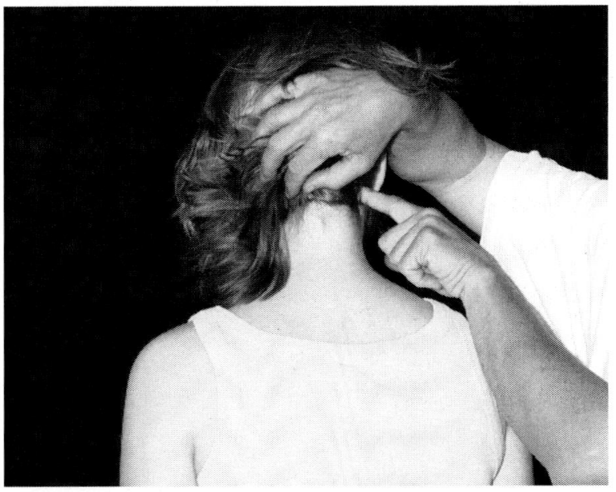

Abb. 5.23: Druckschmerz Linea nuchae/Insertionszonen

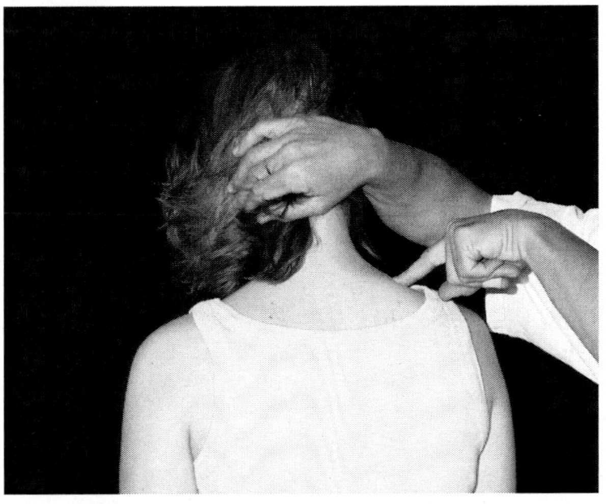

Abb. 5.24: Druckschmerz 3E15

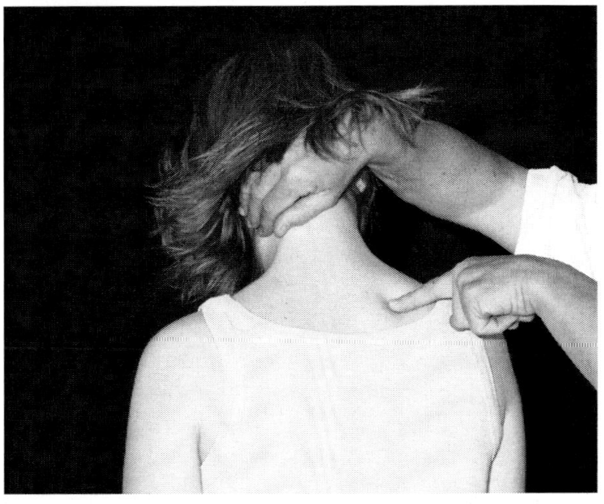

Abb. 5.25: Druckschmerz M. lev. scap.

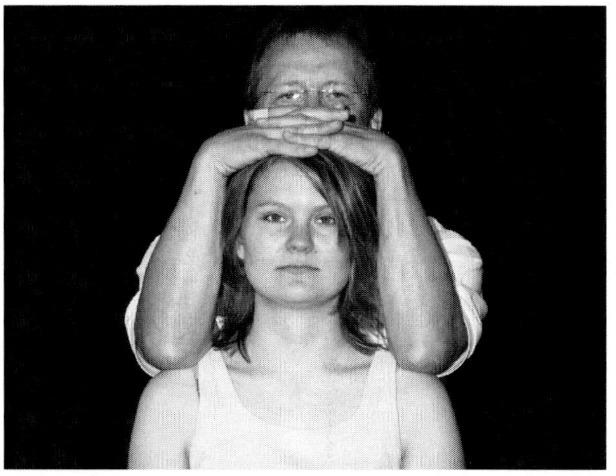

Abb. 5.26: Nackenkompressionstest

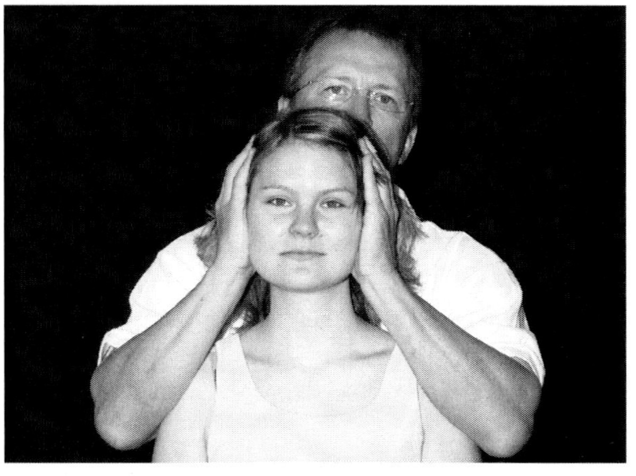

Abb. 5.27: Nackentraktionstest

Der Nackenkompressions- und der Nackentraktionstest dienen zur zusätzlichen Differenzierung evtl. bandscheiben- oder facettenbedingter HWS-Störungen von muskulären Problemen im Schulter-Nacken-Bereich. Für beide Funktionstests steht der Untersucher hinter dem Patienten am Liegenrand und fixiert den Oberkörper des Probanden an seinem Körper etwa in Bauchhöhe. Dies soll dem Probanden ein Sicherheitsgefühl vermitteln, da der Untersucher hinter ihm steht und der Proband nicht erkennen kann, was als nächster Untersuchungsgang folgen wird. Eine zusätzliche Seitfixation durch ein auf die Liege aufgewinkeltes Knie des Untersuchers dient der Stabilisierung. Beide Körperkontakte können aber gleichzeitig auch zur Erfassung von evtl. Ausweichbewegungen nach dorsal oder seitlich genutzt werden.

Die Nackenkompression erfolgt mit über dem Schädel angelegten Händen des Untersuchers mit nach kaudal vorsichtig zunehmenden Druck. Mit der Kompressionsprüfung wird versucht, die Foramina intervertebralia zu verengen und damit die Facetten der HWS aufeinander zu zubewegen. Damit kann bei Bandscheibenproblemen eine radikuläre Symptomatik provoziert werden (**Abb. 5.26**). Ruckartige Bewegungen sind daher zu vermeiden.

In der Endstellung des Nackenkompressionstestes wandern die Untersucherhände dann an die Schläfen und die Daumen jeweils unter das Hinterhaupt am Mastoid. Es erfolgt dann eine gleichmäßige Nackentraktion senkrecht nach kranial. Dadurch werden die Zwischenwirbelgelenke entlastet und auch der Bandscheibenzwischenraum vergrößert. Eine evtl. radikuläre Symptomatik sollte dabei abklingen. Mit der Nackentraktion werden allerdings die zur Verkürzung neigende HWS-Muskulatur passiv gedehnt. Eine Schmerzangabe oder -verstärkung bei der Traktion würde also eher für ein „Verspannungsproblem“ sprechen (**Abb. 5.27**).

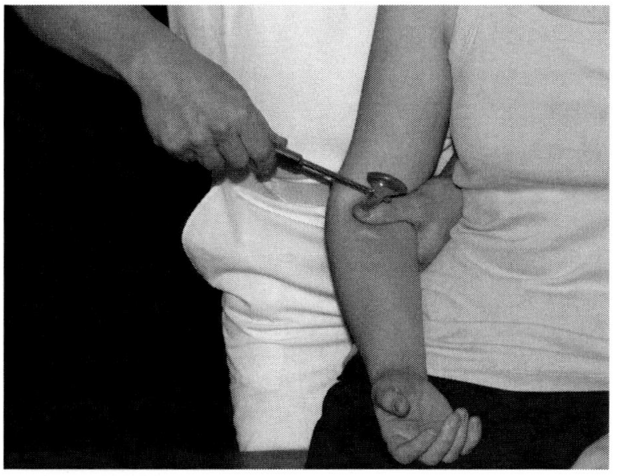

Abb. 5.28: Bizepssehnenreflex

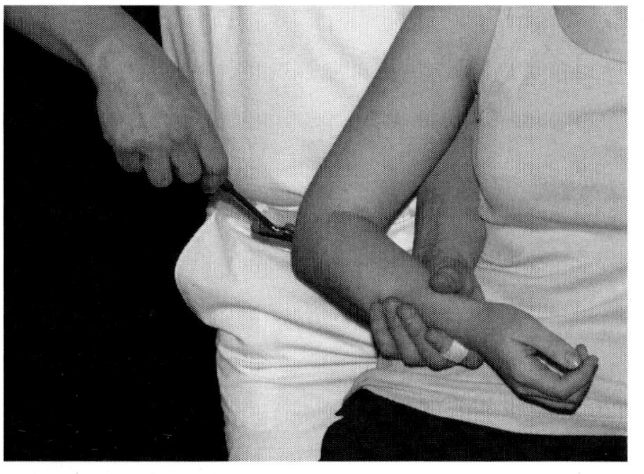

Abb. 5.29: Trizepssehnenreflex

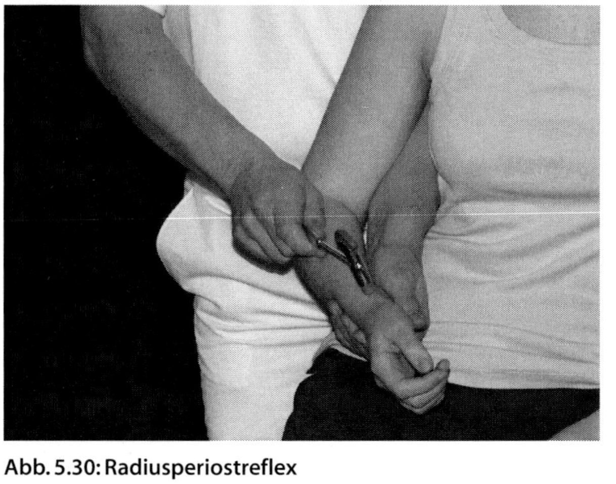

Abb. 5.30: Radiusperiostreflex

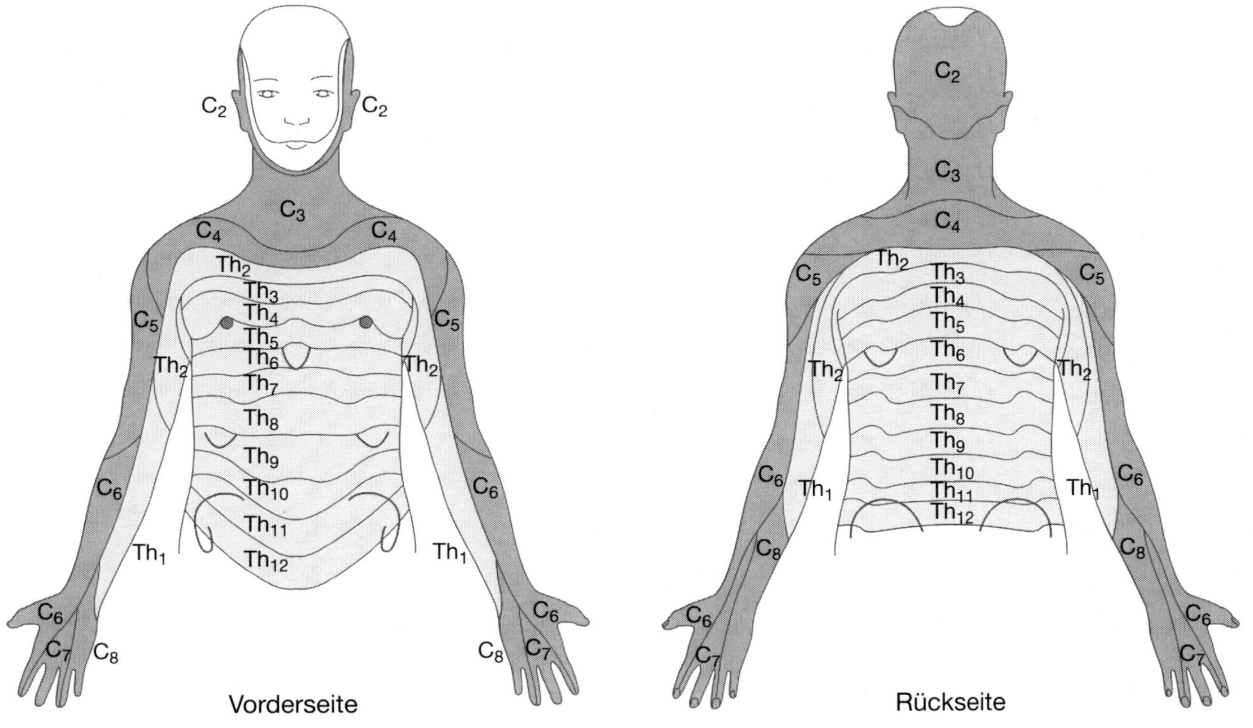

Abb. 5.31: Segmentdiagnostik

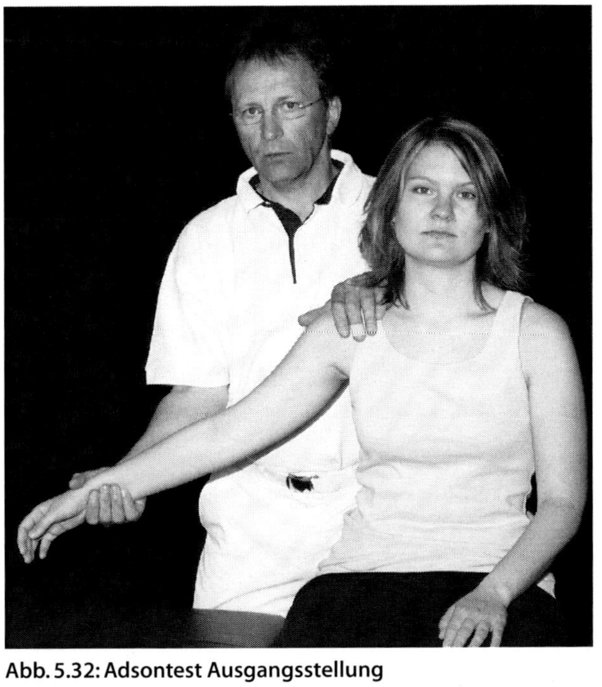

Abb. 5.32: Adsontest Ausgangsstellung

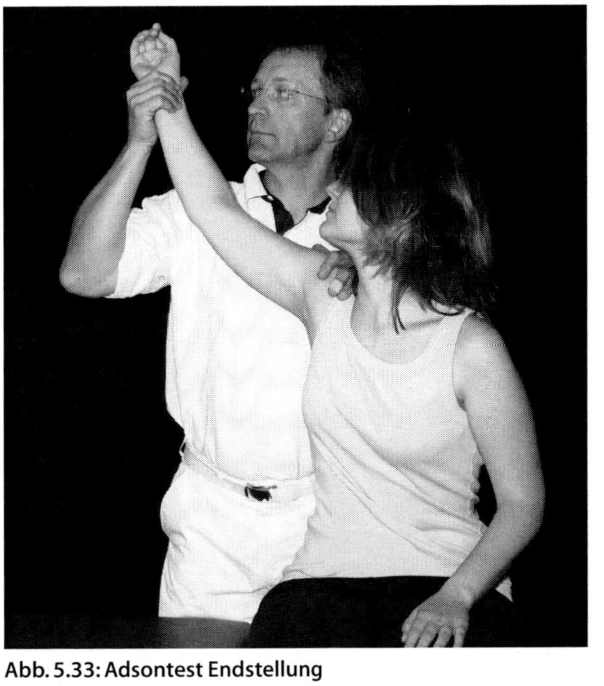

Abb. 5.33: Adsontest Endstellung

Ergänzend erfolgen Prüfungen des Bizeps- und Trizepssehnenreflexes (**Abb. 5.28, Abb. 5.29**) sowie des Radiusperiostreflexes (**Abb. 5.30**) und der Sensibilität in den HWS-Dermatomen (**Abb. 5.31**) zum Ausschluss- bzw. zur Differenzialdiagnostik einer radikuaren Symptomatik.

Bei Verdacht auf eine vaskuläre Problematik oder ein „thoracic-outlet"-Syndrom kann zusätzlich ein Test nach Adson in Erwägung gezogen werden. Dabei wird der zu untersuchende Arm am Handgelenk so umfasst, dass der Untersucher mit seinen Fingern sicher den Radialispuls ertasten kann. Danach wird der Arm maximal nach außen-oben-hinten eleviert und soweit möglich abduziert und der Patient blickt anschließend mit einer Kopfwendung auf den erhobenen Arm (**Abb. 5.32, Abb. 5.33**).

Obwohl dadurch die Skalenuslücke verengt wird und der dortige Gefäßdurchtritt damit beeinträchtigt wird, wirkt sich dies im Normalfall nicht auf die arterielle Durchblutung aus. Eine deutliche Abschwächung oder ein Pulsverlust weist auf eine Kompression der A. subclavia oder ggf. ein „thoracic-outlet"-Syndrom hin.

5.4 Differenzialdiagnostische Überlegungen

Die differenzialdiagnostische Suche nach relevanten Krankheitsbildern im Bereich der HWS (**Tab. 5.1**) stellt eine Ausschlussdiagnostik dar. Zuerst wird funktionell nach klinisch und arbeitsmedizinisch relevanten Hinweisen für eine Bandscheibenerkrankung im Sinne von radikulären Störungen gesucht. Eine Bandscheibenprotrusio oder ein Prolaps können sich anamnestisch mit Schmerzen im Nacken darstellen, die bis in die Schulter-Arm-Region ausstrahlen und oft durch bestimmte Bewegungen oder Tätigkeiten reproduzierbar sind. Typischerweise finden sich meist relativ genaue Angaben, wo die Schmerzen lokalisiert sind bzw. bis wohin sie ausstrahlen. Eine segmentale oder radikuläre Zuordnung (neurologische Diagnostik!) ist oft gut möglich und damit sind weiterführende neurologisch-manualmedizinische Untersuchungen bzw. bildgebende Verfahren angezeigt, auch zum differenzialdiagnostischen Ausschluss von degenerativen Erkrankungen der Facettengelenke. Typischerweise gibt es bei diesen Krankheitsbildern keine oder nur sehr diskrete Angaben über vegetative Symptome wie Schwindel, Übelkeit o. Ä.

Wenn ein konkreter Verdacht für eine Bandscheibenerkrankung der HWS besteht, sollte immer auch ergänzend die Funktionsdiagnostik der Schulter-Arm- und der Arm-Hand-Region *(vgl. Abschnitte 6.3 und 7.3)* durchgeführt werden. Die HWS stellt mit der Schulter-Arm-Hand-Region eine zusammenhängende kinematische Kette dar. Wie **Tabelle 5.2** zu entnehmen ist, lassen sich segmentale Beschwerden mit (bandscheibenbedingter) Ursache an der HWS meist gut in der Sensibilitätsdiagnostik peripherer Körperregionen bzw. durch Prüfung der Muskelkennreflexe nachprüfen.

Ein auffälliger Nackenkompressionstest in der Funktionsdiagnostik sollte immer mit einer genauen Reflex- und sensiblen Segmentprüfung ergänzt werden. Zu beachten ist, dass nur die Sensibilitätsdiagnostik eine Zuordnung zu den Bewegungssegmenten der oberen HWS erlaubt, da bis C4 keine Kennreflexe existieren (**Tab. 5.2**). Typischerweise

Tabelle 5.1: Differenzialdiagnostik HWS

Funktionelle Diagnose	Synonym	path. Substrat
Zervikalsyndrom	HWS Syndrom Pseudoradikulärsyndrom	Störung der gelenkigen Wirbelverbindungen, z. B. Blockierung, musk. Hartspann
Cerviko-zephales Syndrom	Zervikaler Schwindel	Mit Kopf- und Halsbewegungen auslösbare vegetative Symptomatik, vaskuläre Ursachen, Blockierungen, degenerative Veränderungen an der HWS
Cervico-brachiales Syndrom/ Radikulärsyndrom	Schulter-Arm-Syndrom	Protrusio, Prolaps
C5		
C6		
C7		
C8		
Th 1		

Tabelle 5.2: HWS Radikulärsyndrome – Segmentdiagnostik

Segment	Motorik	Sensorik	Kennreflex
C5	Schulterabduktion	Lateraler Oberarm	M. biceps / M. brachioradialis
C6	Beugung Ellbogen / Streckung Handgelenk	Radialer Unterarm, D I, II	M. biceps/ M. brachioradialis
C7	Streckung Ellbogen / Beugung Handgelenk	D III	M. triceps
C7	Fingerstreckung	D IV, V	
C8	Fingerbeugung	Ulnarer Unterarm, D IV, V	
Th1		Mediale Ellbeuge	

zeigt der Nackentraktionstest bei einer bandscheibenbedingten Problematik eher eine Erleichterung der Beschwerden, da damit die HWS gestreckt wird und die Bandscheibenzwischenräume etwas erweitert werden. Die bandscheibenbedingten Erkrankungen der HWS werden unter dem Begriff „Cervikobrachialsyndrom" zusammengefasst.

Bei solchen bandscheibenbedingten Beschwerden im HWS Bereich ist auf die Vermeidung von Zwangshaltungen oder haltungskonstanten Tätigkeiten im Schulter-Nackenbereich zu achten. Tätigkeiten mit Überkopfarbeiten, häufigen Reklinationshaltungen des Kopfes wie auch einseitige, den Schultergürtel belastende Arbeiten (Arbeiten über Schulterniveau) sollten möglichst nicht oder nur sehr selten ausgeübt werden.

Als weitere Ausschlussdiagnostik ist dann nach Hinweisen für ein „Cerviko-Zephales-Syndrom" zu suchen. Hier finden sich wegweisende anamnestische Hinweise wie Kopfschmerzen oder Migräne und vegetative Beschwerden von Schwindel über Sehstörungen und Ohrensausen bis hin zu Schwächeanfällen. Im Gegensatz zum cerviko-brachialen Syndrom sind keine segmentalen oder radikuläre Beschwerden nachweisbar. Typischerweise geben die Patienten oft an, dass die Beschwerden in Abhängigkeit der Kopf- oder Halshaltungen oder -bewegungen intermittierend auftreten bzw. auslösbar sind. In diesen Fällen ist eine weiterführende Diagnostik, z.B. Röntgen zum Ausschluss degenerativer Veränderungen mit Auswirkung auf die Gefäßversorgung bzw. eine Gefäßdiagnostik notwendig.

Das Zervikalsyndrom bleibt als Ausschlussdiagnose übrig, wenn sich weder für ein Cervikobrachialsyndrom noch ein cerviko-zephales Syndrom sichere Hinweise finden. Als Ursache für dieses auch „HWS-Syndrom" genannte Krankheitsbild finden sich oft Störungen der gelenkigen Wirbelverbindungen oder Blockierungen im Bereich der Bewegungssegmente. Nacken-Hinterhauptkopfschmerzen, Verspannungen und muskulärer Hartspann, teilweise auch mit Ausstrahlung in den Schulter-Arm-Bereich, aber ohne sichere segmentale Zuordnung, werden angegeben.

Ein Sonderfall dieser Bewegungsstörungen ist der sog. akute Schiefhals (Torticollis), der meist mit einer Blockierung im Segment C2/C3 einhergeht, die die Beweglichkeit in alle Richtungen behindert. Während beim klassischen Zervikalsyndrom alle physiotherapeutischen Möglichkeiten genutzt werden können, bleiben beim Torticollis nur ein paar Tage Geduld und Wärme als Therapie, da eine manualmedizinische Behandlung aufgrund der akuten Bewegungsstörung nicht durchgeführt werden kann.

Differenzialdiagnostisch muss auch an Erkrankungen außerhalb der eigentlichen HWS gedacht werden. Dabei kommen die gerade im Schulter-Nacken-Bereich nicht seltenen muskulären Problematiken (Verspannungen, Verkürzungen, Dysbalancen, Myogelosen etc.), Tendopathien, aber auch Hypermobilitäten, Blockierungen im Bereich der Rippenbogengelenke oder Schulter-Arm-Handgelenkserkrankungen in Betracht. Es sollte auf jeden Fall auch an vorangegangene Unfälle mit Akzelerationsverletzungsmöglichkeiten gedacht werden. Relevante internistische Erkrankungen mit einer Schulter-Nacken- oder HWS-Symptomatik können ebenfalls vorkommen. Ohne Anspruch auf Vollständigkeit wären weiterhin zu nennen: Hinterwandinfarkt mit ausstrahlenden Schmerzen bis in den Kieferwinkel, Pancoast-Tumor oder andere Lungentumore, Lymphome, entzündliche Systemerkrankungen wie M. Bechterew oder auch eine Migraine cervicale.

6 Schulter-Arm

W. KUHN

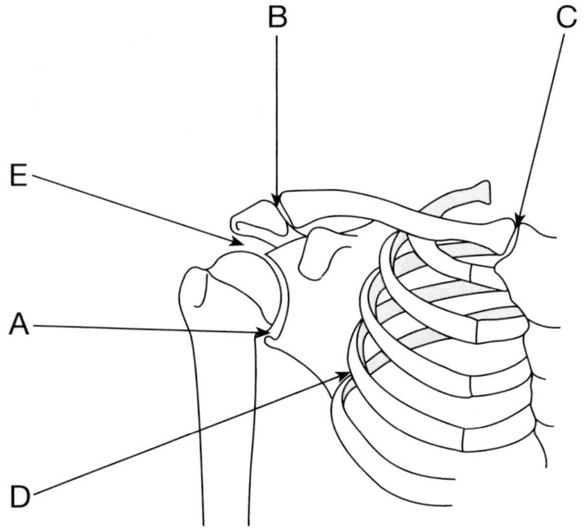

A = Humeroskapulargelenk
B = ACG – Akromioklavikulargelenk
C = SCG – Sternoklavikulargelenk
D = Skapulothorakale Gleitebene
E = Subakromiale Gleitebene
Abb. 6.1: Fünf funktionelle Gelenke

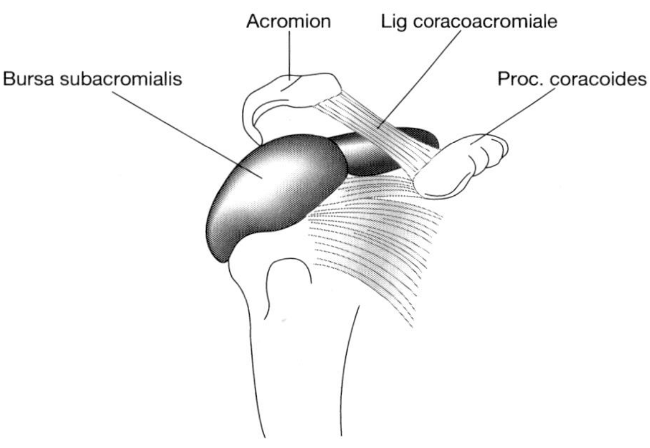

Abb. 6.2: Bursa subacromialis

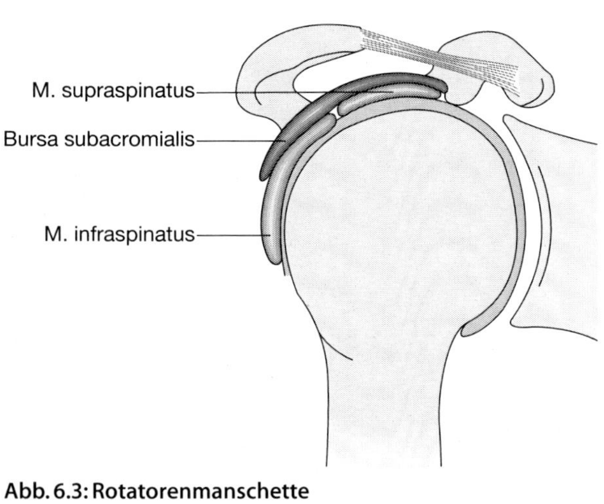

Abb. 6.3: Rotatorenmanschette

6.1 Topographische Anatomie

Die Schulter nimmt innerhalb der kinematischen Kette von Nacken-Schulter-Arm-Hand eine Schlüsselfunktion ein, die durch die engen topographischen und funktionellen Beziehungen zur Hals- und oberen Brustwirbelsäule, den Rippen, der Schulterblattregion sowie den inneren Organen im Sinne eines Übertragungsschmerzes (refferred pain) begründet wird. Insgesamt fünf anatomische Gelenke und Strukturen (eigentliches Humeroskapulargelenk, Akromioklavikulargelenk, Sternoklavikulargelenk, skapulothorakale und subakromiale Gleitebene) bilden eine funktionelle Einheit (**Abb. 6.1**).

Eine intakte Schulterbeweglichkeit setzt das uneingeschränkte Zusammenspiel dieser fünf funktionellen Gelenke und Strukturen voraus. Zwischen Akromion, Ligamentum coracoacromiale und Humeruskopf befindet sich die Bursa subacromialis/subdeltoidea, die eine Pufferfunktion zwischen diesen Strukturen ausübt (**Abb. 6.2**).

Ein Querschnitt durch das Schultergelenk zeigt die Lage der Rotatorenmanschette (**Abb. 6.3**). Musculus supraspinatus und Musculus infraspinatus bilden das Dach der Gelenkkapsel und den Boden der Bursa. Diese enge topografische Beziehung machte man sich in Zeiten der Kontrastmittelarthrographie zur Diagnose einer Ruptur der Rotatorenmanschette zu Nutze. Im Falle der Ruptur gelang das in die Gelenkkapsel injizierte Kontrastmittel durch den Rupturspalt in die Bursa, so dass eine Ruptur röntgenologisch objektiviert werden konnte. Heute ist diese diagnostische Methode durch Kernspintomographie oder die Ultraschalluntersuchung ersetzt worden. Sofern beide Untersuchungsmethoden nicht sofort zur Verfügung stehen, lassen sich Rupturen des Supra- und Infraspinatus klinisch mit großer Sicherheit diagnostizieren *(s. Abschnitt 6.4.3)*. Zu den wichtigsten Muskeln an der Schulter gehört der Musculus supraspinatus. Dieser entspringt oberhalb der Spina scapulae und setzt von oben kommend am Tuberculum majus an. Daher ist er der Abduktor (**Abb. 6.4**) an der Schulter (neben dem Musculus deltoideus).

Der Musculus infraspinatus entspringt distal von der Spina scapulae und zieht von hinten außen an das Tuberculum majus. Damit ist er der Außenrotator (**Abb. 6.5**).

Eine anatomische Region von besondere Bedeutung an der Schulter ist die von Codman erstmals beschriebene „kritische Zone" (**Abb. 6.6**), die die lokale

Gefäßsituation der Rotatorenmanschette, meist einer Minderdurchblutung, in der Nähe des Tuberculum majus beschreibt *(s. Abschnitt 6.4.2)*.

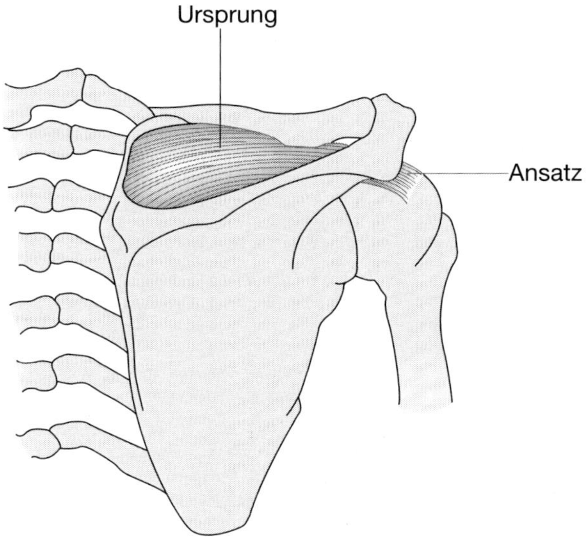

Abb. 6.4: M.supraspinatus

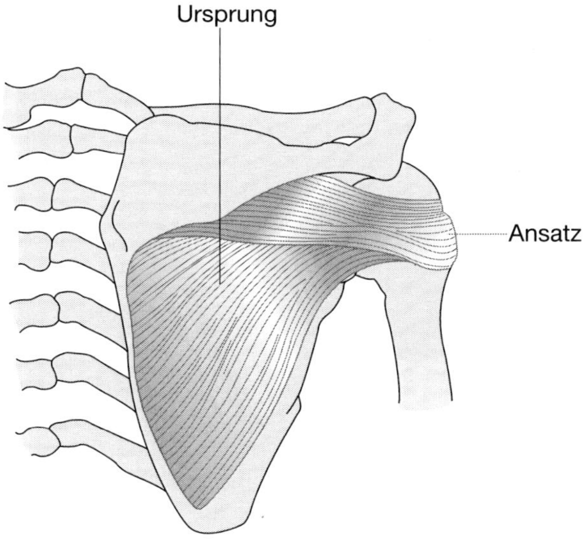

Abb. 6.5: M. Infraspinatus

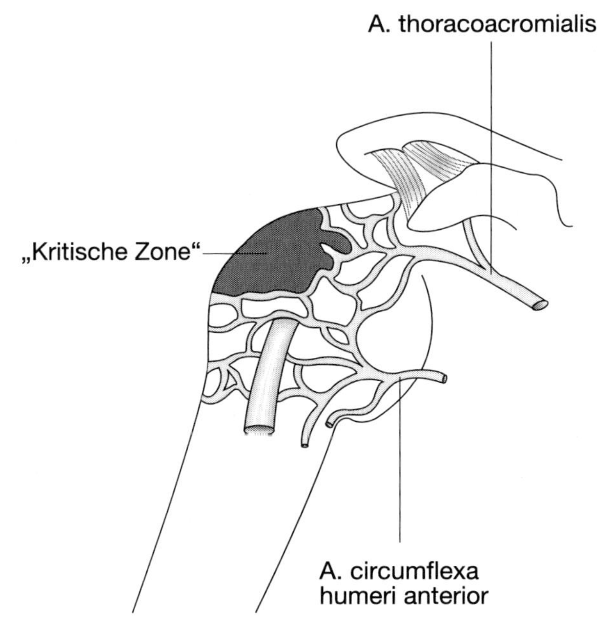

Abb. 6.6: Kritische Zone

6.2 Screening

Das Screening der Schulter-Arm-Region beginnt mit der Inspektion in aufrechter Körperhaltung. Der Untersucher achtet auf Haltungsauffälligkeiten, Fehlhaltungen, Asymmetrien, muskuläre Dysbalancen etc. Das eigentliche Screening erfolgt im Sitzen. Für die Funktionsdiagnostik sitzt der Proband möglichst seitlich am Fußende der Untersuchungsliege. So lässt sich die Rotationsprüfung der betreffenden Schulter ergonomisch günstig untersuchen. Die Kniekehlen befinden sich am Liegenrand, der Untersucher steht hinter dem Probanden.

Mit dem Screening ist eine rasche Information über Funktionsstörungen an der Schulter möglich. Ihre Effizienz hat sich über Jahre in der klinischen Praxis bestätigt. Es gibt drei Kombinationstests, die in der Ausgangsstellung der Neutral-Null-Duchgangsmethode beginnen.

- Aktive Adduktion:

  Zur Prüfung der aktiven Adduktion wird der Proband aufgefordert, die Hand vor dem Brustbein über die kontralaterale Schulter auf die gegenseitige Scapula zu legen (Kombination von Adduktion, Innenrotation und Anteversion). Der tiefste Punkt des Mittelfingers auf der Scapula wird registriert und gegebenenfalls mit Fingernagel oder Kugelschreiber markiert (**Abb. 6.7**).

  Anschließend wird der Test an der anderen Schulter in ähnlicher Weise wiederholt. Bewertet wird die Höhe der Markierungen (Fingerspitzen/Kugelschreiber) auf dem rechten und linken Schulterblatt im Seitenvergleich. Bei einer Differenz von mehr als 1,5 cm sollte sich eine differenzierte

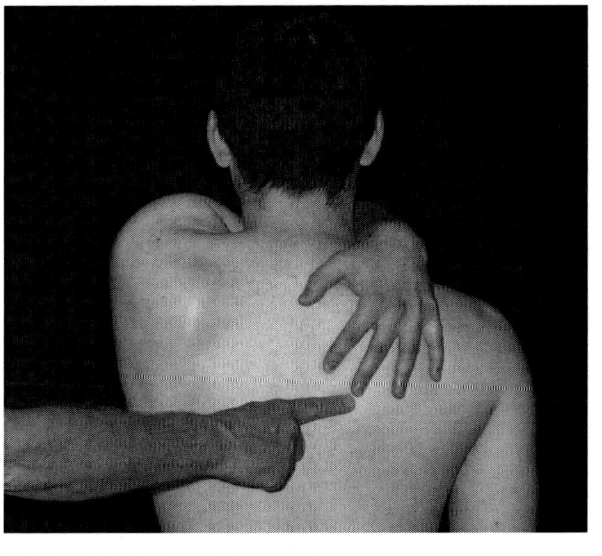

Abb. 6.7: Adduktionstest

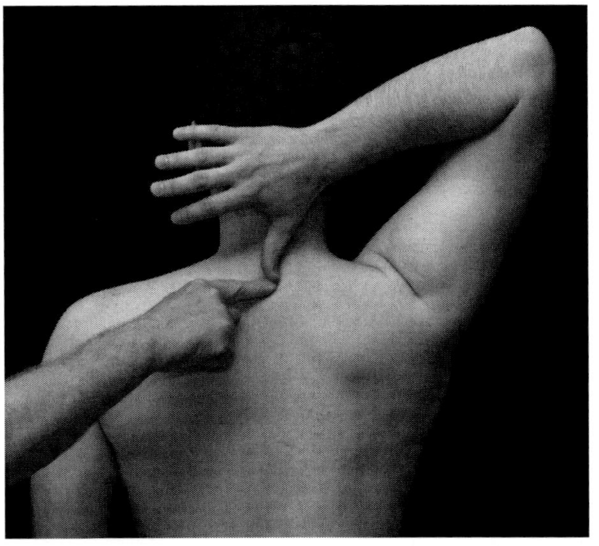

Abb. 6.8: DPA-Nackengriff

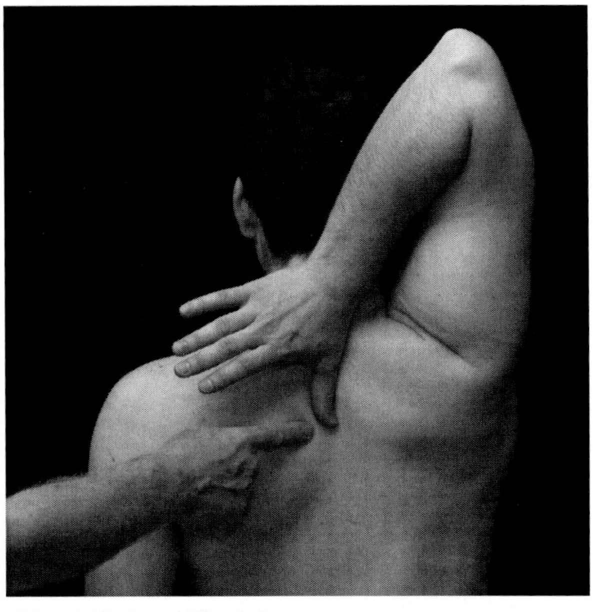

Abb. 6.9: Nackengriff erweitert

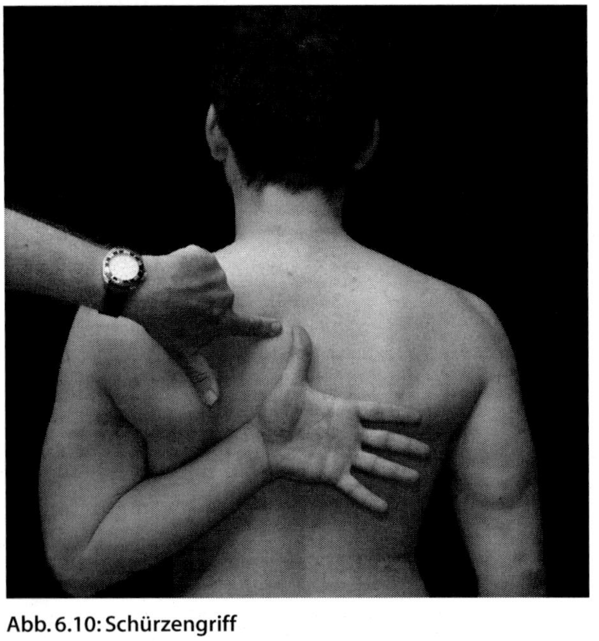

Abb. 6.10: Schürzengriff

Funktionsdiagnostik derjenigen Schulter anschließen, deren Mittelfinger weiter kranial auf der Scapula positioniert ist.

- Nackengriff oder „Daumen-Vertebra-Prominens-Abstand" (DPA in cm):

  Es handelt sich um eine Kombination von Außenrotation, Abduktion und Elevation. Der Proband führt die rechte Hand bei abduziertem Daumen auf der gleichen Seite hinter den Kopf zum Dornfortsatz C7 (**Abb. 6.8**). Anschließend erfolgt die gleiche Testung an der linken Schulter. Dieser Test wird nur bei der PHS acuta sehr deutlich und bei der PHS ankylosans im Stadium 1 auffällig sein. Bei den anderen PHS-Syndromen ist ein DPA von 0 cm zu erwarten. Die Außenrotation ist im Sinne des Kapselmusters bei beginnenden Erkrankungen im eigentlichen Schultergelenk als erste Bewegungsrichtung eingeschränkt. Daher ist es sinnvoll, diesen Test bei allen Schulterbeschwerden so zu erweitern, dass beide Daumen abwechselnd – soweit wie möglich – auf der Dornfortsatzreihe nach distal bewegt werden (**Abb. 6.9**). Eine Seitendifferenz kann als frühzeitiger Hinweis auf eine beginnende Rotationsstörung im weniger beweglicheren Schultergelenk interpretiert werden.

- Schürzengriff-Differenz in cm:

  Sie beinhaltet eine Kombination aus Adduktion, Innenrotation und Retroversion. Es werden abwechselnd beide abduzierten Daumen von unten dorsal über der Dornfortsatzreihe nach kranial bewegt (**Abb. 6.10**), und die Differenz zwischen ihnen registriert und markiert. Auch hier sollte ein Wert von > 1,5 cm Unterschied zwischen rechtem und linken Daumen, Anlass zu einer Funktionsdiagnostik der weniger beweglicheren Schulter sein.

  Sofern anamnestisch an beiden Schultern Beschwerden geäußert wurden, ist es ratsam, zusätzlich die Entfernung vom C7-Dorn zum jeweils rechten und linken Daumen zu messen. Diese Variante bietet sich besonders bei therapeutischen Verlaufsbeurteilungen beidseitiger Schulterbeschwerden an.

Die Beurteilungskriterien der Schürzengriffdifferenz wie der anderen Screening-Tests sind eingeschränkte Bewegungsumfänge und/oder Schmerzangaben im Seitenvergleich.

Ein Beschwerdebeginn oberhalb der Schulter findet seinen Ausdruck im Fingerzeigeversuch, bei dem der Patient mit dem Zeigefinger auf das Akromioklavikulargelenk (entwickelt sich aus dem 4. Zervikalsegment) deutet. Dagegen spricht eine großflächige Schmerzlokalisation unterhalb der Schulterhöhe (Handflächentest) für eine glenohumerale oder subakromiale Ursache.

Sofern sich weder aus der Anamnese oder Inspektion noch aus dem aktiven Screening der Schulter-Arm-Region Auffälligkeiten ergeben, ist die Untersuchung der Schulter beendet.

6.2 Funktionsdiagnostik

Mit Hilfe der Funktionsdiagnostik erfolgt eine aktive/passive Gelenkprüfung sowie eine Prüfung der passiven Muskelfunktionen an der entsprechend auffälligen Schulter (**Abb. 6.11**).

Schulter-Arm

fokus©

Name, Vorname, Personalnummer: ____________________

geb.: ____________________

Erst-Unters. [ ] **Grösse, Gewicht:** __________ cm __________ kg

Nach-Unters. [ ] **Datum:** ____________________

Screening (aktiv)

o.B.		Normwert	rechts	links
[ ]	Inspektion (Haltung, Asymmetrien...)			
[ ]	Adduktion			
[ ]	Nackengriff (Daumen - C7)	0 cm		
[ ]	Schürzengriff	< 2 cm		

wenn Anamnese leer und Screening unauffällig, ist eine weitere Funktionsdiagnostik nicht notwendig

Funktionsdiagnostik (passiv)

			rechts	links
[ ]	Aktive Elevation	0°/180°	[0]	[0]
[ ]	Passive Elevation	0°/180°	[0]	[0]
[ ]	painful arc ?			
[ ]	Aussen-/Innenrotation	90°/0/90°	[0]	[0]
[ ]	ACG-Test (nach Barbor)			
[ ]	Aussenrotation gegen Widerstand	M.infraspinatus		
[ ]	Innenrotation gegen Widerstand	M.subscapularis		
	Ellbogenflexion gegen Widerstand			
[ ]	in Supination	M.biceps		
[ ]	in Pronation	M.brachialis		
[ ]	in Semipronation	M.brachioradialis		
[ ]	Ellbogenextension gegen Widerstand	M.triceps		
[ ]	Abduktion gegen Widerstand 30°	M.supraspinatus		
[ ]	Abduktion gegen Widerstand 70°	M.deltoideus		
[ ]	Adduktion gegen Widerstand 30°	M.pect., M.latiss.		

Bemerkungen / Verdachtsdiagnose **Unterschrift**

Abb. 6.11: Untersuchungsbogen Schulter-Arm

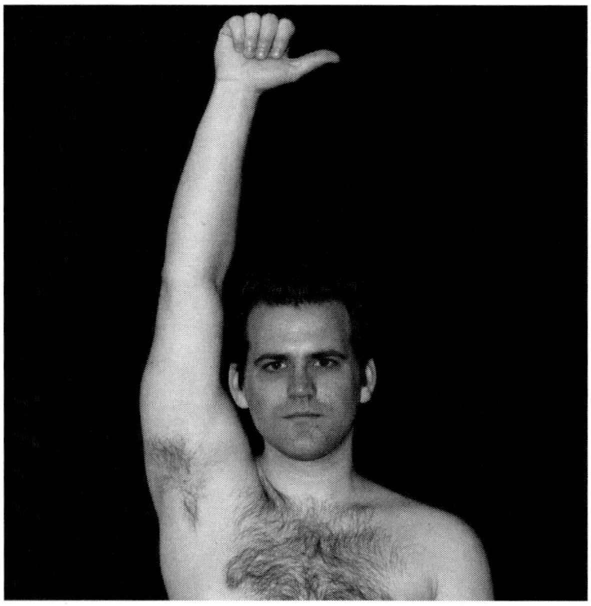

Abb. 6.12: Aktive Elevation

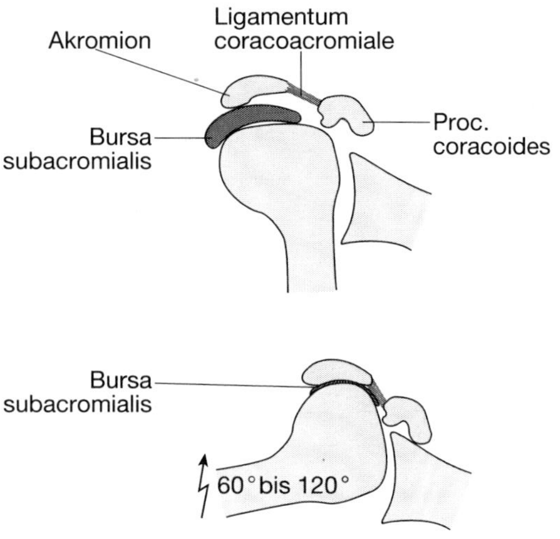

Abb. 6.13: painful arc

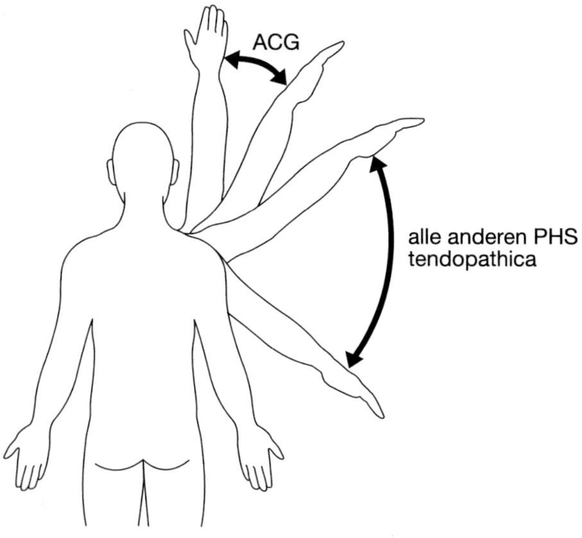

Abb. 6.14: painful arc (PHS tendopathica Gruppe)

Sie beginnt mit der Prüfung der aktiven Abduktion/ Elevation (**Abb. 6.12**). Elevation deshalb, weil eine Abduktion (Abd.) im eigentlichen Humeroskapulargelenk nur bis 90° möglich ist. Die Elevation schöpft dagegen die Bewegungsmöglichkeiten aller fünf funktionellen Gelenke aus. Der sitzende Proband wird aufgefordert, den Daumen nach außen zu drehen, den gestreckten Arm seitlich anzuheben und bis zum Kopf ans Ohr zu führen. Diese kombinierte Abduktions-/Elevationsprüfung an der Schulter erlaubt einen Überblick über den allgemeinen Gelenkzustand sowie über kontraktile und nicht-kontraktile Strukturen zugleich. Sollte sich dabei ein sog. „painful arc" oder schmerzhafter Bogen zeigen, so ist das ein Hinweis auf eine Erkrankung aus der PHS tendopathica Gruppe *(s. Abschnitt 6.4.2)*. Ein painful arc tritt auf, wenn sich der Humeruskopf mit seinem Tuberculum majus dem Ligamentum coracoacromiale und dem Acromion nähert und die dazwischen liegenden Strukturen (Rotatorenmanschette und Bursa subacromialis) komprimiert werden. Der klassische painful arc wird unterhalb des Schulterdachs lokalisiert und zeigt sich anfangs als Bewegungseinschränkung und/oder Schmerz zwischen 60° und 120° bei der Abduktion und Elevation (**Abb. 6.13**).

Sobald der Humeruskopf diese Enge passiert hat, ist die weitere Elevation schmerzlos. Sofern der „painful arc" durchgehend bis zum Ende der Elevationsbewegung (180°) angegeben wird, kann von einem chronisch-rezidivierenden Verlauf ausgegangen werden.

Ursache dafür können anatomische Gegebenheiten sowie Veränderungen der Bursa subacromialis, der Supra- oder Infraspinatussehne (Rotatorenmanschette) sowie Affektionen der Sehnen von M. biceps oder M. subscapularis sein.

Ein „painful arc", der erst am Ende der Elevation (zwischen 160° und 180°) auftritt, deutet eher auf eine Störung im Akromioklavikulargelenk (ACG) hin (**Abb. 6.14**).

Bewegungsstörungen bzw. Schmerzen bei der aktiven Elevation werden durch die Prüfung der passiven Elevation weiter differenziert (**Abb. 6.15**). Hierbei werden die nicht kontraktilen Gelenkstrukturen unter Ausschaltung der aktiven Muskulatur überprüft. Erfahrungsgemäß gelingt es nicht immer auf Anhieb, den Patienten so zu beeinflussen, dass er seine Muskeln locker lassen kann. Dann sollte dieser Test wiederholt werden, weil sonst ein „falsch positiver" painful arc das Ergebnis verfälschen würde.

Zu Beginn des Tests umfasst der Untersucher das Handgelenk des Patienten und zieht mit deutlichem, aber schmerzfreiem Zug den Arm nach distal. Unter Beibehalten dieses kontinuierlichen Zuges am Handgelenk wird der Arm wieder bis zum Kopf eleviert (**Abb. 6.16**).

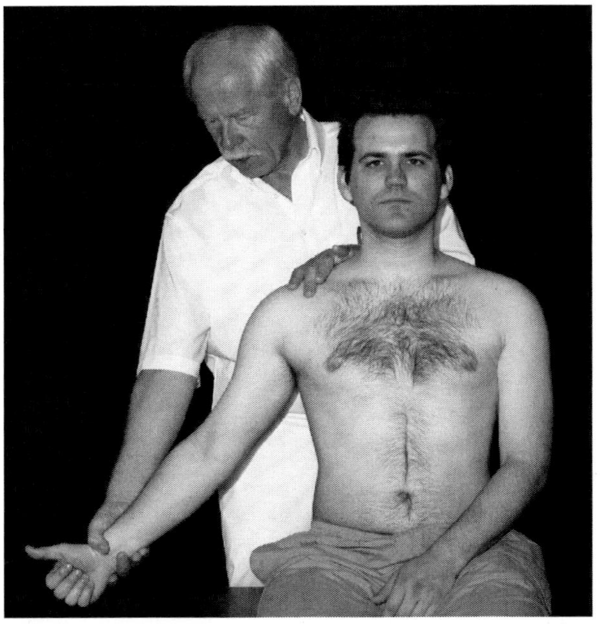

Abb. 6.15: Passive Elevation Ausgangsstellung

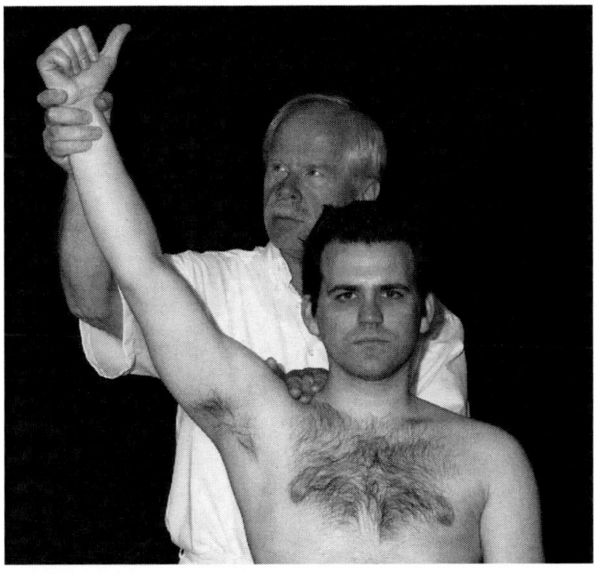

Abb. 6.16: Passive Elevation

Auf diese Weise wird der Oberarmkopf etwas aus dem Schultergelenk geliftet und der subakromiale Raum somit vergrößert. Ein bei der aktiven Elevation aufgetretener, typischer „painful arc" wird sich in seiner Schmerzintensität deutlich verringern oder ganz verschwinden, womit die differenzialdiagnostische Beurteilung wesentlich erleichtert wird. Sollte dieser Effekt nicht auftreten, so sind weitere differenzialdiagnostische Überlegungen „in alle Richtungen" anzustellen.

Die Ausgangsstellung für die passive Rotationsprüfung ist die sog. Null-II-Stellung mit 90°-Abduktion im Schultergelenk, 90°-Flexion im Ellenbogengelenk. Sofern der Patient seit Beginn der klinischen Untersuchung am Ende der Bank sitzt, kann der Untersucher von der rückwärtigen Position ergonomisch günstig zur Stirnseite der Bank wechseln, um die Rotationsprüfung vor zu nehmen. Die passive Prüfung der Außenrotation (**Abb. 6.17**) und Innenrotation (**Abb. 6.18**) erfolgen nur auf der nach Anamnese und Screening betroffenen Seite.

Besonders die Prüfung der Außenrotation (AR) sollte subtil erfolgen, weil sie zwei wichtige Informationen in sich birgt. Zum einen steht sie an erster Stelle (AR > Abd > IR eingeschränkt) im Sinne eines Kapselmuster nach Cyriax, wenn eine mögliche Störung im Humeroskapulargelenk diagnostiziert werden soll. Zum anderen lässt sich so das sog. Arthrose-Feinzeichen nachweisen, sofern die Beschwerden auf eine Störung im Akromioklavikulargelenk (ACG) zurückzuführen sind. Dazu wird bei Verdachtsmomenten die Außenrotation – vorsichtig angepasst – soweit über die (sonst normale) 90°-Position hinaus bewegt, bis der Patient ein Schmerzgefühl äußert. Diese Winkelstellung wird im Auge behalten, um in diesem Fall ausnahmsweise gleich die Außenrotation an der kontralateralen Schulter zu prüfen. Sollte an der kontralateralen Schulter bei gleicher Winkelstel-

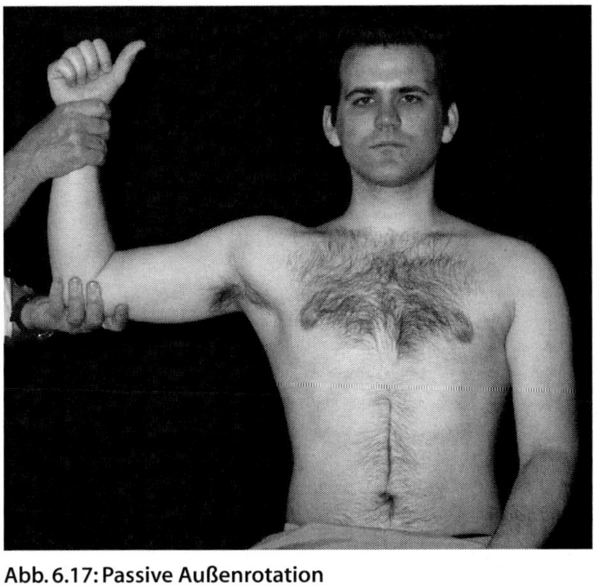

Abb. 6.17: Passive Außenrotation

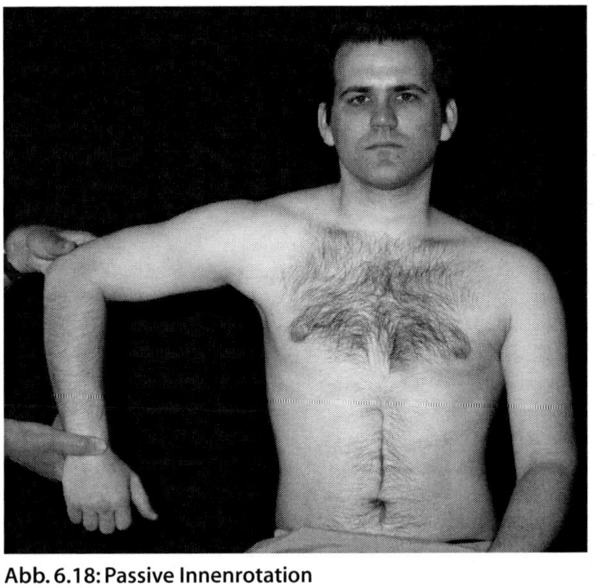

Abb. 6.18: Passive Innenrotation

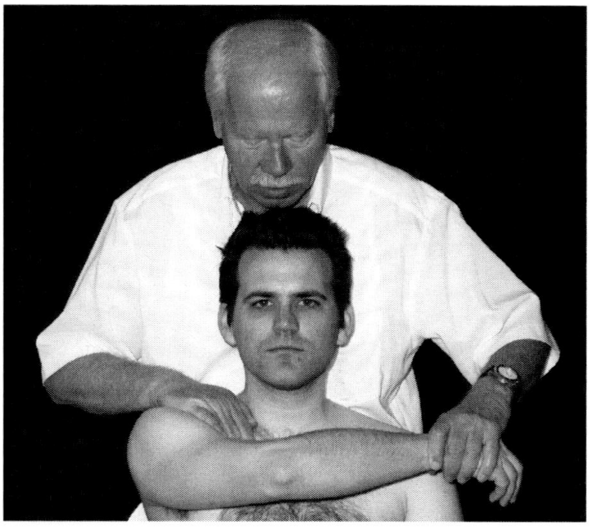

Abb. 6.19: ACG Test rechts

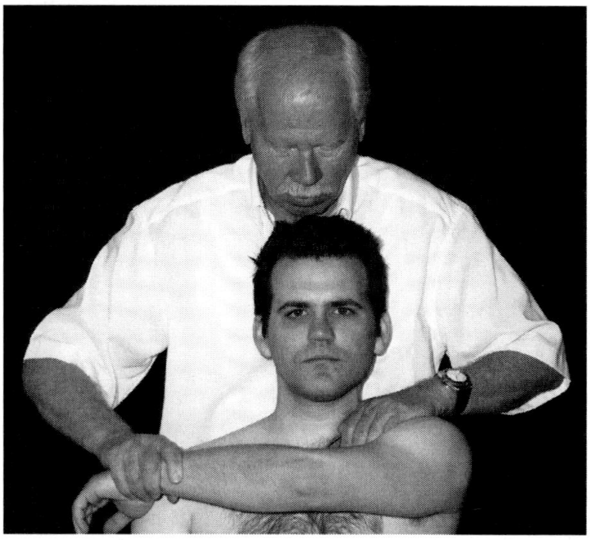

Abb. 6.20: ACG Test links

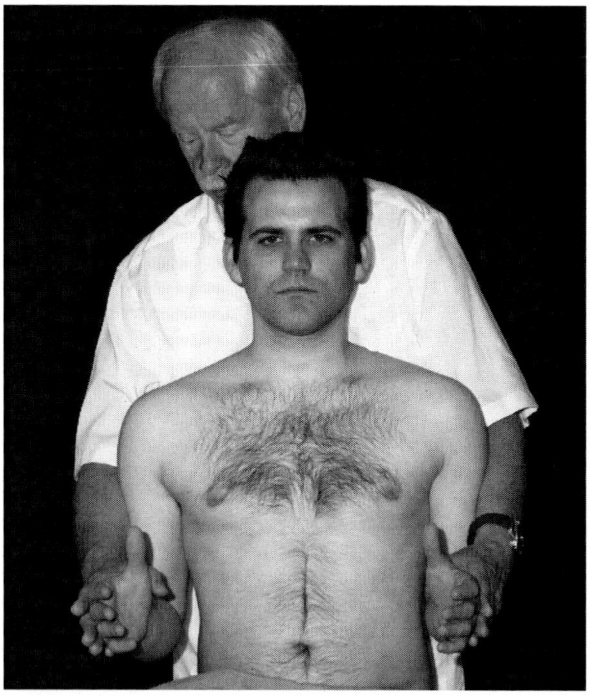

Abb. 6.21: Muskelteste Ausgangsstellung

lung kein Schmerz angegeben werden, so wäre dies an der zuerst geprüften Schulter ein klinisches Symptom für eine Störung im ACG. Die klinische Bedeutung der passiven Innenrotation ist gegenüber der AR eher zu vernachlässigen.

Es schließt sich die passive Prüfung der Adduktion als sog. Akromioklavikulargelenk-Test nach Barbor (**Abb. 6.19**) an. Dieser ähnelt in der Ausführung dem aktiven Adduktionstest beim Screening. Im Unterschied dazu erfolgt hierbei jedoch eine Fixation der zu prüfenden Schulter indem der Untersucher eine Hand als Hypomochlion vor der Klavikula der zu prüfenden Schulter positioniert. Die andere Hand des Untersuchers umfasst das Handgelenk des Probanden und zieht den Arm vor dem Körper an der kontralateralen Schulter vorbei (nicht nach hinten, wie bei der aktiven Adduktion). Anschließend wird dieser Test sofort im Seitenvergleich durchgeführt, um einen Unterschied zwischen beiden Akromioklavikulargelenken zu dokumentieren (**Abb. 6.20**).

Bewertet und beurteilt werden mögliche Bewegungseinschränkungen anhand von Fixpunkten (z. B. Relation von Nasenspitze zum Olekranon des Probanden oder andere Bezugspunkte) und/oder das Auftreten von Schmerzen. Bei dieser Prüfung darf die als Hypomochlion fungierende Hand keine Mitbewegung der zu testenden Schulter zulassen, weil sonst „falsche positive" Ergebnisse eine Störung im ACG vorspiegeln würden. Erleichtert wird das Zurückhalten der zu untersuchenden Schulter, wenn der Untersucher diese Schulter an seine Schulter/Thorax zieht. Die Häufigkeit von ACG-Affektionen liegt laut Literatur bei 30 % aller Schulterbeschwerden. Diese Angaben korrelieren mit eigenen Erfahrungen, wenn die ACG-Tests auch bei Probanden ohne subjektive Beschwerden (z. B. im Rahmen von Vorsorgeuntersuchungen) durchgeführt werden. Interessanterweise findet man nicht selten auffällige Tests, ohne dass die Betroffenen Schmerzen aufweisen.

Insofern sind solche Befunde ein Paradebeispiel für die Demonstration der prozesshaften Entwicklung einer chronischen Erkrankung sowie für den Übergang von der Normalität zur Pathologie im Sinne des Eisbergmodells. Das bedeutet natürlich auch, dass so zu einem sehr frühen Zeitpunkt mit größeren Erfolgsaussichten präventiv/therapeutisch interveniert werden könnte. Dieses ist sicher eine interessante Chance für alle präventivmedizinisch orientierten Mediziner, und daher sollten diese Tests besonders sorgfältig durchgeführt werden.

Die Testung der Schultergelenkstrukturen ist mit der ACG-Prüfung abgeschlossen, und es beginnt die isometrische Prüfung der Schultermuskeln gegen Widerstand.

Die Überprüfung erfolgt ebenfalls am sitzenden Probanden. Der Untersucher steht hinter dem Proban-

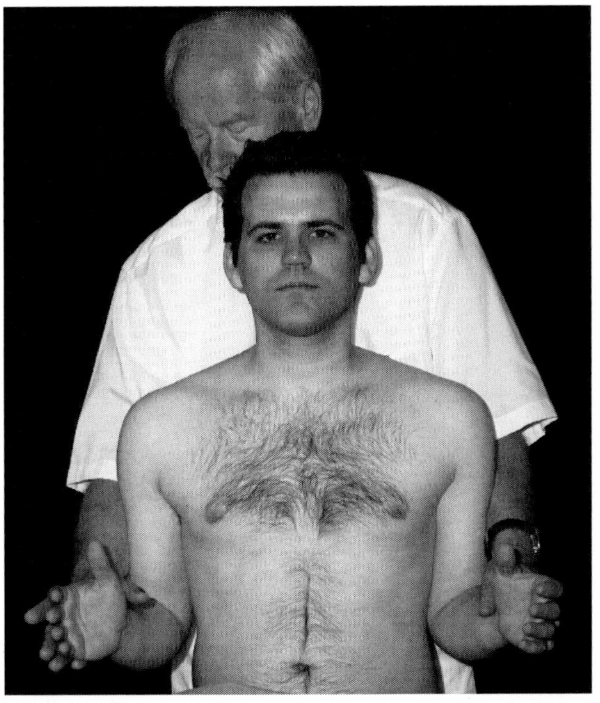

Abb. 6.22: M. infraspinatus

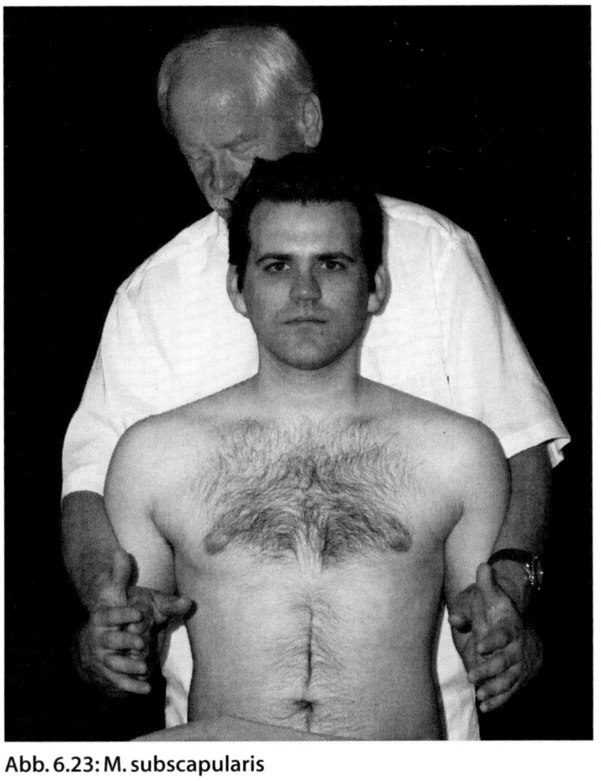

Abb. 6.23: M. subscapularis

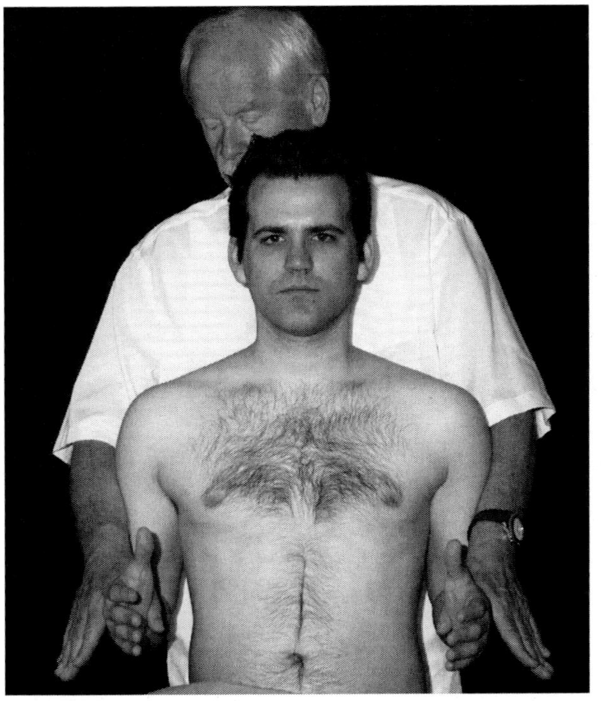

Abb. 6.24: M. brachioradialis

den und untersucht die Muskeln beider Arme gleichzeitig im Seitenvergleich.

Zu Beginn fixiert der Untersucher mit seinen Unterarmen die Oberarme des Probanden an dessen Körper (**Abb. 6.21**). Diese Haltung sollte sehr korrekt eingenommen werden, weil sonst keine isolierten Muskelprüfungen erfolgen, sondern kombinierte Testungen mehrerer Muskeln resultieren. Die Unterarme des Probanden befinden sich beidseits in 90°-Beugung der Ellenbogen und in Semipronationsstellung der Unterarme/Hände.

Es beginnt mit der Prüfung der Außenrotation für den M. infraspinatus. Die Untersucherhände liegen flach, seitlich außen über den Handgelenken, um dort bei der isometrischen Anspannung des Probanden Widerstand zu geben (**Abb. 6.22**). Dieser Muskel sollte als wichtiger Teil der Rotatorenmanschette besonders isoliert getestet werden! Bei allen isometrischen Widerstandstests sollte der Patient nicht mehr Kraft aufwenden, als der Untersucher durch Gegendruck vorgibt (diese Aufforderung ist nicht nur bei sehr muskelkräftigen Männern notwendig), da es nur auf die gelungene einmalige, isometrische Prüfung ankommt.

Für die Testung des M. subscapularis (**Abb. 6.23**) wechseln die Untersucherhände nach innen an die Handgelenke, um die Funktion der Innenrotation zu überprüfen. Ohne Veränderung der Oberarmfixierung wandern die Untersucherhände anschließend an die Handgelenke von oben und der Proband wird aufgefordert, im Ellenbogen gegen Widerstand zu beugen. In dieser Semipronationsstellung der Patientenhand wird einer der drei Beuger im Ellenbogen, der M. brachioradialis, geprüft (**Abb. 6.24**). Mit

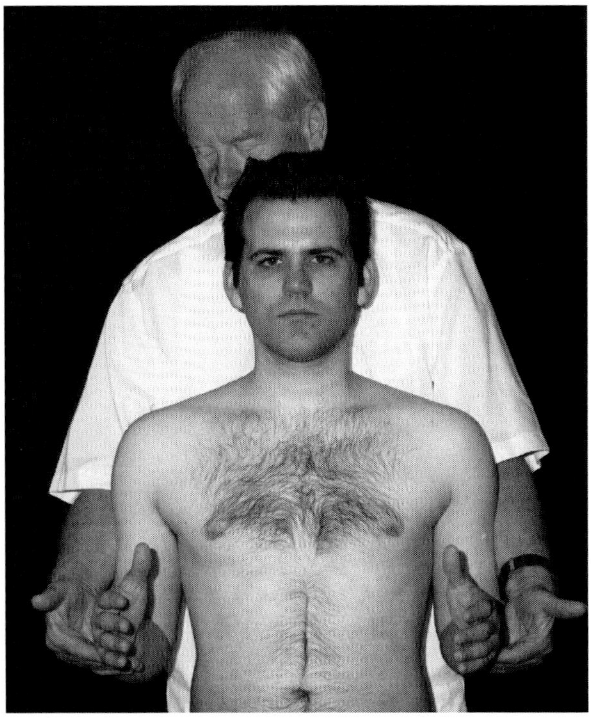

Abb. 6.25: M. triceps

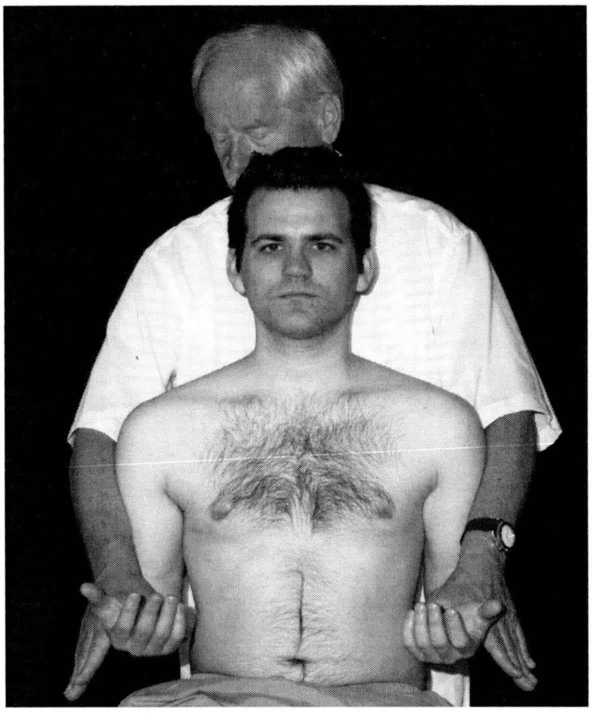

Abb. 6.26: M. biceps

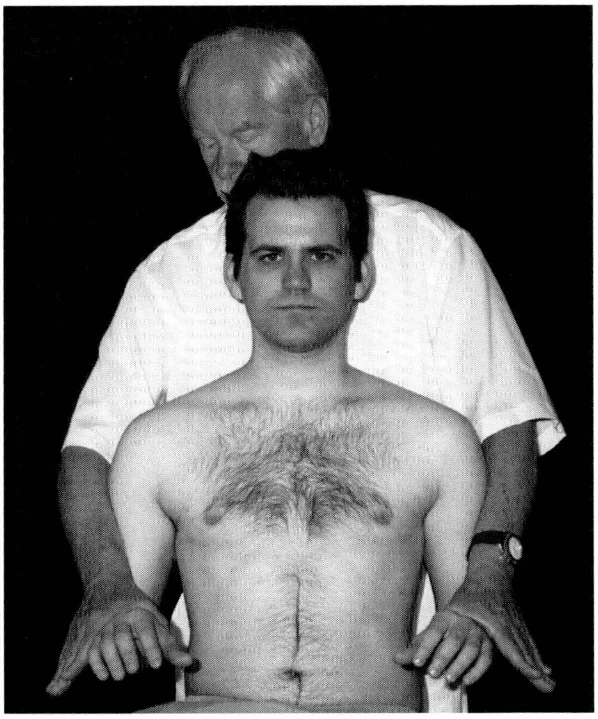

Abb. 6.27: M. brachialis

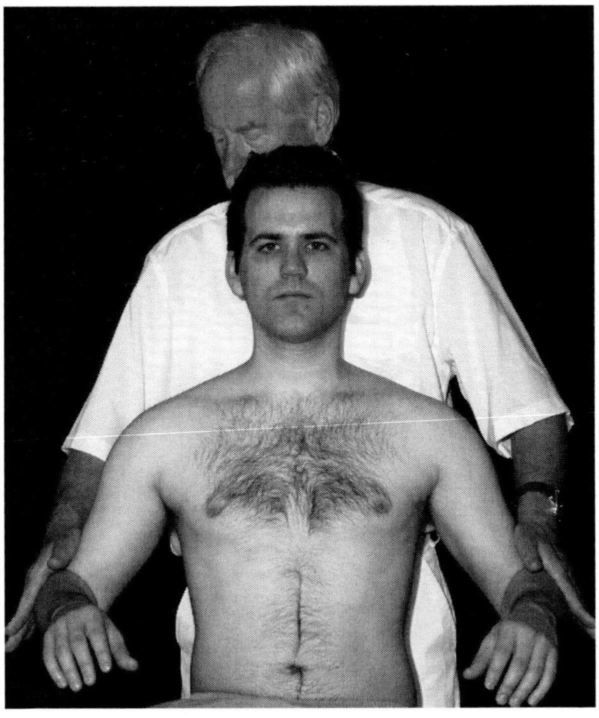

Abb. 6.28: M. supraspinatus

Positionsänderung der Untersucherhände an die ulnare Seite der Handgelenke soll der Patient anschließend den Unterarm strecken, um den M. trizeps zu überprüfen (**Abb. 6.25**). In Supination des Unterarms erfolgt die Prüfung des M. biceps (**Abb. 6.26**) und in Pronationshaltung die des M. brachialis (**Abb. 6.27**).

Jetzt wechseln die Untersucherhände an die Außenseite der Ellenbogen, um dort Widerstand bei der isometrischen Anspannung in die Abduktion zu geben. Da der M. supraspinatus bei 30°-Abduktion seine größte Kraft entwickelt, wird er in dieser Winkelstellung getestet (**Abb. 6.28**). Auch dieser wichtige Muskel der Rotatorenmanschetten sollte besonders sorgfältig überprüft werden!

In 90°-Abduktionshaltung erfolgt in gleicher Weise die Prüfung des M. deltoideus (**Abb. 6.29**). Durch Rückführung der Arme in eine 30°-Abduktionsstellung und die Aufforderung, die Arme als Adduktionsbewegung gegen Widerstand an den Körper heranzuziehen, wird eine kombinierte Funktionsprüfung des M. pectoralis major und M. latissimus dorsi vorgenommen (**Abb. 6.30**). Damit sind die wichtigs-

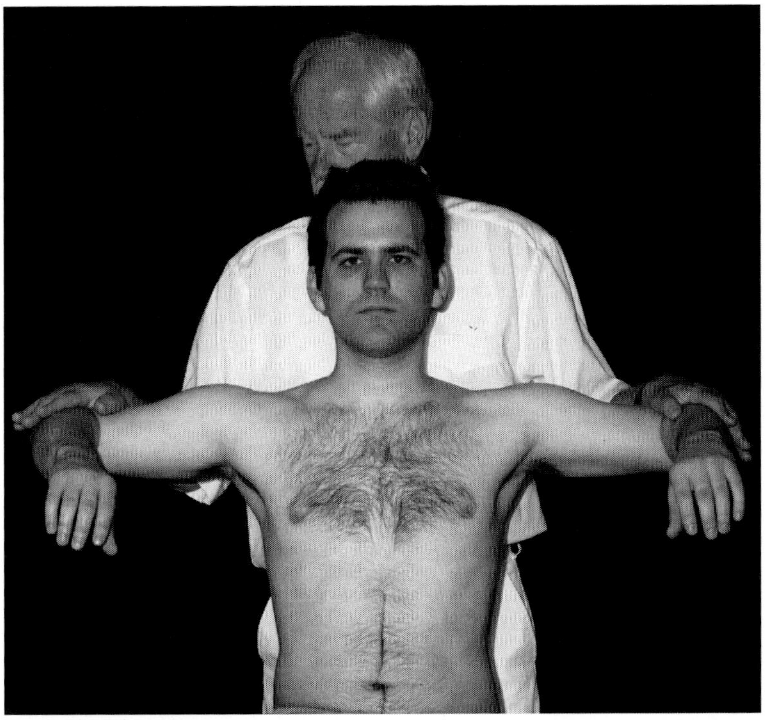

Abb. 6.29: M. deltoideus

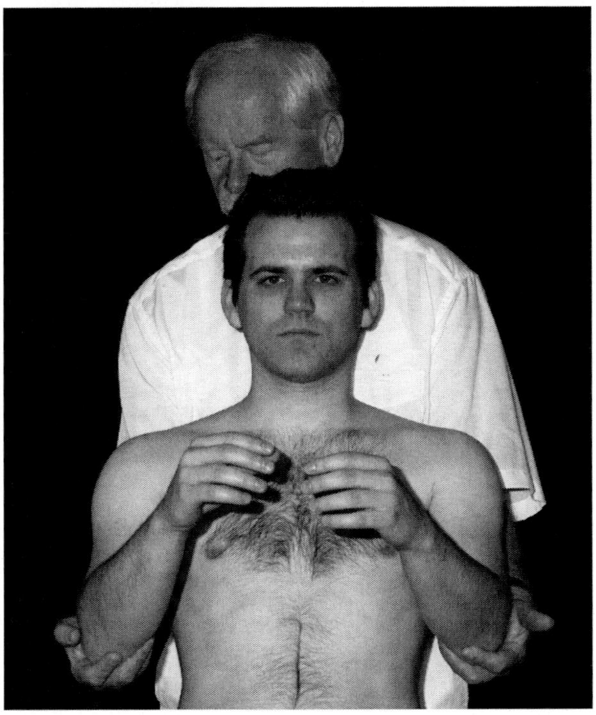

Abb. 6.30: Adduktoren

ten Muskelfunktionen der Schulter inklusive der sog. Rotatorenmanschette funktionell überprüft.

6.4 Differenzialdiagnostische Überlegungen

Unterschiedliche Betrachtungsweisen der Schulterpathologie haben Anlass zu immer neuen differenzialdiagnostischen Überlegungen gegeben, die alle nicht so plausibel waren, um sich gegen den „Periarthritis-Begriff" durchzusetzen. Dieser stammt aus dem 19. Jahrhundert. Die Beschreibung von Schultererkrankungen begann mit einer Veröffentlichung von Duplay aus dem Jahre 1872 „Über die Periarthritis humeroscapularis und die daraus entstehende Schultersteife". Duplay brachte damit zum Ausdruck, dass autoptisch von ihm vorgefundene posttraumatische Schultersteifen auf Adhäsionen der unteren Wandung der Bursa subacromialis zurückzuführen seien. Damit begann ein bis in unsere Zeit anhaltender Meinungsstreit über die Periarthritis humeroscapularis. Diesem ist sicher auch anzulasten, dass für Generationen von Ärzten die Differenzialdiagnose von Schultererkrankungen zu den „unklaren" Feldern der Medizin gehörten. In Ermangelung einer besseren, strukturierteren und verständlicheren diagnostischen Beschreibung wandten sie sich seit mehr als hundert Jahren immer wieder der Periarthritis-Beschreibung zu. Vielfach wurde dieser einfach anwendbare Periarthritisbegriff (hinter dem sich mehr als hundert Differenzialdiagnosen verbergen) als „Sammeltopf" für alle Krankheitsbilder an der Schulter mit ähnlicher klinischer Symptomatik beschrieben. Diese Darstellung ist auch heute noch weit verbreitet, obwohl sich alle Autoren einig sind, dass nur in der geringsten Zahl aller Schultererkrankungen eine Entzündung vorliegt.

Hundert Jahre nach Duplay beschrieb Neer 1972 eine Enge oder Einklemmung im subakromialen oder subkorakoidalen Raum als „Impingement" der Schulter. Das Impingement wird in mehrere Stadien eingeteilt. Diese Bezeichnung löste in der operativen und orthopädischen Medizin weitgehend die „Periarthritis-Diagnose" ab.

Impingement-Syndrome, also „Einklemmungen", können jedoch sowohl an Schultergelenken, wie an Ellenbogen-, Hand-, Hüft-, Knie- und oberem Sprunggelenk auftreten. Sie sind daher allein durch die Bezeichnung als Impingement keiner bestimmten, ursächlichen Struktur zuzuordnen, auch wenn der Impingementbegriff vorwiegend mit der Schulter verknüpft wird. Auch gibt es keine allgemein gültige oder einheitliche Definition dieser Einklemmungs- oder Engesymptomatiken. Vielmehr handelt es sich – analog dem Periarthritisbegriff – um einen klinisch unscharfen Sammelbegriff, der die tatsächliche morphologische Veränderung nicht näher beschreibt und dessen uneinheitliche Ätiologie erst „entfächert" werden muss.

Grundsätzlich kann ein Impingement der Schulter intraartikulär, periartikulär, subkorakoidal oder subakromial verursacht sein. Ein subakromiales Im-

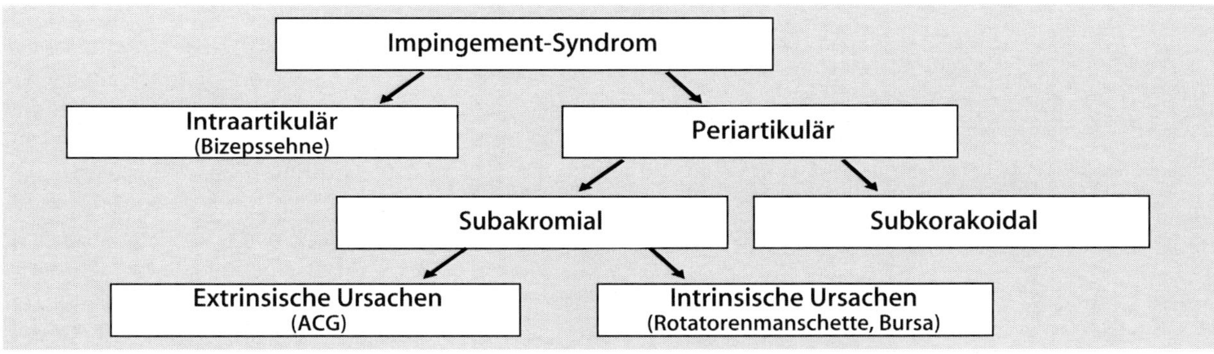

Abb. 6.31: Impingement

pingement wiederum kann eine extrinsische oder intrinsische Ursache haben (**Abb. 6.31**).

Nur mit einer solchen Aufgliederung wird der Begriff „Impingement" nachvollziehbar und aus medizinischer Sicht wäre nur diese Beschreibung der Impingement-Syndrome vergleichbar mit der differenzierten Darstellung der PHS tendopathica Gruppe. Beide Beschreibungen definieren in dieser Form den Ort des pathogenetischen Geschehens näher, so dass zielgerichtet unmittelbar weitere diagnostische, therapeutische oder rehabilitative Maßnahmen eingeleitet werden könnten. In aller Regel findet sich jedoch eine solch differenzierte Darstellung nur selten in der Literatur bzw. in Arztbriefen. Das bedeutet, dass derzeit bei Schulterstörungen die ursächlich betroffene Struktur und die tatsächlichen morphologischen Veränderungen der Diagnose mit „Impingement" allein nicht detailliert genannt werden. Eine Reduzierung von unterschiedlichen Schulterbeschwerden auf den Begriff Impingement wird demnach weder der klinischen Häufigkeit noch dem pathogenetischen Geschehen gerecht.

Während Neer einen diagnostischen Begriff gewählt hat, der Schulterbeschwerden auf die „Einklemmungssymptomatik" reduziert, sind Wagenhäuser 1969 und in der Folge Mumenthaler 1980 einen anderen Weg gegangen. Sie haben den von Duplay generierten Begriff „Periarthritis" durch „Periarthropathie" ersetzt und erfassen damit sowohl degenerative als auch entzündliche Veränderungen. Der Vorteil der Differenzierung nach Wagenhäuser und Mumenthaler besteht darin, dass die an den Begriff PHS als Nachsilbe (Suffix) angehängten Beschreibungen (acuta, tendopathica, pseudoparetica, ankylosans), konkrete Hinweise auf die jeweils gestörten Strukturen ergeben.

Die darauf basierende differenzialdiagnostische Einteilung setzt sich aus der Abkürzung PHS für Periarthropathia humeroscapularis und einem Suffix zusammen, der die jeweils betroffene Struktur der Schulter beschreibt.

1. PHS acuta
   hyperalgisch akut schmerzhafte Schulter
2. PHS tendopathica
   banale sehnenschmerzhafte Schulter
3. PHS pseudoparetica
   pseudoparetische Schulter
4. PHS ankylosans
   Schultersteife, frozen shoulder

Eine Gegenüberstellung der PHS-Syndrome mit dem jeweils zugehörigen pathologischen Substrat und den häufigsten Synonyma verdeutlicht den praktischen Vorteil der PHS-Nomenklatur (**Tab. 6.1**).

Das gemeinsame, typische Kennzeichen der PHS tendopathica ist der „painful arc" *(s. Abschnitt 6.2)*. Die Differenzierung der PHS tendopathica berücksichtigt die jeweils zuzuordnenden pathologischen Substrate, so dass sich Bursitis subacromialis, Supraspinatussyndrom, ACG-Syndrom, Infraspinatus-, Bizeps- und Subscapularissyndrom leicht zuordnen lassen. Die aufgeführte Reihenfolge entspricht der Häufigkeit im primärärztlichen Bereich. Sie versetzt den Arzt in die Lage, den „Ort" des pathogenetischen Geschehens sofort zu erkennen und daraus adäquate präventive und therapeutische Maßnahmen abzuleiten (**Abb. 6.32**).

In der neueren orthopädischen Literatur findet sich auch eine Differenzierung nach PHS-Syndromen wieder. Durch die neu generierten Suffixe wird ärztlichen Kollegen, die sich in die Schulterprobleme näher einarbeiten wollen, der Einstieg in die Differenzialdiagnose der Schultererkrankungen nicht erleichtert (**Tab. 6.2**).

6.4.1 PHS acuta (hyperalgisch akut schmerzhafte Schulter)

Ausgelöst durch unterschiedliche Mechanismen erfolgt eine Flüssigkeitsanschoppung mit Aufquellung des Kalkherdes und Einbruch in die Bursa. Oft über Nacht sich anbahnend mit schmerzhaftem Höhepunkt in den Morgenstunden. Die ausgeprägten intensiven Schmerzen und Bewegungseinschränkungen erlauben eine klinische Differenzierung. Die Patienten betreten in auffällig reflektorischer Schonhaltung mit fest an die Brust heran gedrücktem, adduziertem Arm bei hochgezogener Schulter das Sprechzimmer (Blickdiagnose).

Auf dieses Krankheitsbild trifft die Bezeichnung „-itis" am ehesten zu. Die Blutsenkungsreaktion ist erhöht. Es findet sich meist eine leichte Schwellung und loka-

Tabelle 6.1: Übersicht funktioneller Diagnosen

Funktionelle Diagnose (Schmerz, Schwäche, Funktionseinbuße)	Strukturelle Diagnose (pathologisches Substrat)	Synonyma (z. B. orthop. Diagnose)
PHS acuta	„Entzündlicher" Kalkherd mit Einbruch in die Bursa	**Akute Bursitis, akutes Supraspinatussyndrom**
PHS tendopathica – Bursitis subacromialis – Supraspinatussyndrom – ACG-Syndrom – Infraspinatussyndrom – Bizepssyndrom – Subskapularissyndrom	Degenerativ-regressive Veränderungen bis zur PHS calcarea	 **Impingement (subacromial)** Impingement (subacromial) Impingement (subacromial) Impingement (subacromial) Impingement (subacromial) Impingement **(subkorakoidal)**
PHS pseudoparetica – Infraspinatusruptur – Supraspinatusruptur – Bizepsruptur	Pseudoparese aufgrund einer Ruptur der Infraspinatus-, Supraspinatus- oder Bizepssehne	**Rotatorenmanschettenruptur**
PHS ankylosans	Kapselschrumpfung	**Schultersteife,** frozen shoulder, retraktile Kapsultis

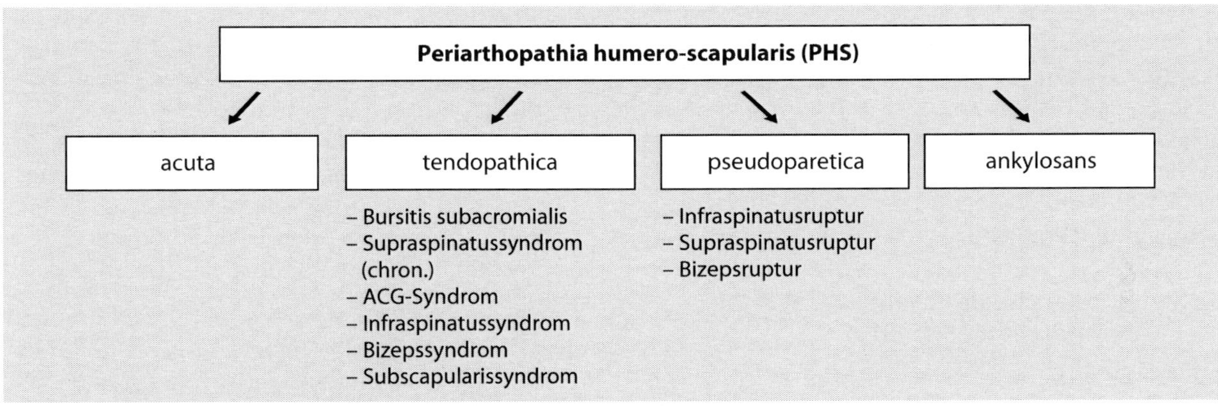

Abb. 6.32: Differenzierung PHS-Syndrome

le Überwärmung mit diffusem Druckschmerz. Der Nackengriff oder Daumen-Vertebra-Prominens-Abstand (DPA in cm) sowie die Schürzengriff-Differenz (in cm messbar) sind eingeschränkt gegenüber der gesunden Seite (z. B. 15–20 cm bzw. −10 cm). Die Abduktion/Elevation ist kaum über 30°, die Außenrotation (in Null-I-Stellung) bis maximal 45° unter deutlicher Schmerzangabe testbar. Im Unterschied zur PHS ankylosans entspricht diese graduelle Einschränkung einem „umgekehrten Kapselmuster" (mit Abduktion > Außenrotation eingeschränkt), weil der pathologische Prozess sich außerhalb des eigentlichen Humeroskapulargelenks im Bereich Bursa und Rotatorenmanschette abspielt. Sämtliche isometrischen Muskeltests gegen Widerstand sind wegen intensiver Schmerzangaben nicht oder nur unvollständig durchführbar.

Wir haben mit einer sofortigen Prednisolongabe von anfangs 25–30 mg (sofern keine Kontraindikationen vorliegen) sowie mit einer eventuellen Kombination von Antiphlogistika/Analgetika (sofern keine Kontraindikationen vorliegen) gute Erfahrungen gemacht. Bei einer täglichen Kontrolle kann man anhand der

Tabelle 6.2: Gegenüberstellung funktioneller Diagnosen

PHS acuta	PHS calcificans
PHS tendopathica – Bursitis subacromialis – Supraspinatussyndrom (chron.) – ACG-Syndrom – Infraspinatussyndrom – Bizepssyndrom – Subskapularissyndrom	**PHS simplex** – Peritendinitis – Bursitis – Insertionstendinopathien
PHS pseudoparetica – Infraspinatusruptur – Supraspinatusruptur – Bizepsruptur	**PHS destructiva**
PHS ankylosans	**PHS adhaesiva**

Tabelle 6.3: Übersicht PHS acuta

Pathologisches Substrat	– „Entzündlicher" Kalkherdzerfall mit Einbruch in die Bursa
Diagnosestellung	
Anamnese	– Plötzlich auftretende intensive Schulterschmerzen, meist nach der Nachtruhe am Morgen
Screening	– Adduktionstest, DPA-Nackengriff u. Schürzengriff deutlich auffällig – Schonhaltung in Adduktion (Blickdiagnose)
Funktionsdiagnostik	– Umgekehrtes Kapselmuster: 1. Abduktion ⇩⇩⇩ (z. B. 30°) 2. Außenrotation ⇩⇩ (z. B. 45°) 3. Innenrotation ⇩ (z. B. 75°) – Lokaler diffuser Druckschmerz – Evtl. lokale Rötung / Wärme
Hinweise	– Röntgen transluzenter Kalkschatten – BSR meist erhöht

DPA- und Schürzengriffmessung die Verbesserung des Befundes auch klinisch dokumentieren. Die Reduzierung der Prednisolondosis orientiert sich an diesen Befunden oder erfolgt in täglichen 5 mg-Schritten. Nach einer Woche sind in der Regel alle pathologischen Befund normalisiert. Auch der im Röntgen anfangs auffallende, transluzente Kalkschatten ist nach einer Woche optimierter Therapie nicht mehr nachweisbar, sofern die Flüssigkeitsanschoppung ausreichend groß gewesen war (**Tab. 6.3**).

6.4.2 PHS tendopathica (banale sehnenschmerzhafte Schulter)

Schulterbeschwerden, deren Ursache in einer PHS tendopathica zu suchen sind, treten in einer primärärztlichen Sprechstunde am häufigsten auf. Sie zeigen einen subakut-entzündlichen oder chronisch-proliferativen Verlauf. Bei chronischem Verlauf können die Bewegungseinschränkungen in eine partielle Ankylosierung übergehen, ohne dass sie das für die PHS ankylosans typische Kapselmuster (Außenrotation > Abduktion > Innenrotation) aufweisen.

Wechselnd starke Spontanschmerzen führen den Patienten oft erst nach Monaten zum Arzt. Die Schmerzausstrahlung erfolgt unterhalb des Acromions in den Oberarm, weil sich die Schulterstrukturen (außer dem ACG) vom 5. Zervikalsegment herleiten *(s. auch „Handflächentest", Abschnitt 6.2)*. Bewegungsschmerzen treten bei Reizung der entsprechend gestörten Struktur auf. Meist handelt es sich um die Abduktion und die Rotation. Der Nachtschmerz beim Schlafen auf der erkrankten Schulter ist oft deutlicher als der Spontan- oder Anspannungsschmerz. Tagsüber sind die Schmerzen in der Regel bei Auslassen bestimmter Bewegungsmuster vermeidbar. Das gemeinsame Kennzeichen dieser Gruppe ist der so genannte painful arc zwischen 60° und 120° Abduktion oder 160° bis 180° Elevation. Bei chronisch-rezidivierenden Verläufen kann der painful arc bei 60° beginnen und bis 180° anhalten.

Armhaltungen mit leicht nach vorn erhobenem, abduziertem und innenrotiertem Arm, wie beispielsweise bei Friseurtätigkeiten, Geigenspielern, Malern u. a. führen zur Anspannung der äußeren Anteile der Rotatorenmanschette bei relativer Erschlaffung der inneren. Bei einer Häufung solcher Arbeitshaltungen ist über längere Zeit mit mechanisch bedingten Mikrotraumatisierungen der Sehnenplatte und mit einer lokalen Minderdurchblutung zu rechnen. Dieser Bereich wird aufgrund der spezifischen Durchblutungssituation auch als „kritische Zone" beschrieben und befindet sich ca. 1 cm von der Insertion der Supraspinatussehne am Tuberculum majus (**s. Abb. 6.6**).

Die tagsüber erfahrenen Mikrotraumatisierungen führen nachts zu sterilen reparativen Entzündungen mit lokalen pH-Veränderungen. In deren Folge fällt das in der Gewebsflüssigkeit enthaltene Calcium als Calciumphosphat oder Hydroxyapatit aus. Daraus wäre zu schließen, dass die PHS calcarea kein eigenständiges Krankheitsbild darstellt, sondern das Ende dieser pathogenetischen Kette im Bereich der kritischen Zone verkörpert. Die Kalkherde können in feinster Dispersion, röntgenologisch kaum erfassbar oder in Form größerer Herde vorliegen. Daneben können an einem solchen „locus minoris resistentiae" – besonders bei älteren Menschen – relativ leicht Rupturen der Rotatorenmanschette auftreten, oft schon bei eigentlich banalen Traumen.

Das alleinige Auftreten eines painful arc spricht für eine Bursitis subacromialis, weil nur die Bursa alteriert ist. Eine Muskelbeteiligung ist nicht vorhanden.

Das **Supraspinatussyndrom** gilt als sehr häufige Ursache von Schultererkrankungen, weil die Supraspinatussehne kurz nach ihrer Insertionsstelle am Tuberculum majus fast rechtwinklig abgewinkelt verläuft und so erheblichen Irritationen ausgesetzt ist, die bis zur Degeneration und Verkalkung führen können. Der Schmerz wird lateral subacromial und im Bereich der Insertionsstelle angegeben. Am Tuberculum majus besteht ein Druckschmerz. Beweisend ist die Schmerzäußerung- und/oder schmerzbedingte Schwäche bei der isometrischen Muskelprüfung gegen Widerstand in der Abduktionsrichtung.

Tabelle 6.4: Übersicht PHS tendopathica

Pathologisches Substrat	– Degenerativ-regressive Veränderungen an Sehnen, Bursa, ACG
Diagnosestellung	
Anamnese	– Wechselnde Spontan- und Bewegungsbeschwerden (besonders bei Elevation, Rotation) – Nachtschmerz – Bewegungseinschränkung (Schmerz oder partielle Ankylosierung)
Screening	– Adduktionstest, DPA und/oder Schürzengriff in Abhängigkeit von gestörter Struktur eingeschränkt
Funktionsdiagnostik	– Painful arc (60° bis 120° oder 160° bis 180°) – Typische Druckschmerzen (subakromial, Tub. maj. oder Tub. min., Bizepssehne, ACG) – Selektiver Muskelschmerz bei Anspannung gegen Widerstand – Evtl. aktive/passive Elevation eingeschränkt – Sekundäre Muskelverspannungen
Hinweise	– Im Röntgen evtl. Kalkherde als Zeichen abgelaufener entzündlich-degenerativer Prozesse im Bereich der „kritischen Zone" – BSR nicht erhöht
Differenzierung der gestörten Struktur	
Bursitis subacromialis	– Painful arc, keine Muskelsymptomatik
Supraspinatus-Syndrom	– Painful arc, Abduktionsschmerz bei Isometrie
ACG-Syndrom	– Adduktionstest (Screening) pos., Painful arc endgradig, Arthrose-Feinzeichen nach Cyriax schmerzhaft, ACG Test nach Barbor pos., evtl. Finger-Zeige-Versuch auffällig
Infraspinatus-Syndrom	– Painful arc, Außenrotationsschmerz bei Isometrie
Bizeps-Syndrom	– Painful arc, Ellenbogenflexionsschmerz in Supination bei Isometrie
Subskapularis-Syndrom	– Painful arc, Innenrotationsschmerz bei Isometrie

Beim **Infraspinatussyndrom** ist die Schmerzlokalisation ähnlich. Die Differenzierung erfolgt vor allem durch die Prüfung der isometrischen Außenrotation gegen Widerstand.

Das **ACG-Syndrom** ist gekennzeichnet durch

1. einen unterschiedlichen Adduktionstest,
2. den Finger-Zeige-Test,
3. eine Schmerzlokalisation oberhalb der Schulter (ACG entwickelt sich aus dem 4. Zervikalsegment),
4. einen Elevationsendphasenschmerz,
5. einen painful arc zwischen 160° und 180°,
6. einen Außenrotationsendphasenschmerz (Arthrose-Feinzeichen nach Cyriax),
7. einen auffälligen ACG-Test nach Barbor und
8. letztlich einen lokalen Druckschmerz über dem Gelenk.

In Abhängigkeit von der Anzahl der klinischen Symptome lassen sich Aussagen zu Schweregrad und Verlauf der Gelenkstörung ableiten. Die isometrischen Muskeltests sind unauffällig. Eine Besonderheit beim ACG-Syndrom besteht darin, dass einzelne klinische Tests Einschränkungen zeigen können, ohne dass der Betroffene eine subjektive Schmerzsymptomatik verspürt. Das ACG-Syndrom wird der PHS tendopathica Gruppe zugeordnet, weil es wie diese durch das Auftreten eines painful arc gekennzeichnet ist.

Der Schmerz beim **Subscapularis-Syndrom** wird in die vordere Schulterpartie lokalisiert, wo der Muskel am Tuberculum minus ansetzt. Kennzeichnend ist die isometrische Innenrotationsprüfung gegen Widerstand.

Das **Bizeps-Syndrom** zeigt eine Schmerzausstrahlung in den vorderen Schulterbereich mit Druckschmerz am Processus coracoideus und am Sulcus intertubercularis. Die lange Bizepssehne muss um den Humeruskopf laufen und winkelt am Tuberculum minus in den Sulcus intertubercularis. Dadurch ist sie eher Irritationen mit Neigung zu vorzeitiger Degeneration ausgesetzt (**Tab. 6.4**).

Die PHS tendopathica-Syndrome sind in der Praxis am häufigsten verbreitet. Selbst in einer spezialisierten Klinik rangierten die PHS-Syndrome auf dem dritten Rang aller behandelten Patienten mit Schulterproblemen. In einer Studie über 15 Jahre an der Neurologisch-Neurochirurgischen Poliklinik der Universität Bern fanden sich unter allen Patienten mit Schulterbeschwerden 48 % mit einem Karpaltunnelsyndrom, 18 % mit einer Brachialgie und 9 % mit einer Periarthropathia humeroscapularis. Bedenkt man, dass es sich in Bern um eine universitäre Einrichtung handelt, darf man annehmen, dass die PHS-Syndrome bei primärärztlichen Konsultationen weitaus häufiger anzutreffen sind.

6.4.3 PHS pseudoparetica (pseudoparetische Schulter, Pseudolähmung)

Die pseudoparetische Schulter tritt vorwiegend bei Patienten mittleren Alters plötzlich nach einer forcierten Sehnenbelastung oder beim Abfangen eines Sturzes mit messerstichartigem Schmerz auf. Bei älteren Patienten zeigt sich meist ein schleichender Beginn, der sich auf der Basis fortgeschrittener, dege-

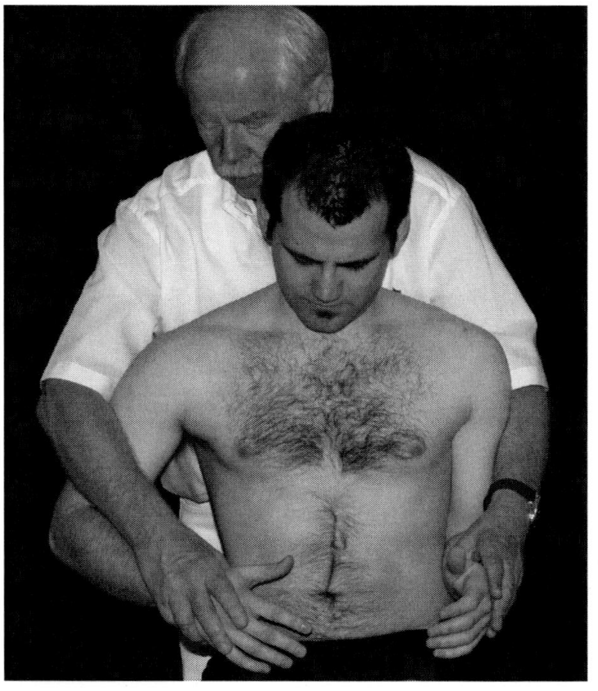

Abb. 6.33: Infraspinatusruptur rechts

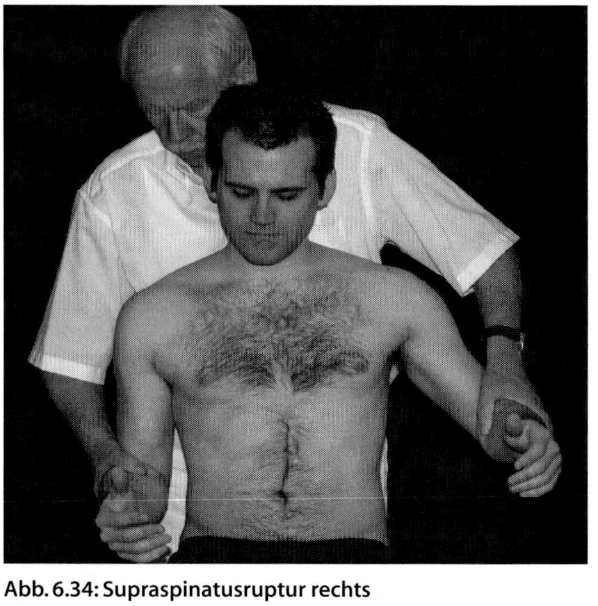

Abb. 6.34: Supraspinatusruptur rechts

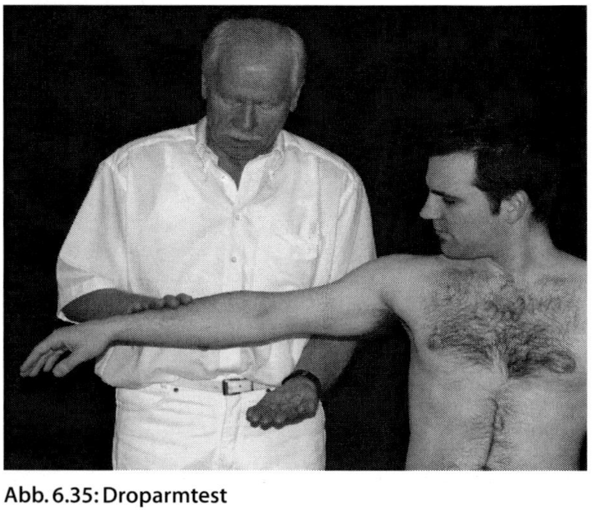

Abb. 6.35: Droparmtest

nerativer Prozesse an der Rotatorenmanschette entwickelt. Bei der Ruptur von Supraspinatus und gelegentlich auch beim Infraspinatus sind die aktive Abduktion/Elevation nur eingeschränkt möglich, während die passive Elevation bis 180° völlig frei ist. Bei dem auf 180° Elevation passiv angehobenen Arm ist eine Widerstandtestung wieder möglich, da diese durch den M. deltoideus realisiert wird. Im Unterschied zur Axilaris- und Plexuslähmung finden sich klinisch keine neurologischen Ausfälle.

Beweisend sind bei der Infraspinatusruptur die fehlende Außenrotation gegen Widerstand. Es entsteht vielmehr eine „Ellenbogen-Flügel-Stellung", weil der Patient alternativ den Supraspinatus aktiviert und der Ellenbogen nach außen bewegt wird (ähnlich der Supraspinatustestung). Dieses Bild ist so typisch, dass es die Diagnose klinisch sicher macht (**Abb. 6.33**).

Schon nach etwa drei Wochen ist eine Atrophie des M. infraspinatus auf der Scapula sichtbar. Das Muskelrelief zeigt sich abgeflacht im Vergleich zu dem Muskelbauch des M. infraspinatus auf der kontralateralen Scapula. Auch noch Jahre danach lässt sich so sehen und fühlen, dass eine Infraspinatusruptur vorgelegen hat. Bei der Supraspinatusruptur ist die Abduktion gegen isometrischen Widerstand kraftlos (**Abb. 6.34**). Als zusätzlicher klinischer Beweis dient der drop-arm-Test. Der Untersucher steht hinter dem Patienten und führt den Arm passiv auf 90°-100°-Abduktion. Aus dieser Ausgangshaltung übt der Untersucher von oben einen plötzlichen Impuls nach unter auf den Arm aus (**Abb. 6.35**). Nur bei einer Ruptur fällt der Arm nach unten (daher muss schützend eine Hand unter dem Arm gehalten werden), ansonsten „federt" der Probandenarm durch reflexartiges Anspringen des M. supraspinatus.

Im Röntgen findet sich meist ein Hochstand des Humeruskopfes, so dass der Abstand zwischen Acromion und Humeruskopf kleiner als 5–6 mm werden kann. In diesen Fällen wird in der Regel auch ein painful arc angegeben.

Die Bizepsruptur ist eine Blickdiagnose durch Verschiebung seines Muskelbauches bei der isometrischen Prüfung gegen Widerstand (**Tab. 6.5**).

6.4.4 PHS ankylosans (Schultersteife, frozen shoulder)

Die Ursachen einer PHS ankylosans sind vielfältig. Sie kann sich nach anderen PHS-Syndromen, aber auch posttraumatisch, nach neurologischen (Hemiplegien), internen (Herzinfarkten, Diabetes mellitus, Pancoasttumor u. a.) Erkrankungen, nach Immobilisierungen, Langzeitbehandlungen mit bestimmten Medikamenten (Barbituraten, Antiepileptika, Tuberkulostatika) sowie im Zusammenhang mit der Sudeck'schen Algodystrophie (als Schulter-Hand-Syndrom nach Steinbrocker) entwickeln. Die

Tabelle 6.5: Übersicht PHS pseudoparetica

Pathologisches Substrat	– Komplette oder inkomplette Ruptur der Rotatorenmanschette
Diagnosestellung	
Anamnese	– Schleichender Beginn mit wenig Schmerzen – „Armlähmungsgefühl" – Plötzlich heftiger Schmerz nach Trauma (selten)
Screening Funktionsdiagnostik	– DPA und/oder Schürzengriff auffällig – Aktive Elevation / Außenrotation unvollständig – Painful arc bei Hochstand des Humeruskopfes – Passiv bis 100° abduzierter Arm kann nicht gehalten werden – Drop arm Test auffällig (typisch für Supraspinatus-Ruptur) – „Ellenbogen-Flügel-Stellung" bei Isometrie (typisch für Infraspinatus-Ruptur) – Passiv bis 180° elevierter Arm kann gehalten werden – Passiv keine Bewegungseinschränkungen – Keine neurologischen Ausfälle – Ab 2.–3. Woche Muskelatrophie sichtbar
Hinweise	– Röntgen kann Hochstand des Humeruskopf zeigen

wechselnde Schmerzhaftigkeit und Dauer ist auf die unterschiedlichen Ursachen zurückzuführen.

Es zeigt sich meist ein dreiphasiger Verlauf. Das Stadium 1 kann anfangs durch die auffälligen Prüfungen von Nacken und Schürzengriff-Differenz mit der PHS acuta verwechselt werden. Da sich die PHS ankylosans jedoch im eigentlichen Humeroskapulargelenk abspielt, liegt ein typisches Einschränkungs- oder Kapselmuster nach Cyriax vor. Entsprechend diesem Kapselmuster ist als erste Bewegungsrichtung und damit auch am deutlichsten die Abduktion eingeschränkt, gefolgt von Außenrotation und Innenrotation. Dieses Stadium 1 ist durch zunehmende Schmerzen und Bewegungseinschränkung infolge Schrumpfung der Gelenkkapsel gekennzeichnet. Im Stadium 2 nehmen die Schmerzen über die Zeit ab, während die Beweglichkeit im Wesentlichen unverändert bleibt. Erst im Stadium 3 bilden sich die Bewegungseinschränkungen weitgehend zurück, so dass die wesentlichen Gebrauchsbewegungen wieder ausgeführt werden können. Die Dauer der PHS ankylosans beträgt 12–24 Monate, wobei eine etwa viermonatige Dauer (manchmal auch länger) für jedes Stadium unterstellt werden kann. Diese Information an den Patienten ist deshalb so wichtig, damit dieser nicht glaubt, durch häufigen Arztwechsel die Behandlung wesentlich zu verkürzen. Als relative Indikatoren für den Verlauf und die Einschätzung der Krankheitsphasen sind die Messungen des Daumen-Vertebra-prominens-Abstands (DPA), aber noch mehr die Messung der Schürzengriff-Differenz sinnvoll. Denn nur so lassen sich dem Patienten diskrete Verbesserungen bei der langen Krankheitsdauer vor Augen führen. Um den sekundären Inaktivitätsatrophien von Deltoideus, Supra- und Infraspinatus entgegen zu wirken, sind isometrische Spannungsübungen gegen Widerstand, die zur Selbsthilfe erlernt und mit der richtigen Dosierung durchgeführt werden sollten, sinnvoll.

Die Muskeltests sind während der gesamten Dauer bei der isometrischen Prüfung gegen Widerstand nicht schmerzhaft (**Tab. 6.6**)

Tabelle 6.6: Übersicht PHS ankylosans

Pathologisches Substrat	– Kapselschrumpfung
Diagnosestellung	
Anamnese	– Nachtschmerz, Bewegungsschmerzen, wechselnde Schmerzen – Deutliche Bewegungseinschränkung (Gebrauchsbewegungen) – Langsam, nach anderen PHS Syndrom
Screening Funktionsdiagnostik	– DPA und Schürzengriff auffällig – Kapselmuster: 1. Außenrotation ⇩⇩⇩ (z. B. 15°) 2. Abduktion ⇩⇩ (z. B. 45°) 3. Innenrotation ⇩ (z. B. 80°) – Dreiphasiger Verlauf: Schmerzzunahme und Bewegungseinschränkung, ca. 4 Monate Schmerzreduktion und Bewegungseinschränkung, ca. 4 Monate Kaum Schmerzen, Bewegungsverbesserung, ca. 4 Monate – Dauer oft 12–24 Monate – Isometrische Muskelprüfungen sind schmerzfrei
Hinweise	– Gefahr der Muskelatrophie (daher frühzeitig zu isometrischen Spannungsübungen von Supra- und Infraspinatus anleiten)

7 Arm-Hand

W. KUHN

7.1 Topographische Anatomie

Am Ellenbogengelenk sind drei Gelenke in einer Kapsel vereint. Das humeroulnare Gelenk ist das Scharniergelenk, in dem die eigentlichen Extensions- und Flexionsbewegungen ablaufen. Das radioulnare Gelenk ist für die Pro- und Supination verantwortlich und das humeroradiale Gelenk ist an beiden Bewegungsabläufen beteiligt.

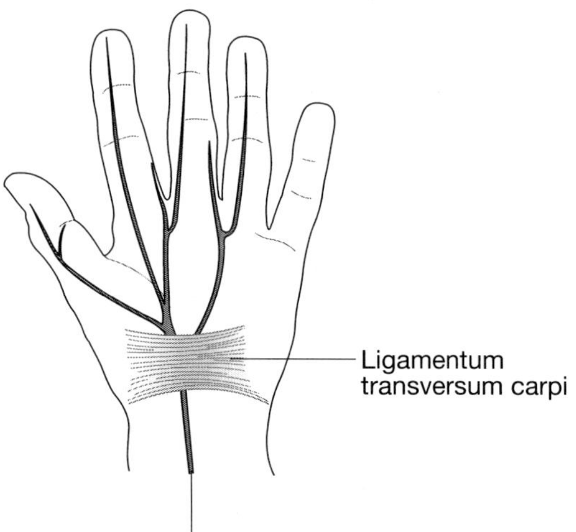

Abb. 7.1: Karpaltunnel

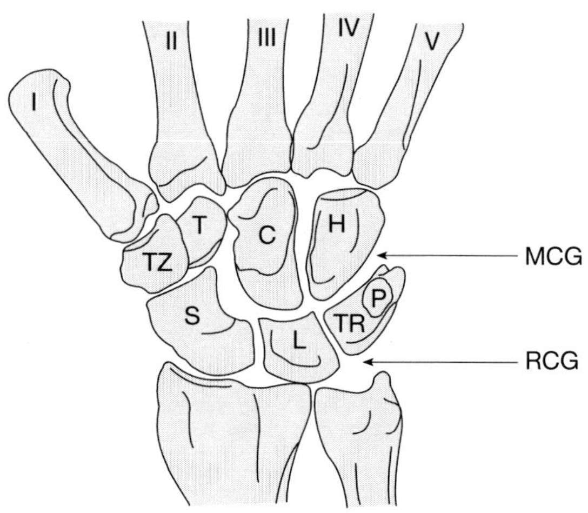

TZ = Os trapezium
T = Os trapezoides
C = Os capitatum
H = Os hamatum
S = Os scaphoideum
L = Os lunatum
TR = Os triquetrum
P = Os pisiforme

Abb. 7.2: Medio- und Radiokarpalgelenk

Am lateralen Epikondylus inserieren die Extensoren (Mm. ext. carpi radialis longus et brevis, M. ext. digitorum communis, M. ext. carpi ulnaris) und am medialen Epikondylus die Flexoren (M. pronator teres, M. flexor carpi radialis, M. palmaris longus, M. flexor carpi ulnaris).

Der Karpaltunnel liegt auf der palmaren Seite des Unterarms im Handgelenksbereich zwischen den Handwurzelknochen und dem Retinaculum flexorum. Durch diesen geschützten Raum verläuft der N. medianus und die Sehnen der langen Fingerbeuger (**Abb. 7.1**).

Als weitere wichtige Struktur am Handgelenk können das Mediokarpalgelenk (MCG – zwischen Os trapezium, trapezoides, capitatum, hamatum einerseits und dem Os scaphoideum, lunatum, triquetrum, pisiforme andererseits) und das Radiokarpalgelenk (RCG – zwischen Os scaphoideum, lunatum, triquetrum, pisiforme und den distalen Anteilen von Radius und Ulna) unterschieden werden (**Abb. 7.2**).

7.2 Screening

Das Screening der Arm-Hand-Region beginnt mit dem Betrachten von Ellenbogen und Hand am stehenden Patienten. Am Ellenbogen werden Schwellungen und evtl. Rötungen über den Epikondylen, Schwellungen über dem Olecranon (Bursitis olecrani?), intraartikuläre Ergüsse (Abflachungen über dem lateralen Olecranon) sowie Muskelatrophien der Unterarme, Thenar und Antethenar ausgeschlossen. Krepitationen bei mehrmaligen Faustschlussbewegungen sprechen für eine Tendovaginitis crepitans.

Orientierend bewährt hat sich das Anheben eines schweren Gegenstandes, z.B. eines Stuhles o. Ä. mit beiden Händen („Chair-Test"). Der Stuhl wird an seiner Rückenlehne einmal in Pro- und dann in Supinationsstellung mit beiden Händen fest angefasst, vom Boden abgehoben, kurz gehalten und wieder abgesetzt (**Abb. 7.3, Abb. 7.4**). Mit diesen Prüfungen werden alle wesentlichen und relevanten Funktionen der Arm-Hand-Region wie Greiffähigkeit, notwendiger Kraftaufwand, Beweglichkeit im Handgelenksbereich und Koordination der Muskulatur in Funktion überprüft. Schmerzen oder Schwäche beim Anheben sprechen in Pronationshaltung der Hände für eine Epikondylalgia humeri lateralis, in Supinationshaltung der Hände für eine Epikondylalgia humeri medialis.

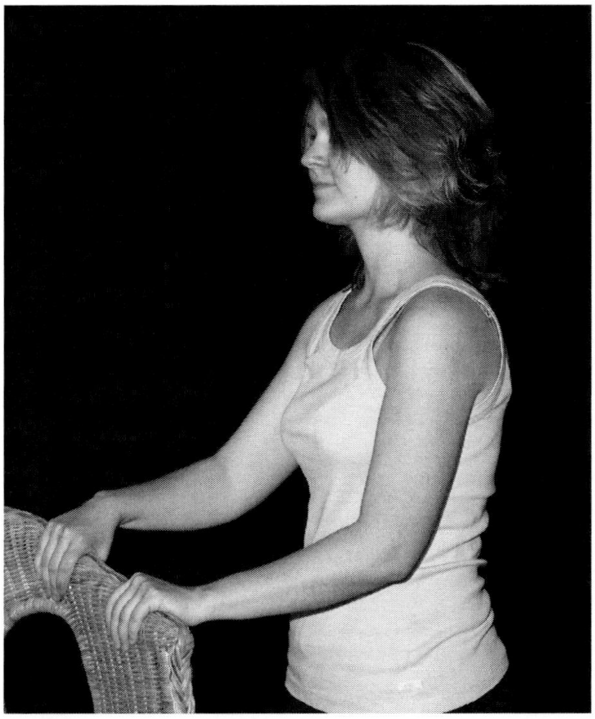

Abb. 7.3: Pronationsgriff

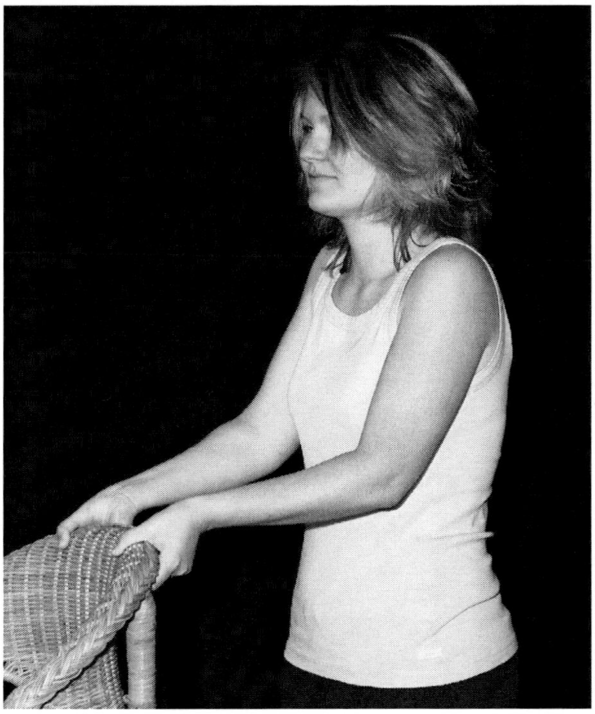

Abb. 7.4: Supinationsgriff

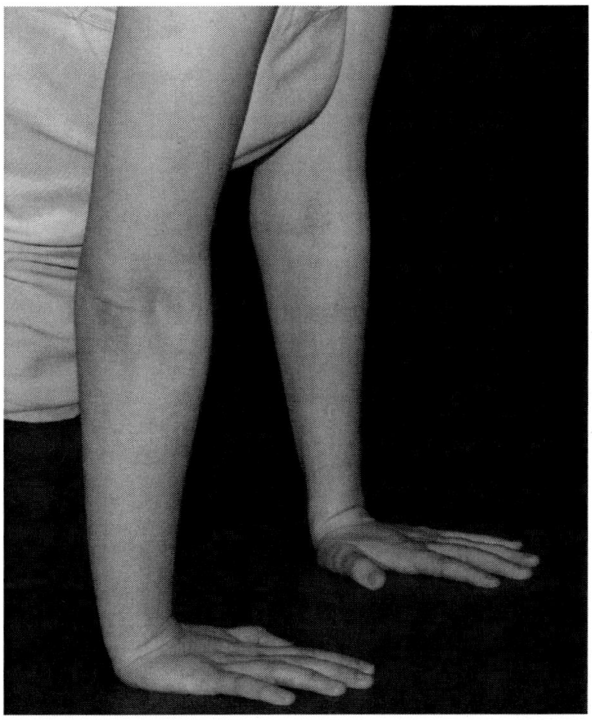

Abb. 7.5: Aufstützen Dorsalextension

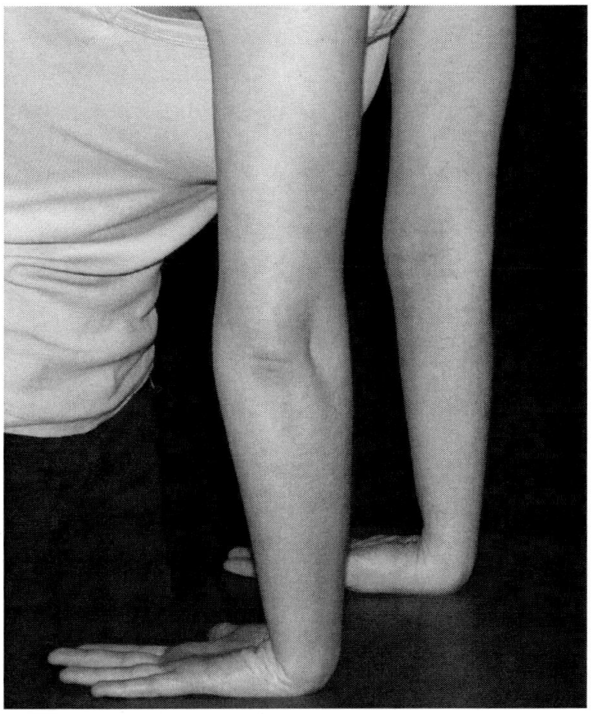

Abb. 7.6: Aufstützen Volarflexion

Bei anamnestisch bekannter Vibrationsbelastung im Hand-/Unterarmbereich sollte ergänzend ein gezieltes Nachfragen nach vasospastischen Beschwerden erfolgen. Zusätzlich wird die Beweglichkeit und Schmerzempfindlichkeit in den Handgelenken überprüft, da sich vibrationsassoziierte Beschwerden des Bewegungsapparates oft auch im Handwurzelbereich manifestieren. Der Proband wird gebeten, sich in maximaler Dorsalextension (**Abb. 7.5**) und anschließend in maximaler Palmarflexion (**Abb. 7.6**) der Hände kurz auf der Untersuchungsbank abzustützen. Es ist zu beachten, dass die Dorsalextensionsprüfung aussagefähiger ist, da sie normalerweise völlig schmerzfrei ist. Normalerweise gleitet die distale Handwurzelreihe bei der Dorsalextension nach palmar, weil das Os capitatum in diesem Bereich konvex ist. Eine Funktionsstörung dieser Reihe, insbesondere durch Blockierung des Os capitatum (größte aller Karpalknochen), führt zu der schmerzhaft eingeschränkten Dorsalextension (Kapselmuster für das MCG). Eine schmerzhaft eingeschränkte Palmarflexion (Kapselmuster für das RCG) liegt dann vor, wenn die distale Handwurzelreihe nicht nach dorsal gleiten kann. Bei der Beurteilung ist zu bedenken, dass die maximale Palmarflexion auch im Normalzustand leicht unangenehm sein kann. Eindeutige Screeninghinweise bedürfen einer spezialisierten Diagnostik *(z. B. Kap. 7.4.3)*

7.3 Funktionsdiagnostik

Der Patient sitzt auf der Untersuchungsliege. Die Kniekehlen befinden sich am Liegenrand. Der Untersucher steht vor ihm. Der Untersuchungsgang folgt dem Untersuchungsbogen (**Abb. 7.7**).

Diese Untersuchungsgänge dienen dem Erkennen und dem Ausschluss von Insertionstendinopathien und Radikulärsyndromen. Denn differenzialdiagnostisch ist bei über den Ellenbogen hinaus ausstrahlenden Beschwerden immer auch an Blockierungen sowie Radikulär- und Pseudoradikulärsyndrome der Halswirbelsäule zu denken. Nach der Beweglichkeitsprüfung von Extension/Flexion/Pronation/Supination sowohl aktiv als auch passiv der im Screening auffälligen Seite, sollte eine isometrische Prüfung der Beuge- und Streckmuskulatur des Armes erfolgen, sofern nicht vorher die Schulter-Arm-Region bereits entsprechend untersucht worden ist *(vgl. Kapitel 6)*. Als Ausgangshaltung für die passive und iso-

Arm-Hand

fokus

Name, Vorname, Personalnummer: ______________

geb.: ______________

Erst-Unters. [ ] **Grösse, Gewicht:** ______ cm ______ kg

Nach-Unters. [ ] **Datum:** ______________

Screening (aktiv)

o.B.		Normwert	rechts	links
[ ]	Inspektion (Haltung, Asymmetrien...)			
[ ]	Anheben Stuhllehne in Pronation			
[ ]	Anheben Stuhllehne in Supination			
	Bei Vibrationsbelastung:			
[ ]	*Aufstützen auf Handgelenk in max.Ext/Flex*			

wenn Anamnese leer und Screening unauffällig, ist eine weitere Funktionsdiagnostik nicht notwendig

Funktionsdiagnostik (passiv)

o.B.		Normwert	rechts	links
[ ]	Extension / Flexion im Ellbogengelenk	10°/0/150°	[0]	[0]
[ ]	Extension / Flexion gg. Widerstand			
[ ]	Pronation / Supination	90°/0/90°	[0]	[0]
[ ]	Pronation / Supination gg. Widerstand			
[ ]	Dorsalextension / Palmarflexion	60°/0/60°	[0]	[0]
[ ]	Dorsalextension / Palmarflexion gg. Wid.			
[ ]	Ulnarduktion / Radialduktion	30°/0/40°	[0]	[0]
[ ]	Ulnarduktion / Radialduktion gg. Wid.			
[ ]	Fingerabduktion / Fingeradduktion			
[ ]	Fingerabduktion / Fingeradduktion gg. Wid			
[ ]	Opposition D1 vs D2-D5	Ringschlussprobe		
[ ]	Extension D1 gegen Widerstand			
	Bei Vibrationsbelastung:			
[ ]	*maximale Dorsalextension/Palmarflexion*			
[ ]	*maximale Ulnarduktion/Radialduktion*			

Bemerkungen / Verdachtsdiagnose **Unterschrift**

Abb. 7.7: Untersuchungsbogen Arm-Hand

metrische Prüfung gibt der Untersucher dem Probanden die Hand wie bei einer Begrüßung per Handschlag (**Abb. 7.8**) und fixiert mit seiner freien Hand den Ellenbogen des Probanden an dessen Körper. So werden keine Kombinationsbewegungen zugelassen. Anschließend führt er eine passive Extension und Flexion durch. Ein Defizit der Streckung spricht für eine ossäre oder weichteilbedingte Verursachung (z. B. freier Gelenkkörper).

Mit der Ansage: „Ich drehe ihre Hand jetzt nach innen (**Abb. 7.9**) und nach außen (**Abb. 7.10**)" wird der Patient auf die nachfolgende isometrische Prüfung gegen Widerstand vorbereitet. Mit der Ansage: „und Sie machen das jetzt nach" erfolgt fließend die isometrische Prüfung der Pronation gegen Widerstand (**Abb. 7.11**) sowie die isometrische Prüfung der Supination gegen Widerstand (**Abb. 7.12**). Diese umständlich anmutende Vorgehensweise hat sich im Sinne eines möglichst zügigen Ablaufs dieser Unter-

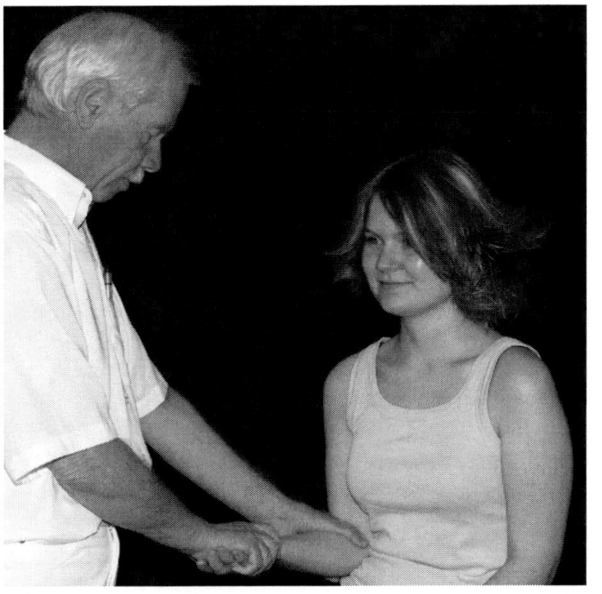

Abb. 7.10: Passive Supination

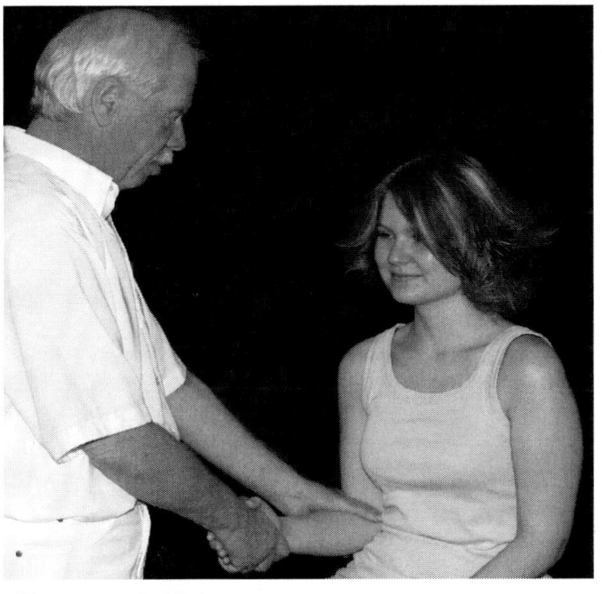

Abb. 7.8: Handschlag

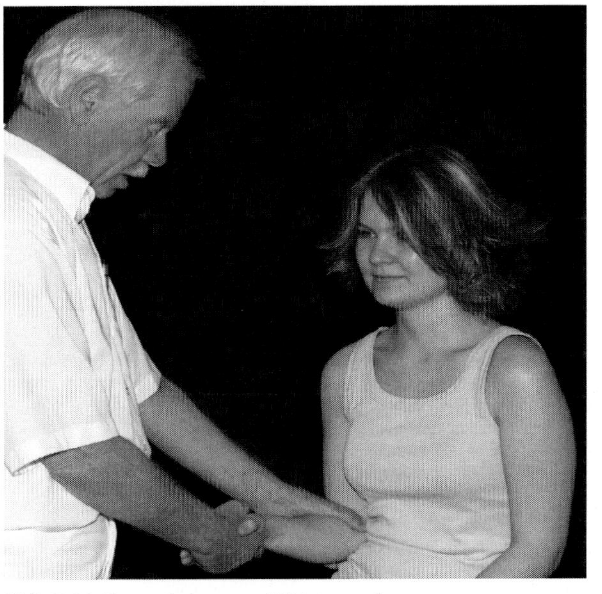

Abb. 7.11: Pronation gegen Widerstand

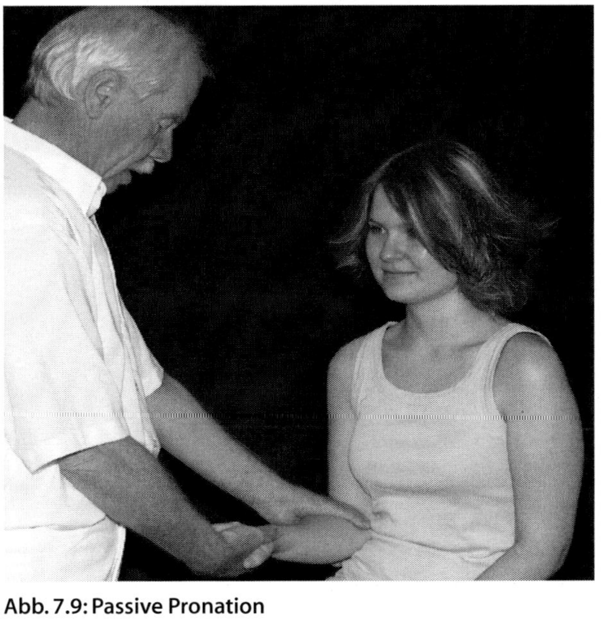

Abb. 7.9: Passive Pronation

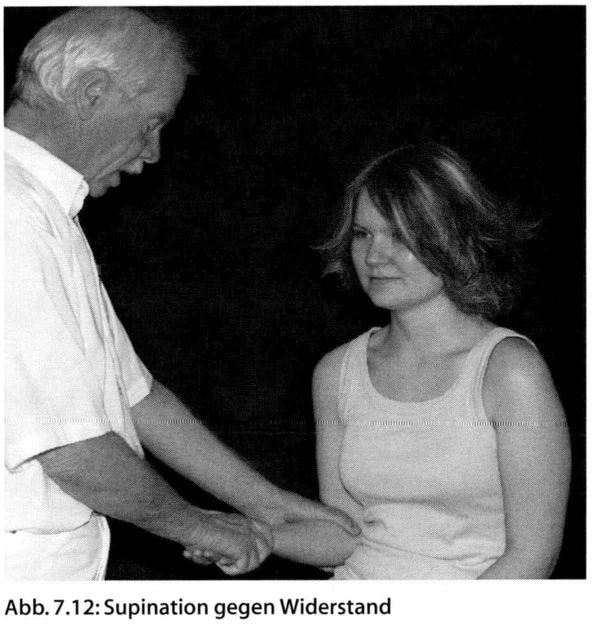

Abb. 7.12: Supination gegen Widerstand

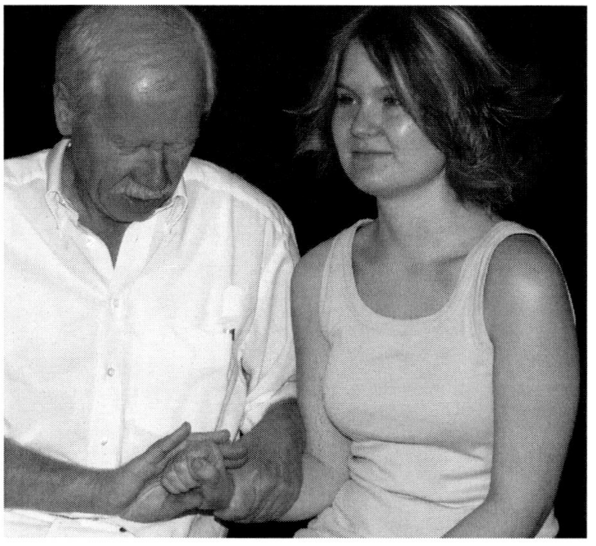

Abb. 7.13: Dorsalextension gegen Widerstand

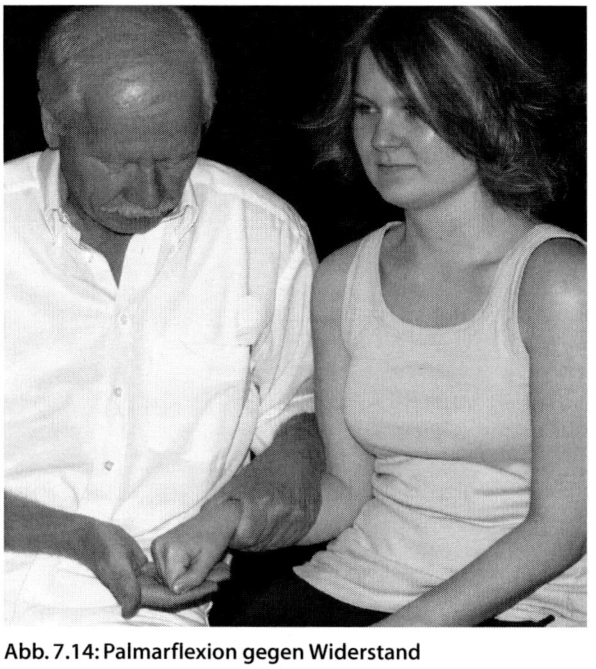

Abb. 7.14: Palmarflexion gegen Widerstand

suchung in der Praxis sehr bewährt. Ein Schmerz und/oder Schwäche sprechen bei der isometrischen Pronation gegen Widerstand für eine Epikondylalgia humeri lateralis, eine solche bei der Supination für eine Epikondylalgia humeri medialis. Eine schmerzhafte passive Pronation ohne Einschränkung lässt an eine Insertionstendopathie des M. bizeps brachii an der Tuberositas radii denken.

Anschließend setzt sich der Untersucher seitlich neben den Probanden auf die Liege und fixiert mit seinem Unterarm den Oberarm des Probanden an dessen Oberkörper. Der Unterarm des Probanden ist weiterhin in 90°-Beugung. Der Untersucher umgreift das Handgelenk des Probanden mit der Hand des fixierenden Armes von dorsal. Damit kann gewährleistet werden, dass die anschließenden Funktionsprüfungen sich nur auf den Handgelenksbereich beziehen. Der Patient wird aufgefordert, die zu einem lockeren Faustschluss geformte Hand in die Dorsalextension, Palmarflexion, Radialduktion und Ulnarduktion zu bewegen.

Anschließend werden diese Bewegungen gegen den Widerstand des Untersuchers in die Dorsalextension (**Abb. 7.13**), Palmarflexion (**Abb. 7.14**), Radialduktion (**Abb. 7.15**) und Ulnarduktion (**Abb. 7.16**) ausgeführt. Schmerzen und Abschwächung bei der Dorsalextension und/oder der Radialduktion sprechen für eine Epikondyalgia humeri lateralis, und solche bei der Palmarflexion und/oder Ulnarduktion für eine Epikondylalgia humeri medialis.

Nicht selten beruhen Beschwerden, die über den Ellenbogen hinausziehen, auf Funktionsstörungen im Halswirbelsäulenbereich wie Radikulär-/Pseudoradikulärsyndromen bzw. Blockierungen. Bei der isometrischen Prüfung der Fingerabduktion (**Abb. 7.17**) gibt der Untersucher Widerstand an D2 und D5 und überprüft so die M. interossei dorsalis, um danach die Kraftentfaltung bei der Fingeradduktion

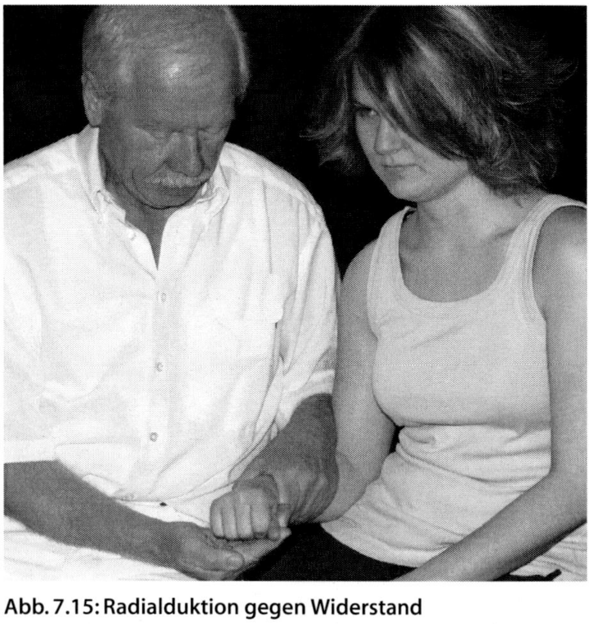

Abb. 7.15: Radialduktion gegen Widerstand

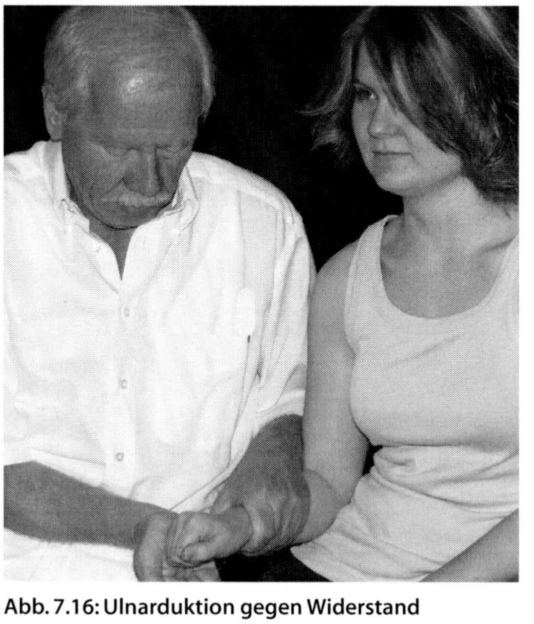

Abb. 7.16: Ulnarduktion gegen Widerstand

(**Abb. 7.18**) und somit die M. interossei palmaris zu testen. Mit der isometrischen Prüfung der Fingerabduktion und -adduktion sowie der Daumenextension gegen Widerstand werden Hinweise für Irritationen des N. ulnaris, des cervikothorakalen Übergangs (C8/Th1) sowie einer Epikondylalgie gewonnen. Die Oppositionsprüfung erfolgt am einfachsten durch den nacheinander erfolgenden Fingerschluss von D2–D5 mit dem Daumen. Der Fingerschluss widersteht normalerweise auch einem kräftigeren Versuch des Öffnens. Andererseits zeigt sich gerade dieser Test bei Problemen im Bereich des Extensorenansatzes am Ellbogen als besonders sensitiv, v.a. bei der Überprüfung zwischen D1 und D4 in Dorsalextensionsstellung der Hand, der sog. Ringfingerprobe (**Abb. 7.19**). Die Extensionsprüfung des Daumens, ebenfalls gegen Widerstand, schließt die Funktionsprüfung der Arm-Hand-Region ab (**Abb. 7.20**).

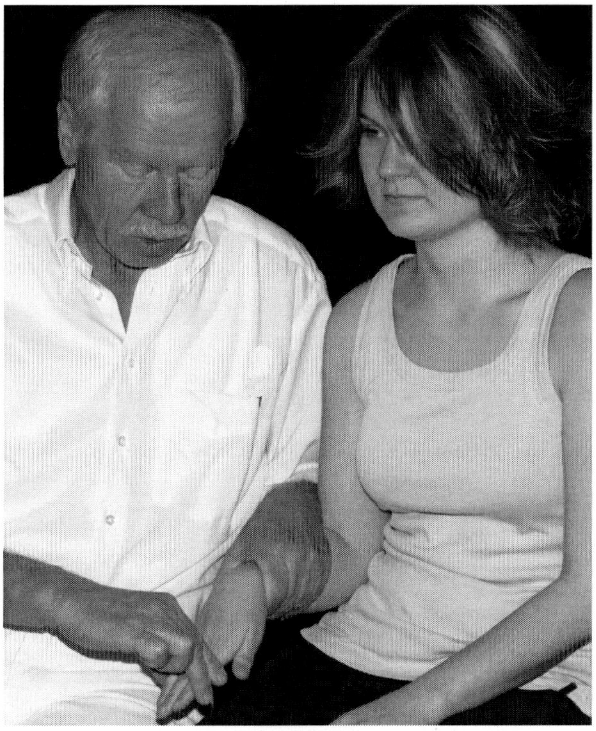

Abb. 7.17: Fingerabduktion gegen Widerstand

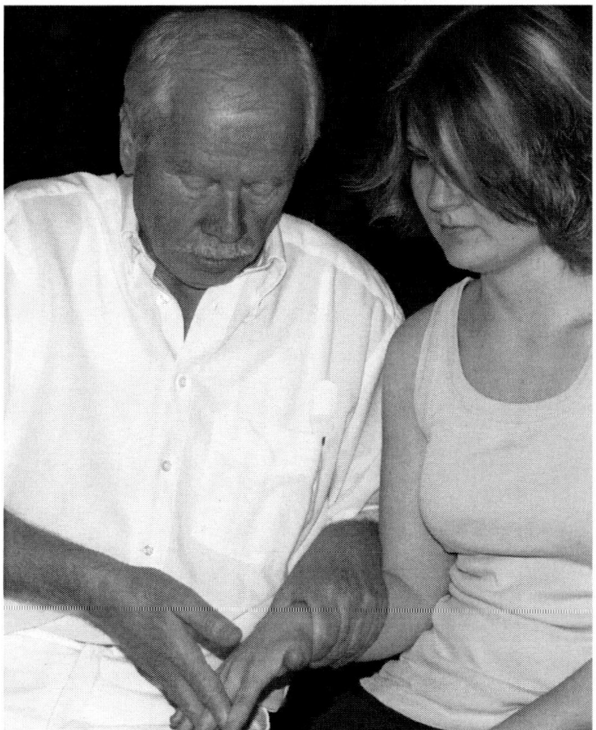

Abb. 7.18: Fingeradduktion gegen Widerstand

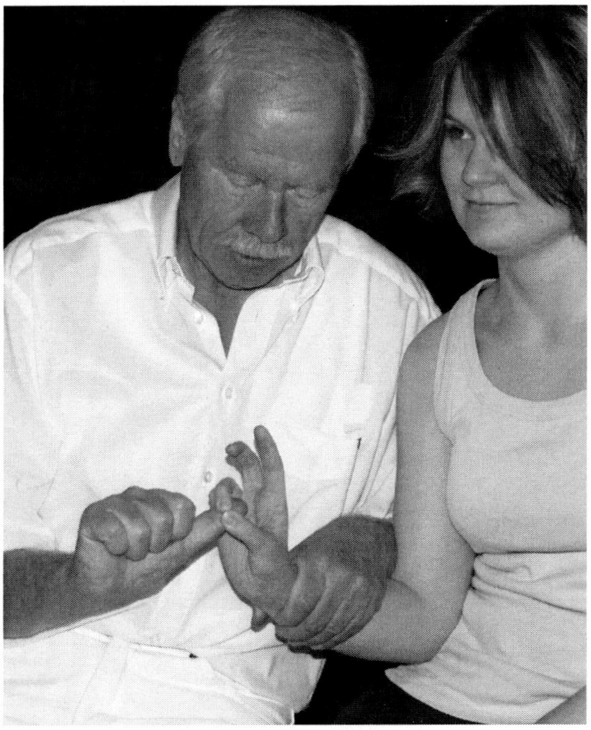

Abb. 7.19: Ringfingerprobe

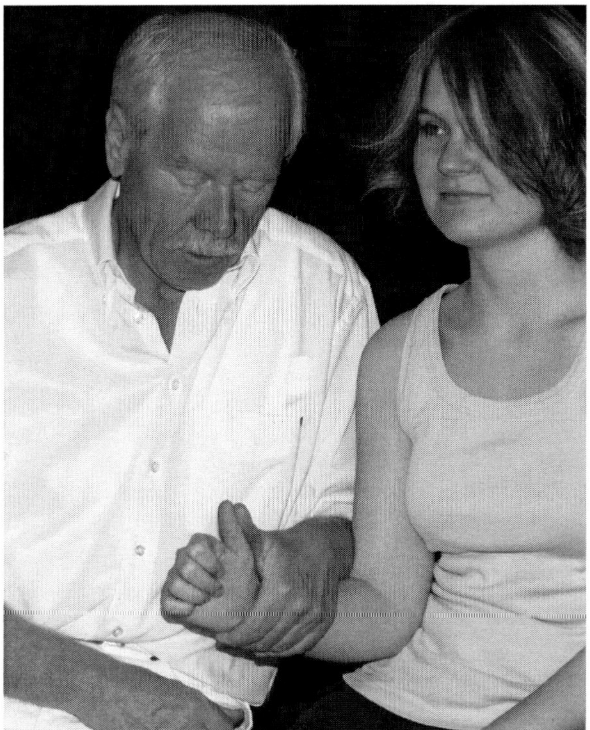

Abb. 7.20: Daumenextension gegen Widerstand

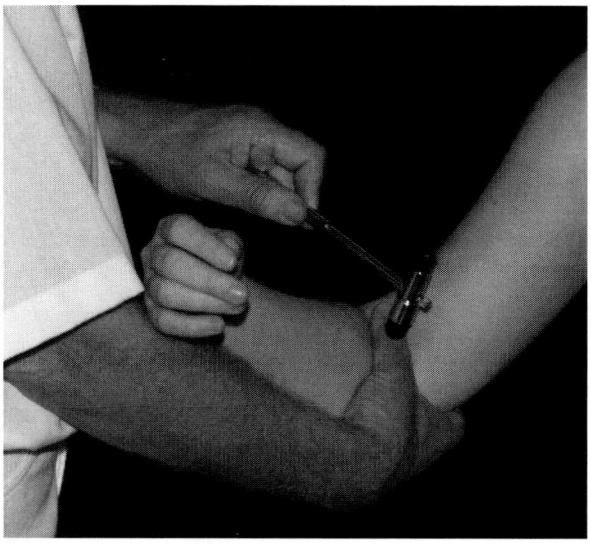

Abb. 7.21: Bizepssehnenreflex

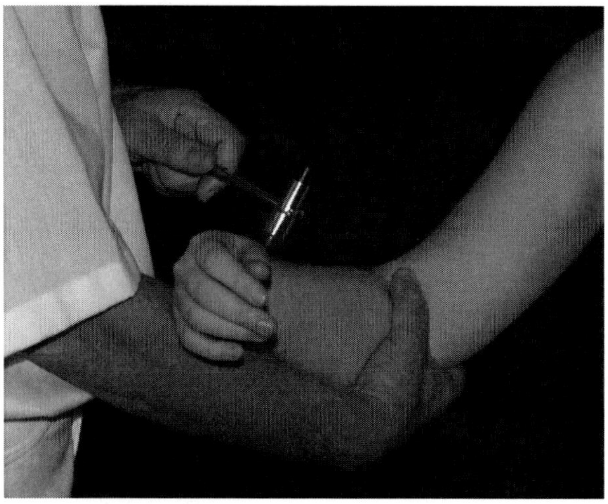

Abb. 7.22: Radiusperiostreflex

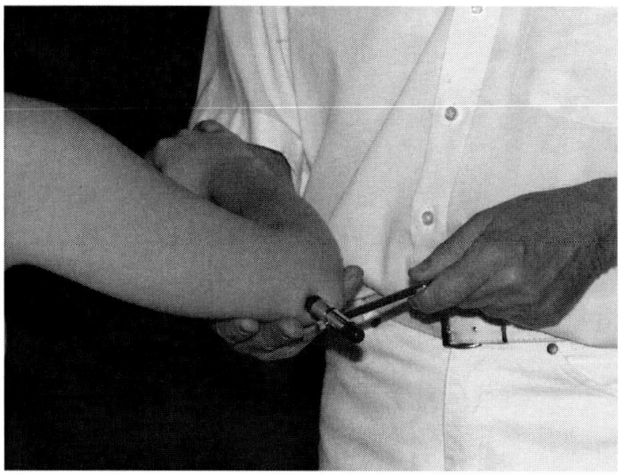

Abb. 7.23: Trizepssehnenreflex

Ergänzend erfolgen die Reflexprüfungen für den Bizepssehnenreflex (**Abb. 7.21**) der besonders aus C5 gespeist wird, den Radiusperiostreflex (**Abb. 7.22**) aus C6 und den Trizepssehnenreflex (**Abb. 7.23**) aus C7, hier dargestellt als Variante zum *Abschnitt 5.2*.

Alle diese Teste haben sich in ihrer Abfolge praktisch bewährt, weil sowohl der „Tennisellenbogen" als auch der „Golferellenbogen" ein typisches „Muskelmuster" zeigen. Es kann wohl graduelle Unterschiede in der Anzahl und Ausprägung der einzelnen Muskelteste geben, jedoch gehören bestimmte Prüfungen ausschließlich zur lateralen oder medialen Epikondylalgie. Abweichungen von diesen Muskelmustern müssen in Korrelation von Anamnese und Befund kritisch überdacht und in eine erweiterte differenzialdiagnostische Betrachtung einbezogen werden. Die Muster bieten darüber hinaus wichtige Hinweise zum Schweregrad einer Epikondylalgie wie auch zum Verlauf nach Einleitung therapeutischer Maßnahmen.

7.4 Differenzialdiagnostik

7.4.1 Epikondylalgia humeri lateralis (Tennisellenbogen)

Die Epikondylalgia tritt akut nach Über-/Fehlbelastungen auf wie z. B. ungewohnten Arbeiten mit einem Schraubenzieher. Im Besonderen dann, wenn diese Tätigkeiten schnell und unter Zeitnot ausgeführt werden müssen. Dabei werden die mehr als dreißig Muskeln von Unterarm und Hand unter Stress gesetzt. D. h. die tonisch-posturalen und die phasischen Muskeln haben nicht ausreichend Gelegenheit, sich an die neuen Bewegungsabläufe harmonisch zu adaptieren. Meist werden so die tonischen stärker aktiviert als die phasischen, woraus Koordinationsstörungen und im Weiteren muskuläre Dysbalancen resultieren. In der industriellen Fertigung treten solche Koordinationsstörungen nicht selten auf, wenn Mitarbeiter kurzfristig auf einem anderen Arbeitsplatz als Vertreter einspringen müssen, ohne dass ihnen eine Einarbeitungszeit eingeräumt wird. Subakute und chronische Verläufe entstehen sowohl nach unzureichenden therapeutischen Maßnahmen in der akuten Phase als auch nach unterschwellig rezidivierenden Belastungssituationen, die nicht unmittelbar zu einer Schmerzsymptomatik führen.

Das typische Muskelmuster bei der Epikondylalgia humeri lateralis bei isometrischer Anspannung gegen Widerstand lautet:

1. Dorsalextension
2. Radialduktion
3. Pronation
4. Ringfingerprobe

Dieses Muster bietet einen wichtigen Hinweis auf den Schweregrad einer Epikondylalgie. Sind alle vier

Tabelle 7.1: Übersicht Epikondylalgia humeri lateralis

Pathologisches Substrat	– Ansatztendinose der Extensoren am Epikondylus lateralis Degenerativ-regressive Veränderungen
Diagnosestellung	
Anamnese	– Über-/Fehlbelastungen der Extensoren – Schmerzen beim Händedruck – Ellenbogen-/Extensionsbeschwerden – Diffuse Ausstrahlung in Ober-/Unterarm möglich – Gegenstände können aus der Hand fallen – Schreibkrampf möglich
Befunde	– Schmerzen beim Anheben eines Stuhles in Pronationshaltung der Hand (im Screening) – Typisches Muskelmuster 1. Dorsalextension 2. Radialdktion 3. Pronation 4. Ringfingerprobe auffällig – Typische Druckschmerzen am Epikondylus lateralis – Trigger points im Extensorenverlauf – Aktive Extension des Mittelfingers gegen Widerstand schmerzhaft – Evtl. Schmerz/Schwäche bei der Daumenextension

Prüfungen schmerzhaft betroffen, so liegt eine hochakute Krankheitsphase vor. Diese bedarf besonderer therapeutischer Interventionen. Ist beispielsweise nur die Dorsalextension gegen Widerstand schmerzhaft, ist mit einem eher günstigen Verlauf zu rechnen. Diese Muster bieten sich auch an, um den Verlauf der Erkrankung nach Einleiten von therapeutischen Maßnahmen zu beurteilen (**Tab. 7.1**).

Nicht selten sind die Epikondylalgien vergesellschaftet mit Störungen der HWS, Blockierungen im Ellbogen sowie muskulären Dysbalancen. Differenzialdiagnostisch müssen daneben auch Nervenengpasssyndrome und artikuläre Affektionen in Betracht gezogen werden.

7.4.2 Epikondylalgia humeri medialis (Golfer- oder Werfer-Ellenbogen)

Der pathogenetische Mechanismus ist dem der Epikondylalgia humeri lateralis ähnlich. Das typische Muskelmuster bei isometrischer Anspannung gegen Widerstand lautet:

1. Palmarflexion
2. Ulnarduktion
3. Supination (**Tab. 7.2**)

7.4.3 Karpaltunnelsyndrom

Als Karpaltunnelsyndrom wird die Kompression des N. medianus infolge eines räumlichen Missverhältnisses im Karpaltunnel bezeichnet. Die Ursachen der Kompression und Druckerhöhung sind vielfältiger Natur: Überlastungen im Handgelenksbereich durch eher ungewohnte Tätigkeiten, raumfordernde Prozesse unterschiedlicher Genese, rheumatische und Stoffwechselerkrankungen wie auch die diabetische Polyneuropathie oder hormonelle Einflüsse. Alter und Bevorzugung des weiblichen Geschlechts werden ebenfalls als auslösende Faktoren beschrieben.

Tabelle 7.2: Übersicht Epikondylalgia humeri medialis

Pathologisches Substrat	– Ansatztendinose am Epikondylus medialis – Degenerativ-regressive Veränderungen
Diagnosestellung	
Anamnese	– Über-/Fehlbelastungsbeschwerden der Flexoren – Ellenbogen-/Flexionsbeschwerden – Evtl. diffuse Ausstrahlung in Ober-/Unterarm
Befunde	– Schmerzen beim Anheben eines Stuhls in Supinationshaltung der Hand (im Screening) – Typisches Muskelmuster 1. Palmarflexion 2. Ulnarduktion 3. Supination – Typische Druckschmerzen am Epikondylus medialis
Hinweis	– Tritt seltener als laterale Form auf

Eine Volumenvermehrung des peritendinösen Bereichs der Beugesehnen im Kanal komprimiert den Medianus, die über mehrere Stufen bis zur Axondegeneration führen kann. Diese mündet in einer Verzögerung der motorischen und sensiblen Nervenleitgeschwindigkeit (NLG), welche elektroneurographisch bestimmt wird. Da die Messung der Nervenleitgeschwindigkeit auch abnormale Werte ergeben kann, sollte nur ihre Übereinstimmung mit den typischen klinischen Symptomen zur Diagnosefindung herangezogen werden. Neuere Verfahren wie hochauflösende real-time Sonographie sind untersucherabhängig. Die Magnetresonanztomographie kommt meist nur bei Verdacht auf tumoröse Prozesse oder bestimmten präoperativen Fragen zum Einsatz.

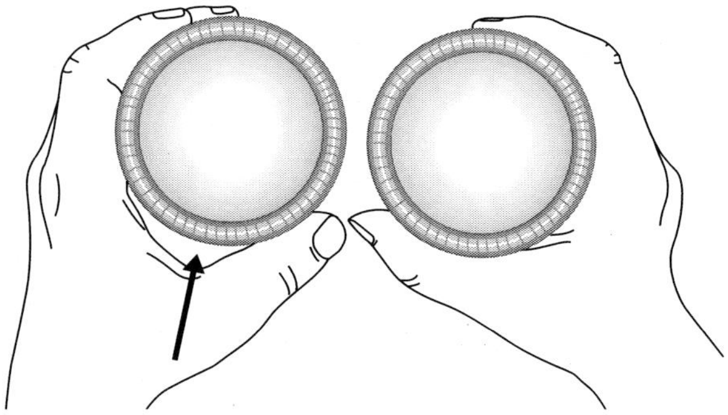

Abb. 7.24: Flaschentest

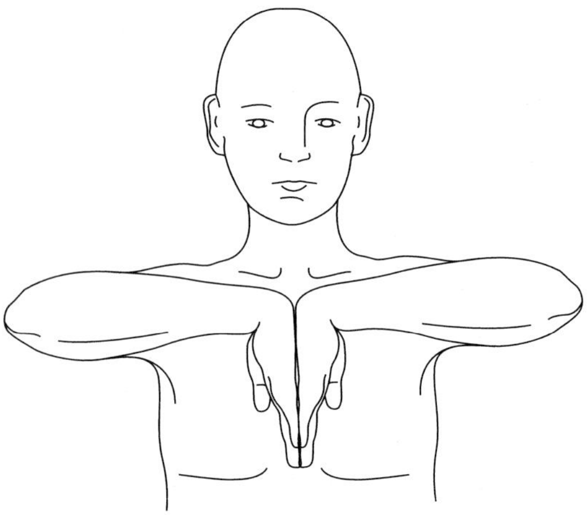

Abb. 7.25: Phalentest

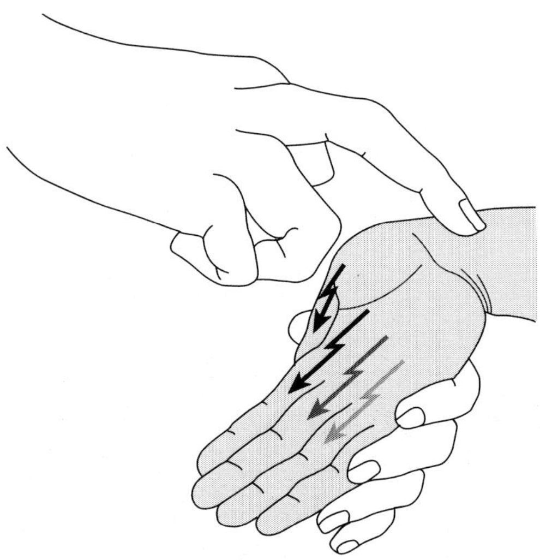

Abb. 7.26: Tineltest

Als typisches Zeichen gilt de Brachialgia paraesthetica nocturna. Anfangs tritt die Taubheit nur morgens auf, teilweise mit Kraftminderung. Im weiteren Verlauf wird der Patient durch die nächtlichen Parästhesien, die von der Lage des Armes und nicht der der Halswirbelsäule abhängig sind, im Schlaf gestört. Diese lassen sich in der Regel durch Ausschütteln des Armes wieder beheben. Später halten sie auch tagsüber an und sind verbunden mit Schmerzen und dem Auftreten von Atrophien am Thenar als so genanntes Flaschenzeichen (**Abb. 7.24**). Provozieren lassen sich die Beschwerden durch längeres Hochheben des Armes in Rückenlage, bei der Arbeit wie auch im Alltag. Weitere Provokationstests sind der Phalentest (beide Handgelenke müssen mindestens für eine Minute gebeugt werden) und das Tinelzeichen (beklopfen des Ligamentum carpi palmare), so dass Schmerzen im Versorgungsgebiet des N. medianus hervorgerufen werden (**Abb. 7.25, Abb. 7.26**).

Ergänzend zu den klinischen Tests wird die Messung der Nervenleitgeschwindigkeit (NLG) meist zur Diagnosestellung mit herangezogen. Da diese Messung auch abnormale Werte zeigen kann, sollte nur ihre Übereinstimmung mit den klinischen Befunden verwertet werden (**Tab. 3**).

7.4.4 Tendovaginitiden

Bei den Tendovaginitiden handelt es sich um entzündliche Veränderungen im Sehnengleitgewebe mit meist ödematöser Verquellung sowie Druck- und Bewegungsbeschwerden im betroffenen Sehnenbereich. Krepitationen über der betroffenen Sehne erhärten die Diagnose.

Eine Sonderform ist die Tendovaginitis stenosans de Quervain. Sie ist lokalisiert im ersten Sehnenfach. Überlastungen durch rezividierende Abduktionsbewegungen (M. abductor pollicis longus, M. extensor pollicis brevis) können verursachend sein. Mit dem Finkelstein-Test (aktive Ulnarduktion) erfolgt eine passive Überdehnung der oben genannten Daumenmuskeln, so dass Schmerzen im Bereich des Processus styloideus radii auftreten. In diesem Bereich kann auch eine schmerzhafte und sichtbare Verdickung vorliegen.

Eine weitere Sonderform ist die Tendovaginitis stenosans („schnellender Finger") mit einer Ringbandeinengung sowie Sehnenknoten im Bereich der Mittelhandköpfchen. Sie tritt am häufigsten im Beugesehnenbereich auf. In fortgeschrittenen Fällen führt die Bewegungsbehinderung zu einer ruckartigen, sicht- und fühlbaren Schnappreaktion.

Tabelle 7.3: Übersicht Karpaltunnelsyndrom

Pathologisches Substrat	– Kompression des N. medianus
Diagnosestellung	
Anamnese	– Brachialgia paraesthetica nocturna (in ersten drei Fingern als Kribbelparaesthesien) – Zuweilen Ausstrahlung bis in die Schulter – Beschwerden lageabhängig – Besserung durch Ausschütteln der Hand – Gegenstände können aus der Hand fallen
Befunde	– Schmerzprovokation bzw. Verstärkung der Parästhesien durch maximale Beugung/Streckung – Sensibilitätsstörungen im Versorgungsbereich – Provokationstest (Hochheben des Armes) – Phalentest auffällig – Tineltest auffällig – Flaschentest auffällig – Thenaratrophie (fortgeschrittenes Stadium) – NLG (sensible und distale motorische Latenz verlängert)
Hinweise	– nur Übereinstimmung von NLG mit klinischen Symptomen ist für Diagnose entscheidend

Tabelle 7.4: Tendovaginitis

Pathologisches Substrat	– entzündliche-ödematöse Veränderung im Sehnengleitgewebe
Diagnosestellung	
Anamnese	– Schmerzen beim Zufassen, Greifen, Halten im Bereich Griffelfortsatz radial
Befunde	– Finkelstein-Test schmerzhaft (bei Quervain-Krankheit) – Verdickung des Sehnenkanals – Lokaler Druckschmerz – Krepitation über der Sehne – Schnapp-Phänomen

8 Wirbelsäule-Hüfte

W. KUHN

8.1 Topographische Anatomie

Aus der Anatomie von Wirbelsäule, Hüfte und Beinen ergeben sich Besonderheiten, die die Untersuchung und Diagnosefindung erleichtern.

Der Krümmungsscheitel (Übergang von Lordose in Kyphose oder umgekehrt) befindet sich an der HWS in Höhe von C3/C4. Eine Verschiebung nach distal signalisiert eine Hypermobilität der HWS. Der Scheitel der BWS liegt bei Th5/Th6 (ein bis zwei Dornfortsätze oberhalb der unteren Skapulaspitzen). Eine Verschiebung nach kranial deutet auf einen Morbus Bechterew oder eine Osteoporose hin, während eine Verschiebung nach kaudal an einen Morbus Scheuermann denken lässt. Der Krümmungsscheitel der LWS befindet sich bei LWK 3/LWK 4. Eine Kranialverschiebung spricht für eine thorakolumbale Blockierung, eine Kaudalverschiebung für eine Spondylolisthesis.

Wesentliche anatomische Bezugspunkte für die Diagnostik einer eingeschränkten Anteflexion in der BWS sind der Dorn des 7. Halswirbels *(s. auch Kapitel 5.1 „Topographische Anatomie")* und für die LWS die Höhe des Beckenkammes (meist 4. LWK), von dem aus der 1. Sakralwirbel aufgesucht wird. Der Dorn C7 ist Ausgangspunkt für die Bestimmung des Zeichens nach Ott und der Dorn S1 für die des Zeichens nach Schober (**Abb. 8.1**).

Als topografische Orientierungspunkte für die Höhe von Th2 gelten die oberen Schulterblattwinkel, während die unteren Schulterblattwinkel mit der Höhe von Th7 korrespondieren.

Von einem „lordosierten" Becken wird gesprochen, wenn eine deutliche Hyperlordose der LWS vorliegt mit horizontal stehendem Sakrum und tief stehender Symphyse. Bei dieser Beckenkonstellation besteht eine Belastung der Hüftgelenke, weshalb dafür auch der Begriff „Coxarthrosebecken" benutzt wird. Derartige Patienten sollten frühzeitig auf diese Konstellation hingewiesen werden (gerade auch dann, wenn noch keine subjektiven Beschwerden bestehen!). Sinnvolle Präventionsmaßnahmen (krankengymnastischer und muskulärer Art sowie Radfahren und Schwimmen) mit dem Ziel die Hyperlordose aufzurichten, können so – während einer noch beschwerdefreien Entwicklungsphase – der Progression einer Coxarthrose entgegen wirken.

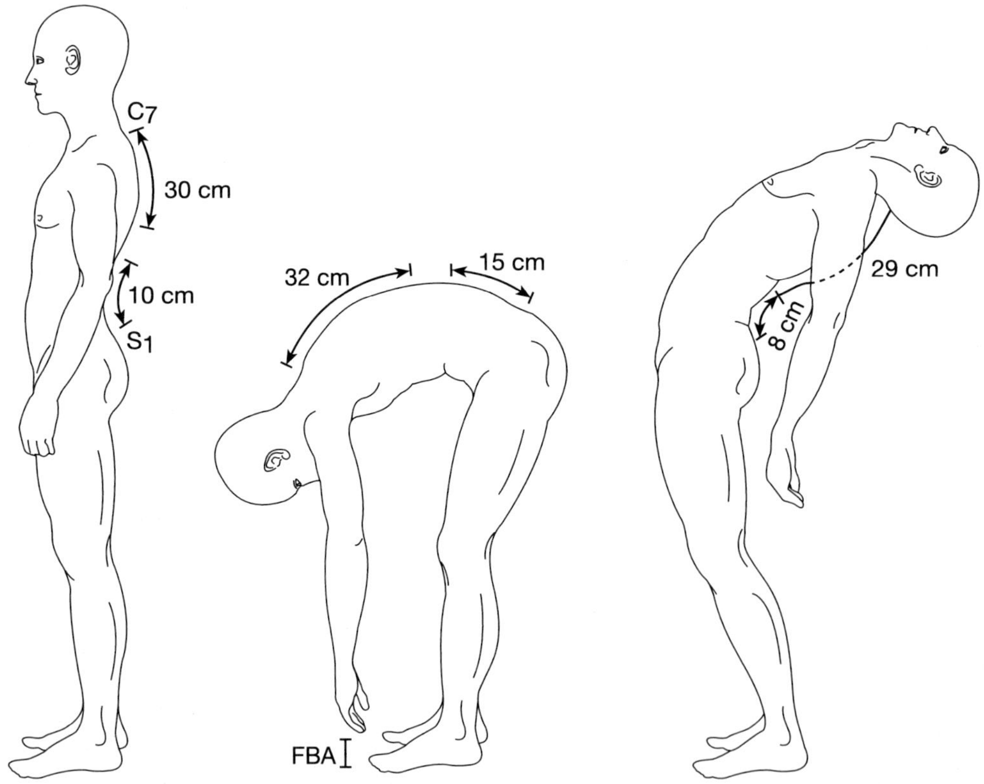

Abb. 8.1: Zeichen nach Ott und Schober

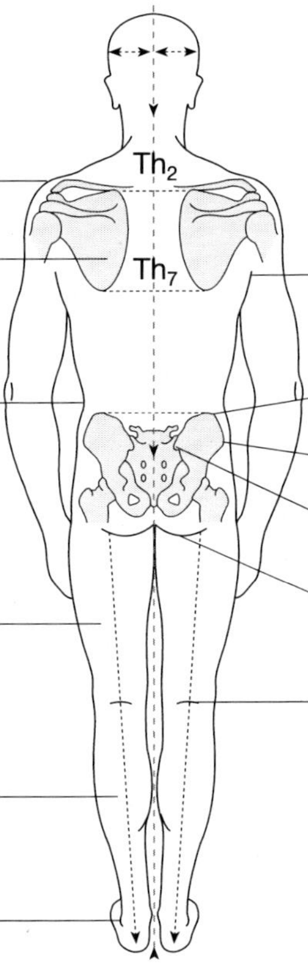

Abb. 8.2: Wirbelsäule von dorsal

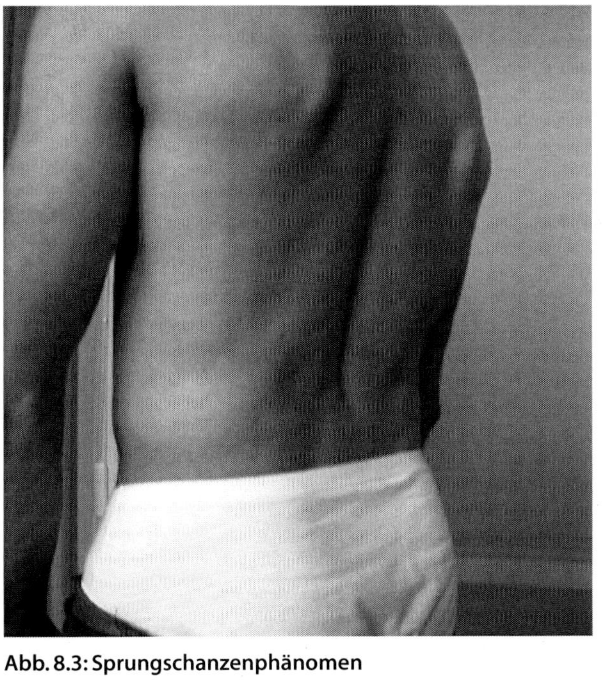

Abb. 8.3: Sprungschanzenphänomen

Dem steht das so genannte „kyphosierte" Becken gegenüber mit abgeflachter oder aufgehobener Lendenwirbellordose und steil stehendem Kreuzbein. Bei diesen Patienten besteht eine Tendenz zur Osteochondrose. Auch hier sollten krankengymnastische Maßnahmen frühzeitig angeraten werden, um degenerative Veränderungen zu verhindern.

8.2 Screening

Das Screening beginnt mit der Inspektion. Im Stehen ergeben sich bei der dorsalen Ansicht Hinweise auf statische und funktionelle Auffälligkeiten der Wirbelsäule, Formvarianten des Brustkorbes, der BWS/LWS-Konfiguration (Skoliosen, Rundrücken, Hohlkreuzbildung etc.) und die verschiedenen Formen der Schulterhöhen (**Abb. 8.2**). Ein konvexe Ausprägung (sog. gotische Schultern) spricht für einen Trapeziushypertonus. Dieser kann Ursache für Spannungskopfschmerzen bzw. Beschwerden im Schulter-Nacken-Bereich sein.

Eine einseitige Scapula alata wird durch eine Lähmung des N. thoracicus longus mit Ausfall des M. serratus anterior ausgelöst. Ein Krankheitsbild (Neuralgische Schulteramyotrophie), das sich am ehesten nach Virusinfekten entwickelt, aber auch als sog. „Torrnisterlähmung" beschrieben wird.

Hohlkreuzbildung der LWS sowie eine vertiefte „Rückenrinne" mit „wulstigerem" Hervortreten des Musculus erector trunci deuten auf eine Spondylolisthesis hin. In diesem Falle wird auch von einem „Sprungschanzenphänomen" (Blickdiagnose) gesprochen (**Abb. 8.3**).

Die Form der Taillendreiecke (symmetrisch versus asymmetrisch) sowie die Länge der Achselfalten zeigen dem Betrachter oft zuerst und am auffälligsten das Vorliegen einer Skoliose. Skoliosen, die bei der

Inspektion auffällig sind, lassen an Beckenschiefstände, oder sofern es sich um eine schmerzbedingte Skoliose handelt, an einen Bandscheibenvorfall, Blockierungen bzw. posttraumatische Zustände denken (**Abb. 8.4**).

Eine asymmetrische Michael'sche Raute, ungleiche Gefäß- und Kniegelenksfalten sowie eine unterschiedliche Höhe der Innenknöchel sprechen ebenso für Beckenschiefstände wie Störungen im Iliosakralbereich sowie Beckenanomalien.

Die Beckenschiefstände finden oft ihre Ursache in einer anatomischen oder funktionellen Beinverkürzung. Die anatomische oder echte Beinverkürzung entsteht bei einem einseitigen Knick-Plattfuss bzw. bei Zuständen nach traumatischen Verletzungen (wie Oberschenkel-, Oberschenkelhals- Unterschenkelfrakturen u. a.). Hierbei stehen die Spina iliaca superior anterior und posterior sowie der Beckenkamm auf der gleichen Seite tiefer. Die Messung erfolgt im Seitenvergleich zwischen zwei festen Knochenpunkten (Spina iliaca anterior superior oder Tuberculum major zum Malleolus medialis).

Bei der funktionellen Beinverkürzung sind einseitige Muskelverkürzungen (Quadratus lumborum, Psoas, ischiocrurale Muskeln) bzw. eine Störung im Iliosakralgelenk (ISG) verursachend. Die Spina iliaca anterior superior steht auf der erkrankten Seite höher, während die Spina iliaca posterior superior auf der gleichen Seite tiefer steht. Zur Objektivierung wird die Entfernung zwischen einem variablen Punkt (Bauchnabel) und einem festen Knochenpunkt (Malleolus medialis) im Vergleich zur Gegenseite bestimmt. Klinisch wird sich diese Situation beim Vorlauftest zu Nutze gemacht.

Bei einer Schwäche des Musculus gluteus medius sinkt das Becken der gesunden Seite im Einbeinstand nach unten ab, weil der insuffiziente Gesäßmuskel des Standbeins das Becken nicht stabilisieren kann (Test nach Trendelenburg).

Letztendlich ist noch auf Muskelatrophien der Ober- und Unterschenkelmuskulatur sowie die Form des Fußgewölbes (z. B. führt der einseitige Pes planus zur echten Beinverkürzung) zu achten.

Die Untersuchung der Lendenwirbelsäule (LWS) erfolgt im Stehen und im Liegen. Beim Screening und dem ersten Teil der Funktionsdiagnostik steht der Patient und der Arzt sitzt hinter ihm, so dass die Beckenregion in Augenhöhe des Untersuchers liegt. Das ist sehr wichtig, weil sich die Bewegungsabläufe und die Lenden-Becken-Hüft-Region, einschließlich eines evtl. vorhandenen Vorlaufphänomens der hinteren Darmbeinstacheln, besser beurteilen lassen.

Im zweiten Teil der Funktionsdiagnostik liegt der Proband in Rückenlage auf der Untersuchungsliege.

Das Screening beginnt mit der aktiven Anteflexion des Patienten (**Abb. 8.5**). Der Untersucher richtet sein Augenmerk auf die Dornfortsatzreihe. Er beob-

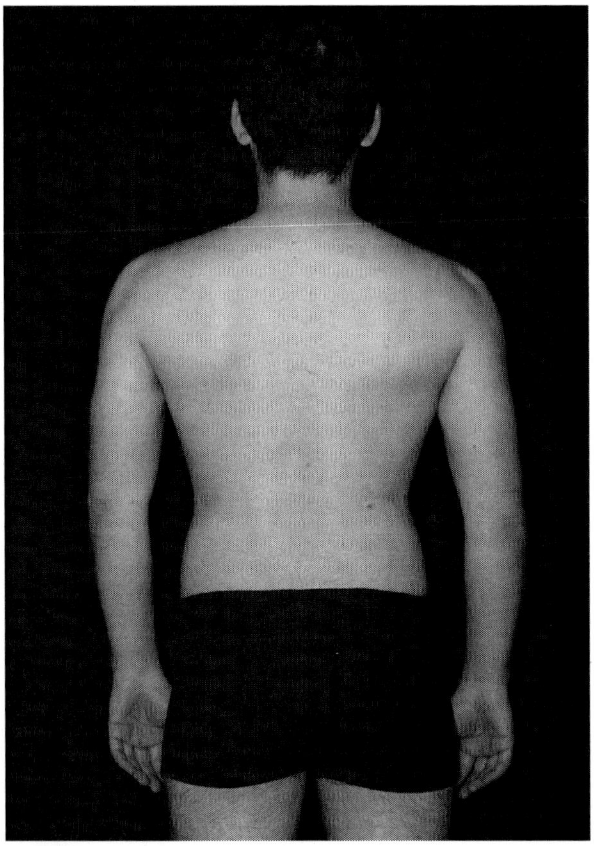

Abb. 8.4: Inspektion

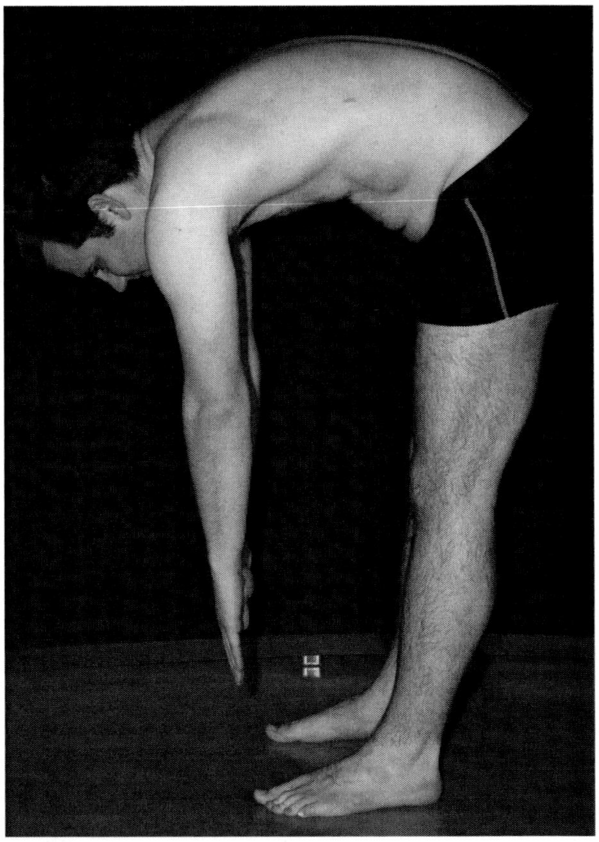

Abb. 8.5: FBA

achtet, inwieweit dieser Bewegungsablauf kontinuierlich oder eventuell diskontinuierlich verläuft bzw. mit einem Ausweichmanöver im Sinne eines painful arc verbunden ist. Jede Abweichung vom harmonischen Ablauf weist auf eine Störung (z.B. Blockierung) in der entsprechenden Höhe hin. Anschließend wandern die Augen des Untersuchers zum Fußboden, um den Finger-Boden-Abstand (FBA) in cm zu registrieren (**Abb. 8.5**). Dieser kann anfangs gemessen werden. Mit entsprechender Erfahrung genügt später für die Praxis durchaus eine Schätzung des FBA (außer bei der Bearbeitung wissenschaftlicher Fragestellungen). Bei einem FBA > 15 cm sollte an Störungen der LWS/BWS und/oder der Hüftgelenke gedacht werden. Infrage kommen aber auch andere Ursachen, beispielsweise Verkürzungsprobleme der ischiokruralen Muskulatur. Berührt der Patient mit der Hand den Boden, so kann von einer Hypermobilität der Wirbelsäule ausgegangen werden. Diese Probanden sollten zu einem intensivem, muskulären Trainingsprogramm motiviert werden, um Folgen der Hypermobilität wie vorzeitigen Degenerationsprozessen und rezidivierenden Blockierungen entgegen zu wirken.

Die Seitneigung ist nach Untersuchungen an Schweizer Rekruten ein Prädiktor, der prognostische Aussagen zur Entwicklung von Rückenbeschwerden zulassen soll. Auch hier wird zu Beginn erst die Seitbewegung der Dornfortsatzreihe beobachtet und registriert. Es ist erstaunlich, wie subtil sich so Informationen zu diskreten Bewegungseinschränkungen unterschiedlicher Ursachen im Verlauf der Seitwärtsbewegung zeigen, die dann einer gezielteren Untersuchung zugeführt werden sollten. Die Dokumentation kann als Finger-Kniekehlen-Abstand in cm oder in der Neutral-Null-Gradzahl erfolgen (**Abb. 8.6, Abb. 8.7**). Die Seitneigungsprüfung sollte möglichst korrekt ohne Abweichung des Oberkörpers in die Ante- oder Retroflexion durchgeführt werden. Nicht selten müssen Patienten dabei korrigiert werden.

Die Einschätzung der Rotationsmöglichkeiten wird zuverlässiger, wenn der Patient die Hände im Nacken übereinanderlegt. Mit einer derartigen Stel-

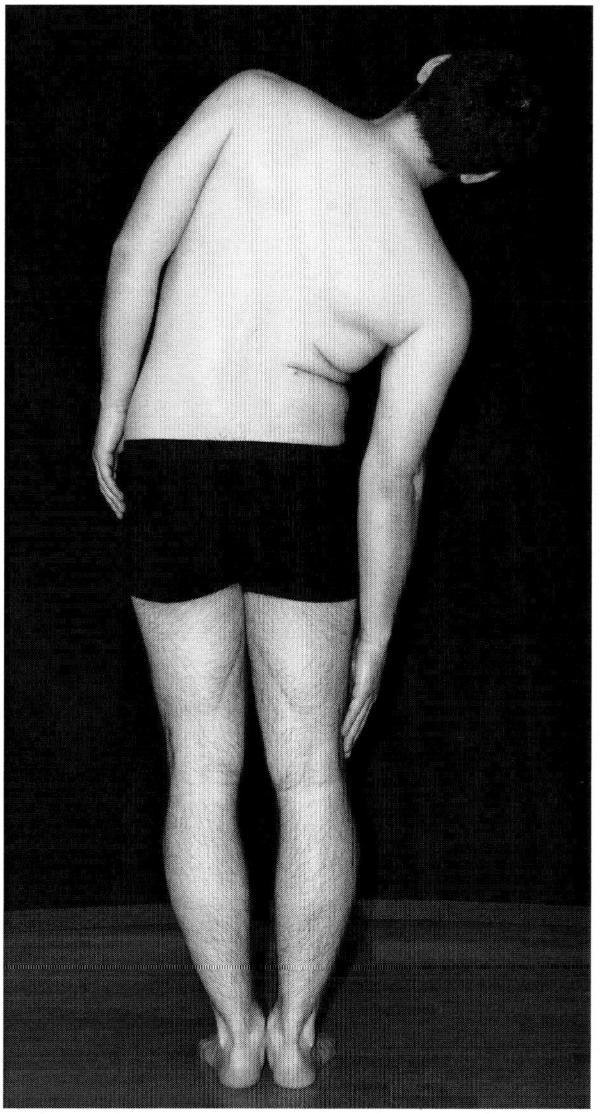

Abb. 8.6: Seitneigung rechts

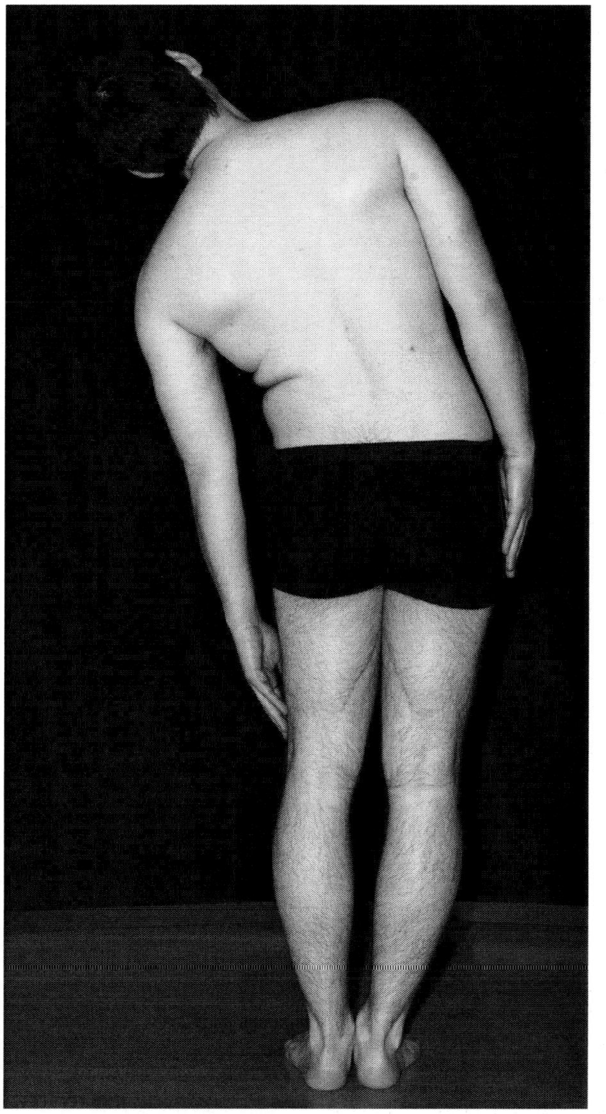

Abb. 8.7: Seitneigung links

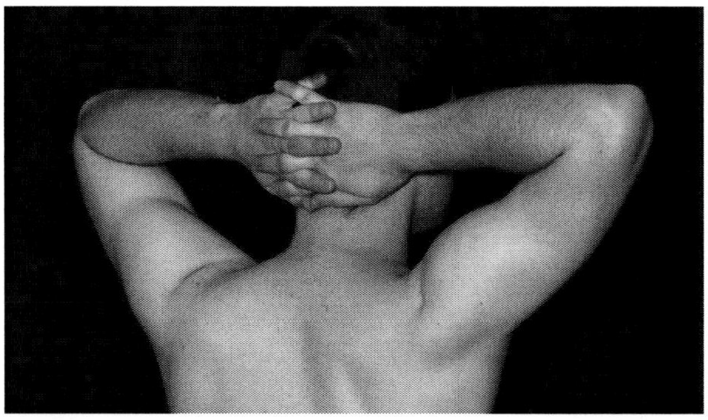

Abb. 8.8: Rotation rechts

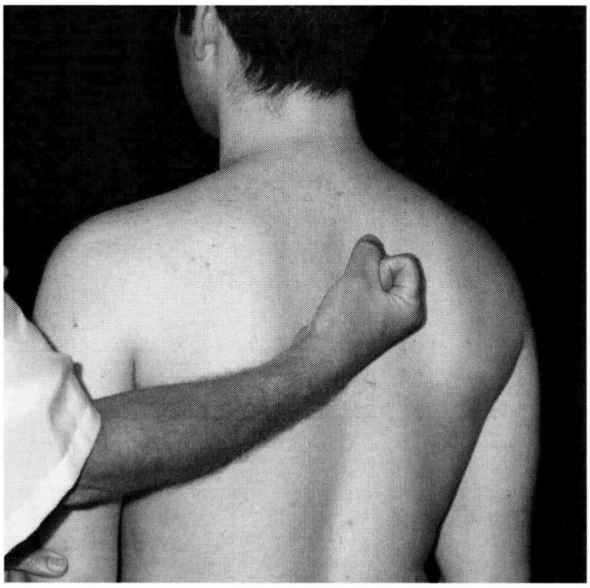

Abb. 8.9: Druck-Kopfschmerz

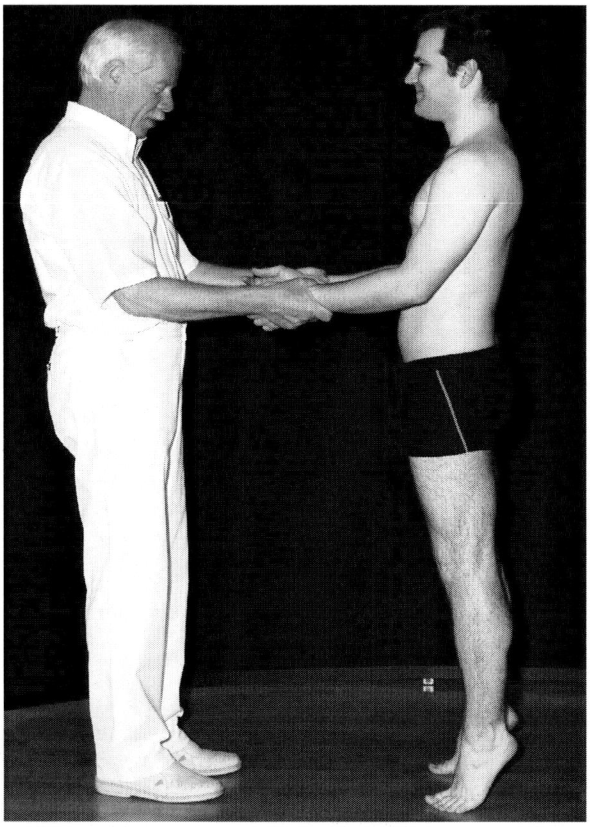

Abb. 8.10: Zehenstand

lung der Ellenbogen lassen sich die Winkelgrade besser beurteilen (**Abb. 8.8**). Sofern Mitbewegungen des Beckens auftreten, sollte dieses durch den Untersucher fixiert werden, oder der Proband wird im Sitzen auf der Untersuchungsbank untersucht.

Seitneigungs- und Rotationstestungen lassen über Seitendifferenzen v.a. Skoliosen leichterer Ausprägung deutlicher hervortreten. Die gefundenen Gradzahlen werden nach der Neutral-Null-Durchgangsmethode bewertet. Eine Schätzung der Gradzahlen ist mit zunehmender Erfahrung im Sinne einer zügigen Durchführung in der Praxis vertretbar.

Die sich daran anschließenden Klopf- und Druckschmerzprüfungen (**Abb. 8.9**) betreffen BWS, LWS, den iliolumbalen Bereich sowie die Iliosakralgelenke (ISG). Es ergeben sich daraus Anhaltspunkte auf Destruktionen sowie auf funktionelle Störungen, beispielsweise im Iliosakralgelenk.

Mit dem Fersen- und Zehenstand erhält man einen orientierenden Hinweis auf radikuläre Symptome. Die Prüfung von Fersen- und Zehenstand wird aussagefähiger und verläuft schneller, wenn der Untersucher vor dem Patienten steht und diesen an den Handgelenken fest umfasst. So werden gelegentliche, falsch positive Interpretationen durch Koordinationsprobleme des Probanden vermieden.

Ein differenter Zehenstand weist auf eine Schwäche des M. trizeps surae hin, der aus der Wurzel S1 versorgt wird (**Abb. 8.10**).

Ein unterschiedlich ausgeführter Fersenstand (**Abb. 8.11**) signalisiert eine Schwäche von M. tibialis anterior und M. extensor digitorum communis longus als Hinweis für Störungen der Wurzel L4 oder eine solche des M. extensor hallucis longus, der aus der Wurzel L5 versorgt wird. Eine Differenzierung zwischen L4 und L5 erfolgt über den Stand auf der lateralen Fußaußenkante für L4 *(s. Kapitel 9 „Screening", Abb. 9.11)* bzw. über die isometrische Testung gegen Widerstand des M. extensor hallucis longus im Liegen.

Der Einbeinstand hat sich ebenfalls als ein wichtiger Prädiktor für die prognostische Aussage möglicher Rückenbeschwerden wie auch als Hinweis auf Koordinationsstörungen erwiesen (**Abb. 8.12**). Der Patient steht auf einem Bein, führt beide Arme bei supinierten Händen in eine 90°-Abduktionshaltung, legt den Kopf leicht in den Nacken und sucht sich mit den Augen einen fest zu fixierenden Punkt an der Decke. Wenn er diesen Punkt gefunden hat und zur Ruhe gekommen ist, schließt er die Augen (Die Information an den Patienten lautet: Schauen Sie durch die geschlossenen Augen weiter auf den Fixpunkt an der Decke). Mit dem Schließen der Augen beginnt der Untersucher zu zählen. Wenn der Patient länger als sechs Sekunden steht ohne sichtbar aus dem Gleichgewicht zu geraten, gilt der Test als unauffällig. Jede Sekunde weniger sollte Anlass zu weiteren Untersuchungen bzw. zu Gesprächen mit dem Probanden geben (selbst bei jungen Menschen – wie z.B. bei Auszubildenden – waren schon Seitendifferenzen zu beobachten). Der Ablauf bis zum Schließen der Augen lässt sich wesentlich beschleunigen, wenn der Untersucher von Beginn des Tests an eine Hand auf eine Schulter des Probanden legt, so dass dieser schneller „zur Ruhe" kommt. Mit Beginn des Lidschlusses hebt der Untersucher seine Hand nur etwa 10 cm über der Schulter an, so dass er jederzeit – bei zu großen Unsicherheiten des Probanden – diesem an dessen Schulter einen festen Halt geben kann. Das Sicherheitsgefühl von Probanden wird so deutlich verbessert.

Die tiefe Hocke mit den Fersen auf dem Boden und das Aufrichten geben Aufschluss über muskuläre Verkürzungen (besonders M. trizeps surae) sowie über die Bewegungsharmonie des gesamten Bewegungsapparates (**Abb. 8.13**).

Sofern keine Auffälligkeiten in Anamnese und Screening vorliegen, ist die aktive Untersuchung beendet.

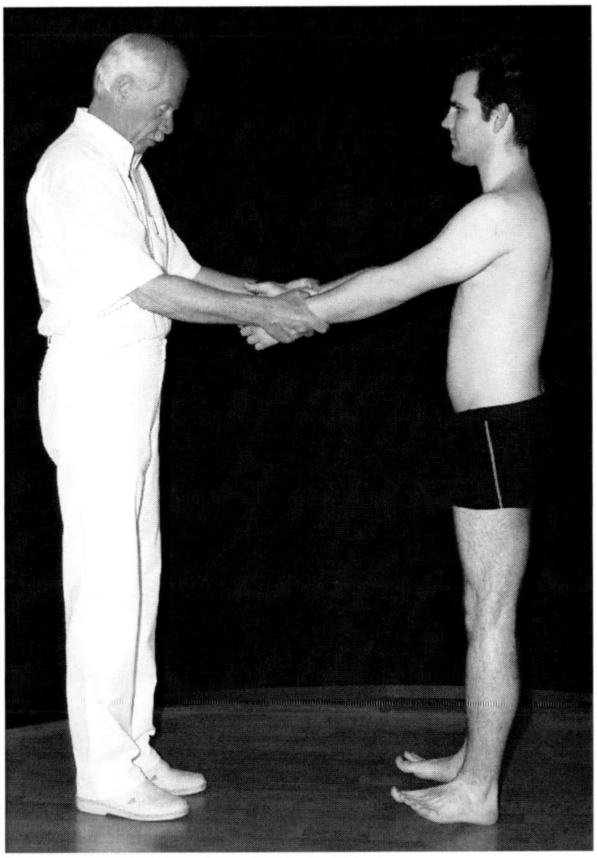

Abb. 8.11: Fersenstand

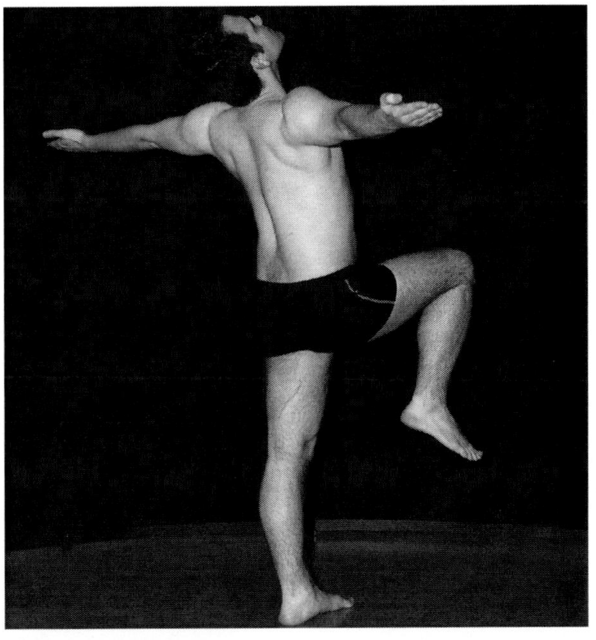

Abb. 8.12: Einbeinstand

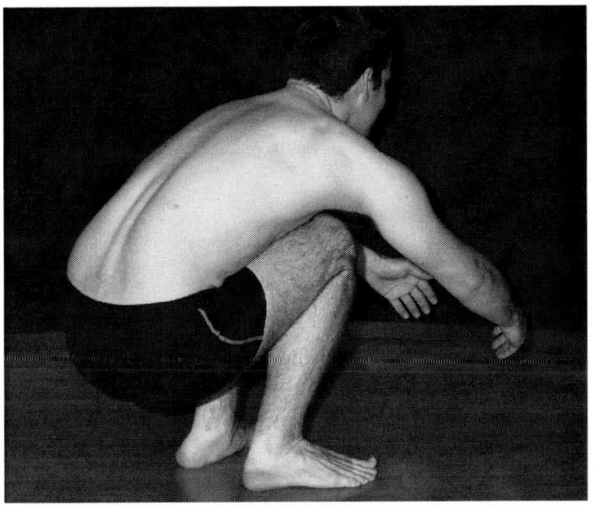

Abb. 8.13: Tiefe Hocke

8.3 Funktionsdiagnostik

Die Funktionsdiagnostik folgt im Ablauf dem Untersuchungsbogen (**Abb. 8.14**).

Der Untersucher sitzt hinter dem Patienten und sucht ausgehend von den Grübchen der Michael'schen Raute die etwa 1,5–2 cm tiefer liegenden hinteren oberen Darmbeinstacheln auf (**Abb. 8.15**), palpiert sie mit beiden Daumen und fordert den Patienten auf, sich vorzubeugen. Da die Darmbeinstacheln nach kaudal zeigen, ist es sinnvoll, wenn sich die Untersucherdaumen ihnen von unten nähern. Es wird zuerst das „Vorlaufverhalten" der Darmbeinstacheln beobachtet. Ist dieses auffällig, d. h. wenn einer den anderen bei der Anteflexionsbewegung „überholt", besteht ein Hinweis auf eine Störung im Kreuz-Darm-

Lendenwirbelsäule

fokus

Name, Vorname, Personalnummer: ____________________

geb.: ____________________

Erst-Unters. [ ] Grösse, Gewicht: __________ cm __________ kg

Nach-Unters. [ ] Datum: ____________________

Screening (aktiv)

o.B.		Normwert	rechts		links
[ ]	Inspektion (Haltung, Form, Asymmetrien...)				
[ ]	Flexion als Finger-Boden-Abstand FBA	< 15 cm			
[ ]	Seitneigung	30°/0/30°		0	
[ ]	Seitrotation	30°/0/30°		0	
[ ]	Druck-/Klopfschmerz BWS/LWS/ISG				
[ ]	Zehen- / Fersenstand u. -gang				
[ ]	Einbeinstand	> 6 sec			
[ ]	Aufrichten aus der tiefen Hocke				

wenn Anamnese leer und Screening unauffällig, ist eine weitere Funktionsdiagnostik nicht notwendig

Funktionsdiagnostik (passiv)

o.B.		Normwert	rechts		links
[ ]	Extension / Flexion / Vorlaufphänomen	30°/0/15 cm FBA		0	
[ ]	Zeichen nach Ott	28/30/33 cm		30	
[ ]	Zeichen nach Schober	8/10/15 cm		10	
[ ]	M.ext.hall.long., Eversion / Inversion	L5/S1/L4			
[ ]	Reflexprüfung PSR	L3-L4			
[ ]	Reflexprüfung ASR	S1			
[ ]	Zeichen nach Lasegue	70° - 90°			
[ ]	Zeichen nach Bragard				
[ ]	Hüfte Flexion	0/0/130°	0 [0]		0 [0]
[ ]	Hüfte Aussen- / Innenrotation	50°/0/40°	[0]		[0]
[ ]	Patrick Hyperabduktion (mit/ohne Fix.)	n.F.ISG, o.F.Facetten			
[ ]	Adduktionstest	ISG			
[ ]	Sensibilitätsprüfung Dermatome	L4-S1			
[ ]	Bestätigungsteste: Langsitztest				
[ ]	Reklinationstest				

Bemerkungen / Verdachtsdiagnose **Unterschrift**

Abb. 8.14: Untersuchungsbogen Lendenwirbelsäule

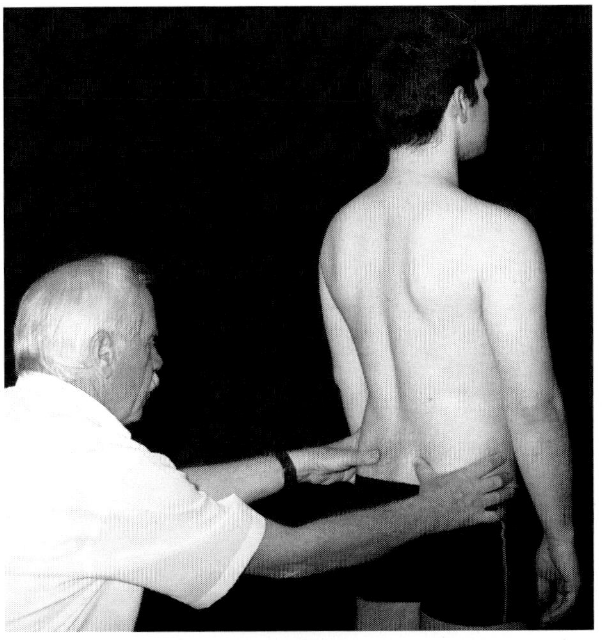

Abb. 8.15: Palpation Darmbeinstachel

bein-Gelenk oder eine einseitige muskuläre Symptomatik auf der Seite des vorlaufenden Daumens (**Abb. 8.16**). Anschließend wird die sich kranial fortschreitende Entfaltung der einzelnen Segmente, beginnend an der LWS, beobachtet und schließlich mit dem Blick auf die Fingerspitzen der aktuelle Finger-Boden-Abstand in cm beurteilt. Zur Überprüfung der Extension wird eine Hand als Hypomochlion am lumbosakralen Übergang abgelegt, während die andere Hand an der Schulter den Oberkörper nach hinten zieht (**Abb. 8.17**).

Die Zeichen nach Ott und Schober dienen der weiteren Differenzierung einer eingeschränkten Extension oder Flexion (z. B. FBA > 15 cm). Die Referenzstrecke für Ott ist die Entfernung des C7-Dorn bis 30 cm nach kaudal (**Abb. 8.18**). Dort wird ein Signum mit Fingernagel bzw. Kugelschreiber auf der Haut gesetzt. Bei einer ungestörten BWS-Anteflexion sollte das Signum auf der Haut mit der Zahl 32 oder 33 auf dem Zentimetermaß korrespondieren (**Abb. 8.19**).

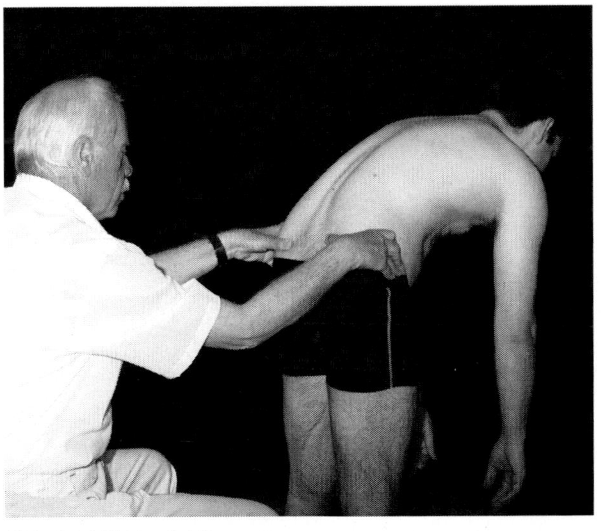

Abb. 8.16: Vorlaufphänomen

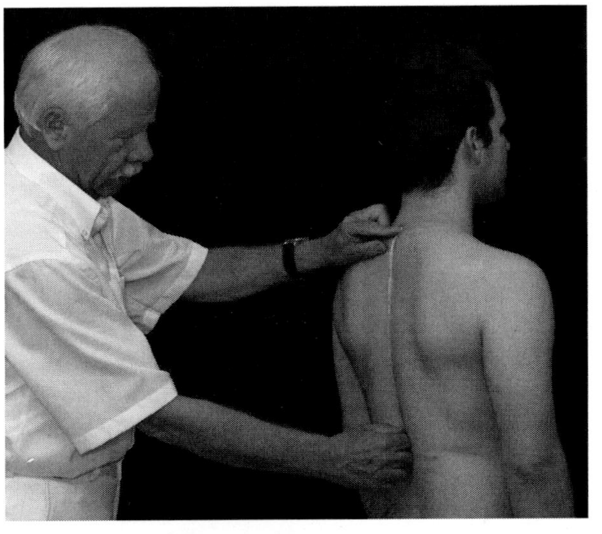

Abb. 8.18: Ott Referenzstrecke

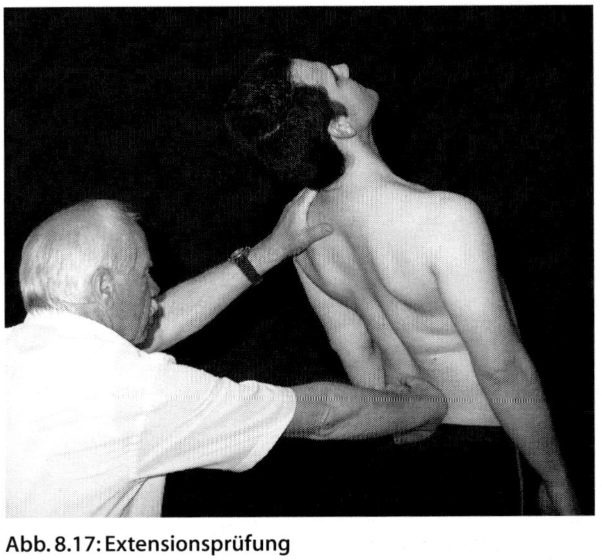

Abb. 8.17: Extensionsprüfung

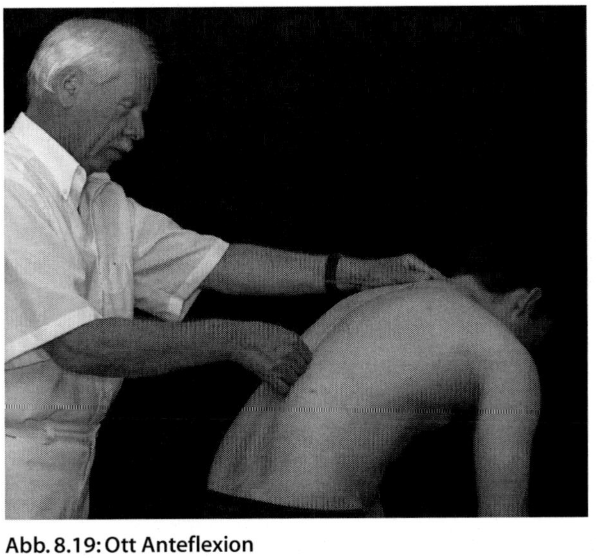

Abb. 8.19: Ott Anteflexion

In der Extension sollte dieser Wert im Normalfall bei 28 oder 29 liegen (**Abb. 8.20**). Die Referenzstrecke für die Messung nach Schober (**Abb. 8.21**) beginnt am Dorn von S1 und reicht bis auf 10 cm nach kranial. Bei einer eingeschränkten LWS-Anteflexion korrespondiert eine Zahl von < 12 auf dem Maßband mit dem Ende des Referenzwertes bei 10 cm auf der Haut (**Abb. 8.22**). In der Extension deutet ein Wert von < 8 auf eine Störung in der LWS hin (**Abb. 8.23**).

Die weitere Funktionsdiagnostik erfolgt in Rückenlage des Probanden.

Der Untersucher steht am Ende der Untersuchungsbank. Der Patient wird aufgefordert, beide Großzehen

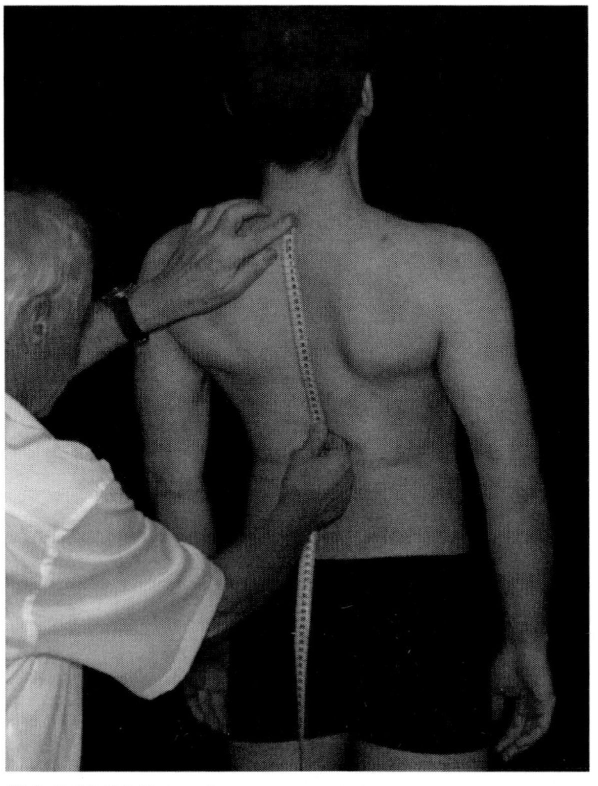

Abb. 8.20: Ott Extension

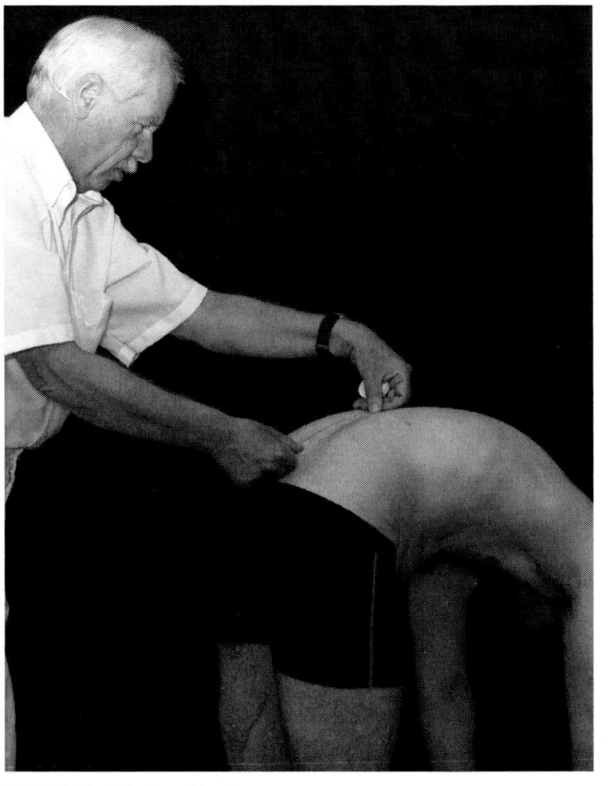

Abb. 8.22: Schober Flexion

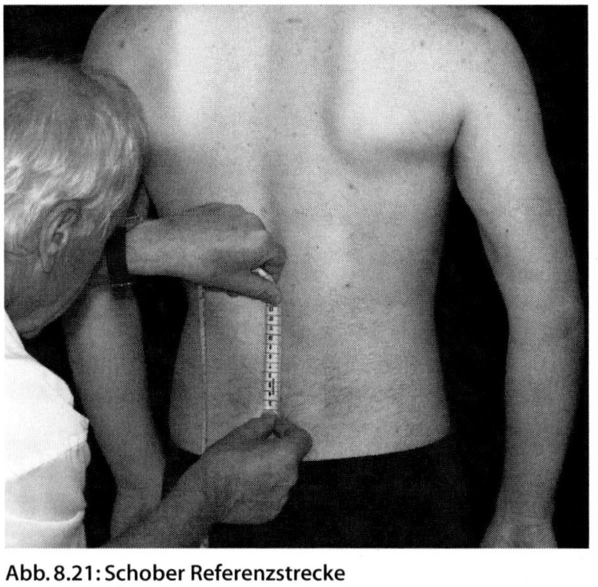

Abb. 8.21: Schober Referenzstrecke

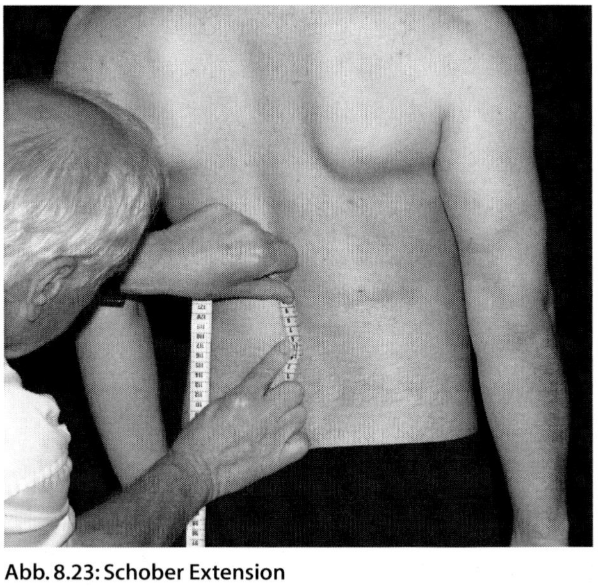

Abb. 8.23: Schober Extension

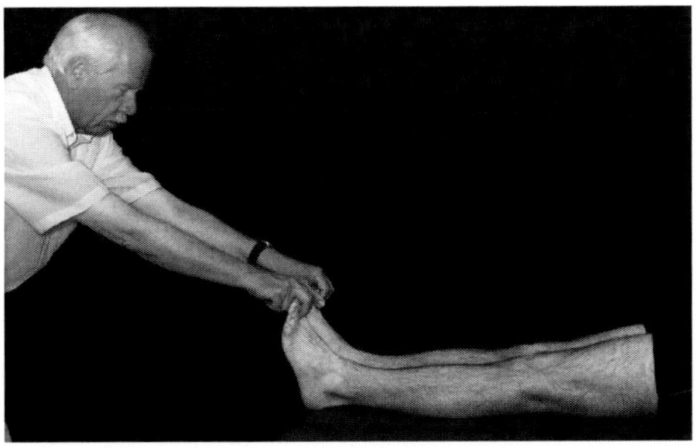

Abb. 8.24: Prüfung M. extensor hallucius longus

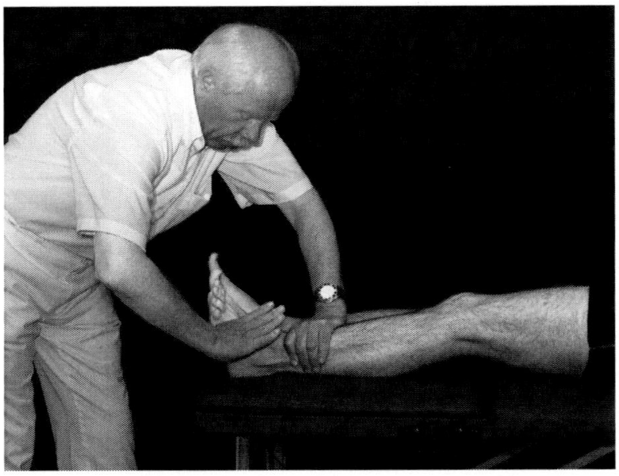

Abb. 8.25: Eversionsprüfung

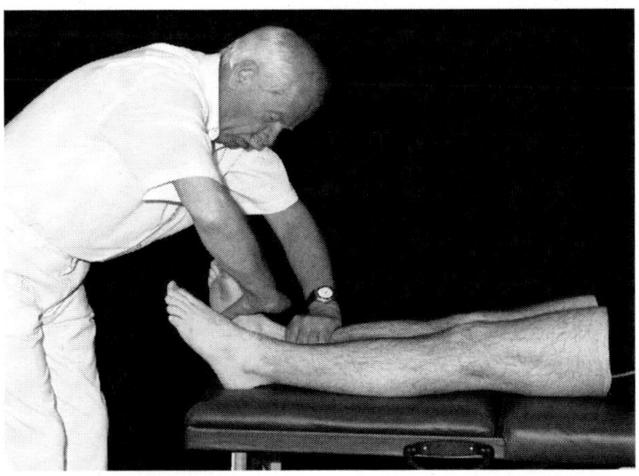

Abb. 8.26: Inversionsprüfung

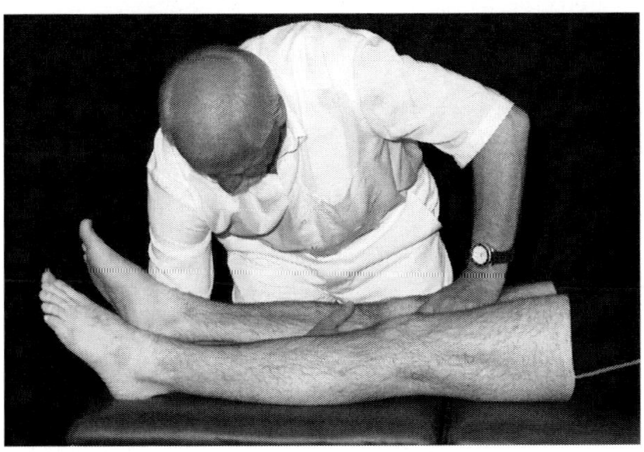

Abb. 8.27: Lasègue Ausgangsstellung

gleichzeitig in Richtung Nase zu ziehen. Erst danach legt der Untersucher die Zeige- und Mittelfinger der rechten und linken Hand gleichzeitig auf die dorsale Seite der Großzehen, so dass die Fingerspitzen bis zum Grundgelenk reichen. Aus dieser Position heraus zieht der Untersucher mit seinem gesamten Körpergewicht (vorsichtig, langsam und nicht ruckhaft) kaudalwärts. Die Kraftprüfung des M. extensor hallucis longus gibt eine sehr gute Information über einen Bandscheibenvorfall an der Nervenwurzel L5 (**Abb. 8.24**). Dieser Muskel ist im nicht-pathologischen Zustand bei Mädchen, Frauen und Männern gleichermaßen so kräftig, dass er der Kraftanstrengung des Untersuchers gut widerstehen kann. Falsch positive Ergebnisse treten auf, wenn an der Großzehe ‚gehebelt' wird, und/oder die Untersucherfinger nur bis zum Interphalangealgelenk I reichen. Eine Schwäche des M. extensor hallucis longus spricht im Zusammenhang mit einem deutlich positiven Lasègue (ca. 20–40°) für einen akuten Bandscheibenvorfall an der Wurzel L5, eine Schwäche ohne auffälligen Lasègue (ca. 90°) für einen Zustand nach abgelaufenem Bandscheibenvorfall L5 mit Residuen.

Bei der Eversion erfolgt eine isometrische Prüfung der Peroneusgruppe (S1) gegen Widerstand, in dem eine Hand des Untersuchers den Unterschenkel oberhalb des Sprunggelenkes fixiert. Die andere nimmt am lateralen Fußbereich Kontakt auf und gibt erst nach ausgeführter Eversionsbewegung durch die Peroneusgruppe Widerstand (**Abb. 8.25**).

Bei der Inversion erfolgt eine solche Prüfung des M. tibialis anterior (L4), in dem wiederum oberhalb des Sprunggelenkes fixiert wird, der Fuß vom Patienten aktiv in die Inversionsstellung bewegt wird und erst dann der Widerstand am medialen Fußrand gegeben wird (**Abb. 8.26**).

Der Patellarsehnenreflex für die L4-Wurzel und der Achillessehnenreflex als Indikator für S1 werden in bekannter Weise ausgeführt.

Mit der Prüfung des Lasègue lassen sich in Abhängigkeit vom Endgefühls wie auch der Gradzahl mehrere diagnostische Aussagen ableiten (z. B. intradiskale Massenverschiebung, Bandscheibenvorfall, Coxarthrose, ISG-Problematik, Muskelverkürzung etc.). Diese Untersuchung sollte daher in einer für den Patienten besonders entspannten Position durchgeführt werden. Dazu wird die Ferse des Probanden in die Ellenbeuge des Untersuchers gelegt und das Bein auf der Unterlage „abgeholt". Die andere Hand kann an der Patella ein frühes Gegenspannen der Oberschenkelmuskulatur registrieren und ggf. unterbinden (**Abb. 8.27**). Der Druck dieser Hand (mit dem Daumen) muss jedoch so gering sein, dass die Muskulatur allein dadurch nicht faszilitiert wird. Der Untersucher nimmt das Bein am Ende der Untersuchungsbank auf, in dem er sich bis auf das Bankniveau herunter beugt (Vorsicht: Lumbagogefahr für

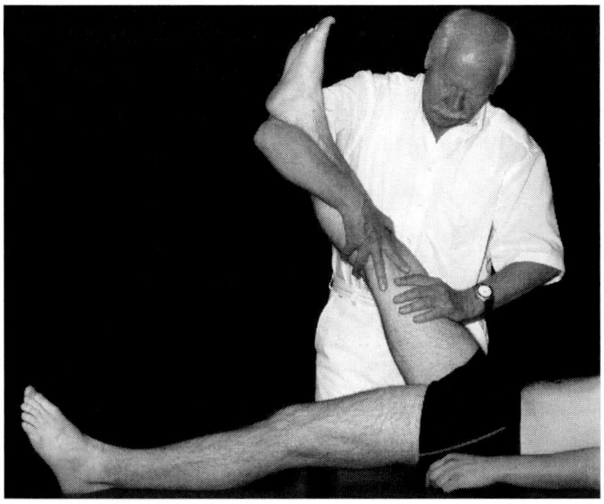

Abb. 8.28: Lasègue

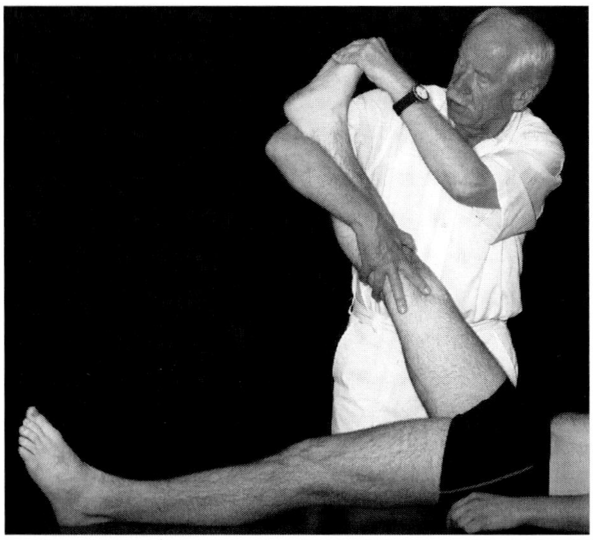

Abb. 8.29: Bragard

den Untersucher!). Während er das Bein anhebt, bewegt er sich neben der Bank bis in Höhe des Patientenhüftgelenks (**Abb. 8.28**).

Sofern der Patient hierbei einen Schmerz angibt, wird der Test nach Bragard zur Bestätigung des Lasègue'schen Zeichens eingesetzt, in dem über eine zusätzliche passive Dorsalextension des Fußes die Spannung in der Nervenwurzel erhöht wird (**Abb. 8.29**). Reagiert der Patient auf den Bragard nicht mit einer Schmerzverstärkung, war das Ende des Zeichens nach Lasègue bei einer radikulär bedingten Ursache noch nicht erreicht und sollte dann zur exakteren Bewertung wiederholt werden.

Die Untersuchung der Hüftgelenke erfolgt im Sinne eines ergonomisch sinnvollen Ablaufs mit der Prüfung der Flexion aus 90°-Flexionshaltung des Hüftgelenks und 90°-Flexion des Kniegelenks (**Abb. 8.30**). Auf die Hüftextension kann wegen der zusätzlich notwendigen Lageveränderung des Patienten verzichtet werden, zumal die weiteren Informationen aus dem Kapselmuster für eine diagnostische Beurteilung ausreichend sind. Nach dem Kapselmuster (Einschränkungsreihenfolge der Gelenkbeweglichkeit) ist die Innenrotation (**Abb. 8.31**) der wichtigste Indikator für eine Störung im Hüftgelenk, gefolgt von der Extension, Abduktion, Außenrotation und Flexion. Die Rotationsuntersuchungen sollten daher besonders subtil durchgeführt werden, weil so der Informationsgehalt bezüglich einer Einschränkung im eigentlichen Hüftgelenk deutlich verbessert wird. Während Außenrotationsstörungen (**Abb. 8.32**) eher auf Veränderungen im periartikulären Bereich hinweisen, spricht eine deutliche Störung der Innenro-

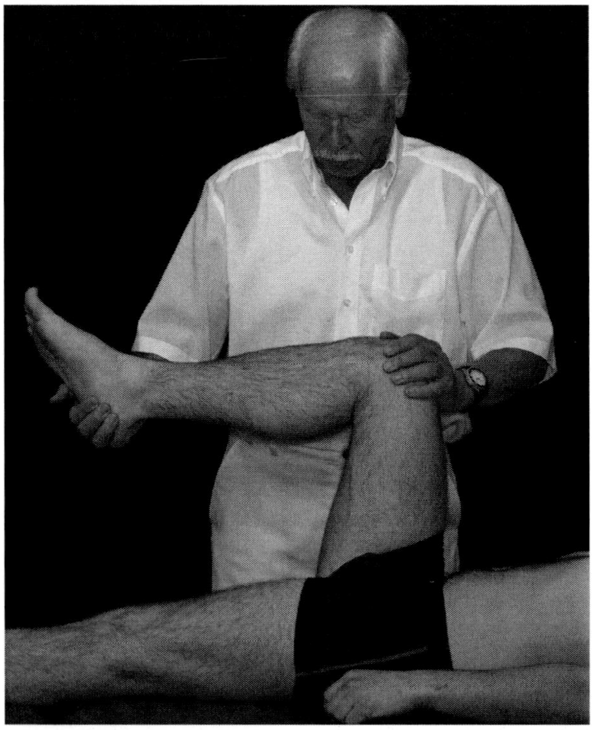

Abb. 8.30: Flexionsprüfung

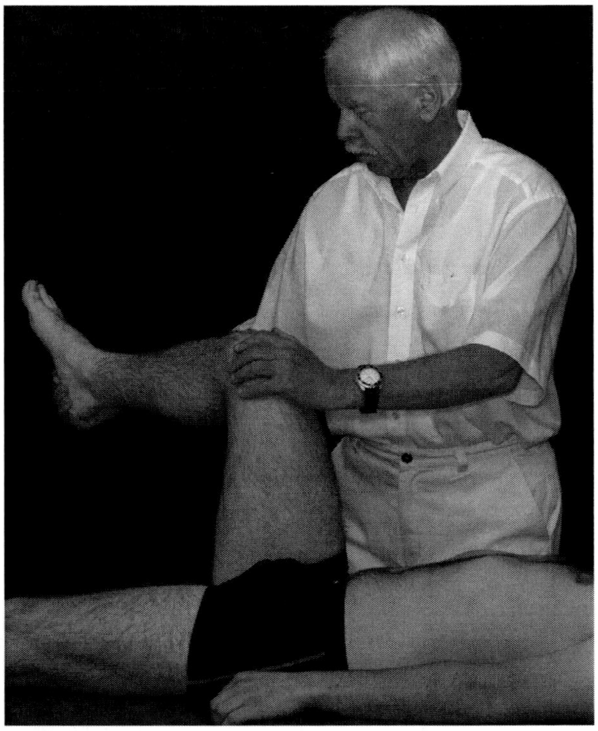

Abb. 8.31: Innenrotationsprüfung

tation für eine Coxarthrose, eine leichtere Störung – auch im Sinne eines eingeschränkten Gelenkspiels – für eine beginnende Coxarthrose. Es war häufig festzustellen, dass derartig leichte Einschränkungen den Betroffenen subjektiv noch gar keine Beschwerden machten; ihm also unbekannt waren. In diesen

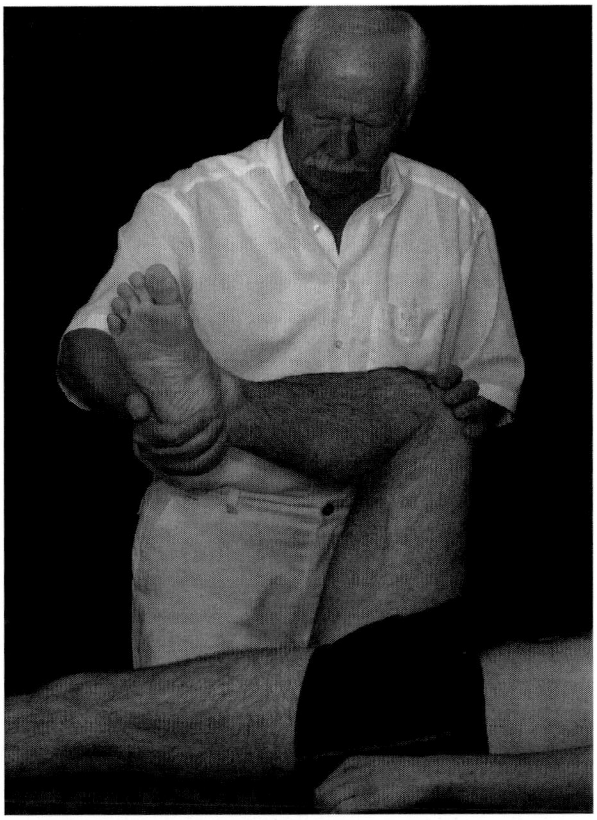

Abb. 8.32: Außenrotationsprüfung

Fällen (dem Übergang von der Normalität zur Pathologie) bietet sich eine präventivmedizinische Beratung mit Hinweisen zur Vorbeugung an (Radfahren, Heimtrainer ohne große Belastung, Schwimmen etc.), um die beginnende Entwicklung einer chronischen Erkrankung aufzuhalten oder zu verlangsamen (*s. auch „Lordotisches Becken" in Abschnitt 8.1*). Leichte Innenrotationsstörungen sind bei ISG-Funktionsstörungen zu finden. Bei der Coxalgie (Periarthropathia coxae) ist eher das Nachfedern in Endstellung der Innenrotation schmerzhaft.

Bei einer Coxarthrose sind die Innenrotation mehr als die Abduktion (Patrick), bei der Störung im Iliosakralgelenk die Abduktion eher als die Innenrotation und bei der Periarthropathia cocae die Außenrotation eher als die endgradige Innenrotation eingeschränkt.

Beim Hyperabduktionsphänomen nach Patrick (Synonym: Viererzeichen) wird der kontralaterale Beckenkamm fixiert, während die andere Hand des Untersuchers das angewinkelte Patientenknie in Richtung Unterlage führt (**Abb. 8.33**). Aus Winkelstellung und Härte des Nachfederns lässt dieser Test im Zusammenhang mit den vorgenannten Untersuchungen Aussagen zum Hüftgelenk, dem ISG, der Coxalgie und dem Tonus der Adduktoren zu.

Anschließend wird die Fixation des Beckenkamms gelöst und mit einem Nachfedern des abduzierten Kniegelenks (**Abb. 8.34**) erhält man Informationen über die kleinen Wirbelgelenken (Facettengelenken), sofern zuvor keine Hüft- oder ISG-Störung aufgetreten waren.

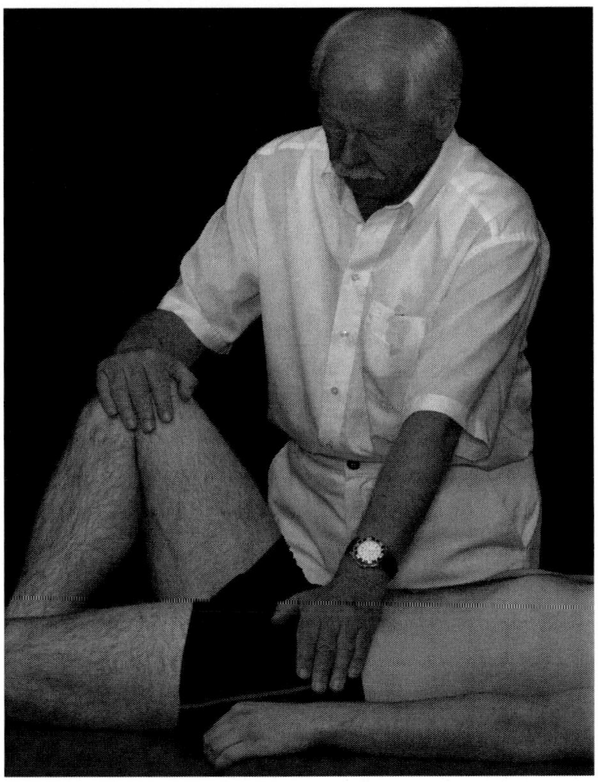

Abb. 8.33: Patrick mit Fixation

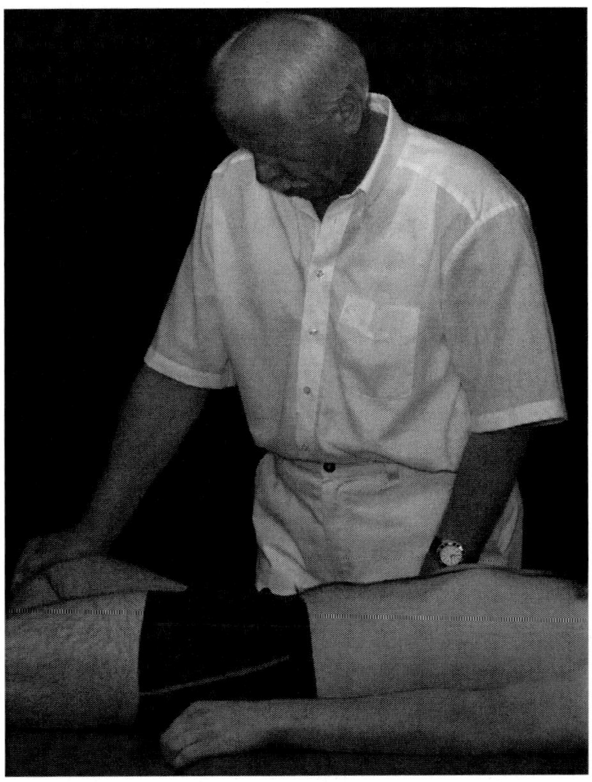

Abb. 8.34: Patrick ohne Fixation

Beim abschließenden Adduktionstest dient eine Hand des Untersuchers als Hypomochlion in der Leiste des Patienten, während die andere Hand den in der Hüfte bei 90°-flektierten Oberschenkel zum gegenüberliegenden Hüftgelenk drückt (**Abb. 8.35**). Dieser fakultative Test für das ISG ist nur aussagefähig, wenn keine Beeinträchtigung des Ligamentum Iliolumbale besteht. Im Zusammenhang mit Lasègue, Patrick-Zeichen und Vorlaufphänomen ergibt er eine Zusatzinformation zur Differenzierung funktioneller Störungen im Hüftgelenk und ISG.

Zwei Bestätigungsteste runden die Funktionsdiagnostik ab. Auf der Untersuchungsbank liegend wird der Patient aufgefordert, anzugeben und zu zeigen, wie weit der Schmerz in das Bein ausstrahlt (**Abb. 8.36**). Angaben bei der Langsitzprüfung sollten mit Ergebnissen aus der Prüfung des Finger-Boden-Abstands bzw. des Lasègue-Tests übereinstimmen.

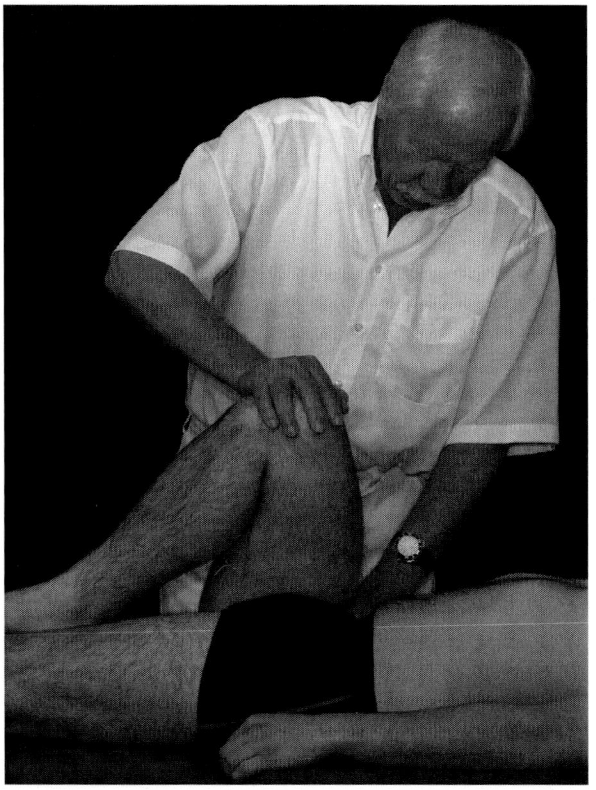

Abb. 8.35: Adduktionstest

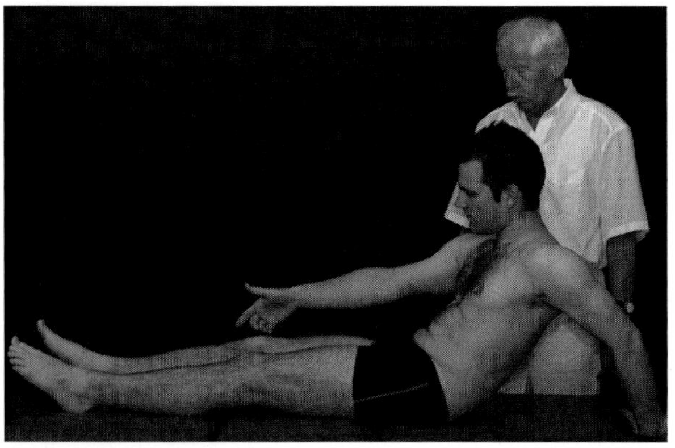

Abb. 8.36: Langsitztest

Beim Reklinationstest sitzt der Proband am Liegenrand und der Untersucher fixiert mit einer Hand den Oberschenkel oberhalb des Kniegelenks, während die andere Hand an der Ferse anfassend den Unterschenkel extendiert (**Abb. 8.37**). Ein Zurückweichen des Oberkörpers unterstützt den Verdacht einer radikulären Reizung, und sollte zu den Ergebnissen beim Lasègue- bzw. Bragard-Test passen. Der Reklinationstest ist praxisfreundlicher, da er im Unterschied zum Langsitz probandenunabhängig ist.

8.4 Differenzialdiagnostische Überlegungen

Die vorgeschlagene Differenzialdiagnostik der Befunde im LWS- und Beckenbereich berücksichtigt die in der allgemein- und arbeitsmedizinischen Praxis häufigsten Diagnosen. Die Auflistung spiegelt den Schweregrad und den Anteil der betroffenen Strukturen von der Lumbalgie bis zu den Bandscheibenvorfällen wider und soll (im Sinne des Eisbergmodells) den Übergang von der Normalität zur Pathologie mit immer umfangreicheren Symptomen zum Ausdruck bringen.

Die nachfolgenden artikulären bzw. periartikulären Syndrome entsprechen in ihrer Prävalenz dem Vorkommen im primärärztlichen Bereich:

- Lumbalgie
- Lumbago
- Lumboischialgie

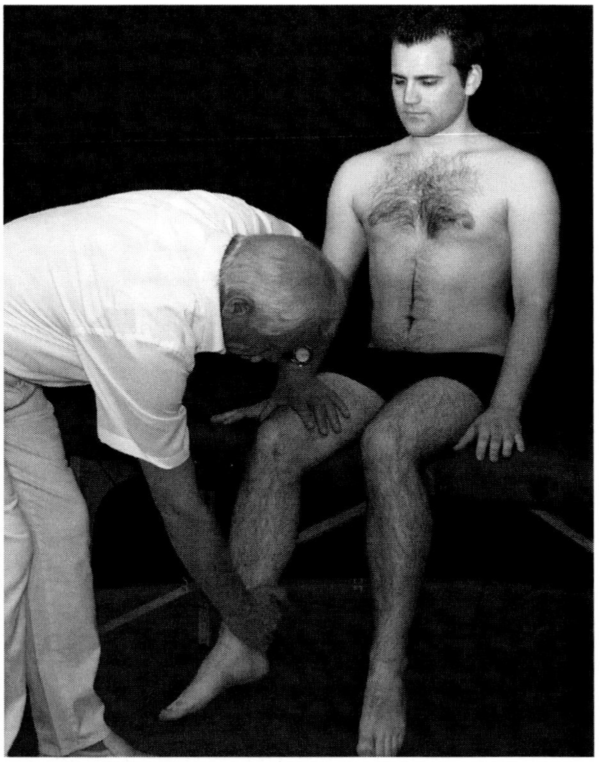

Abb. 8.37: Reklinationstest

- Radikulärsyndrome
  - L4 Syndrom
  - L5 Syndrom
  - S1 Syndrom
- Iliosakralgelenkssyndrom (ISG)
- Coxarthrose
- Coxalgie

8.4.1 Lumbalgie

Synonym: LWS-Syndrom, lokales Lumbalsyndrom, Lendenschmerzen

„Banale" Kreuzschmerzen werden der Diagnose Lumbalgie zugeordnet, wenn nach einer Ausschlussdiagnostik der anderen diagnostischen Beschreibungen lediglich der Palpationsbefund der erhöhten Muskelspannung als Befund übrigbleibt. Die Beschwerden können Anzeichen eines temporären Muskelhypertonus, aber auch der Beginn einer funktionellen muskulären Insuffizienz sein. In der Regel sind sie Behandlungsansätzen gut zugänglich. Gleichzeitig sollten sie genutzt werden, um den Betroffenen die muskuläre Situation zu verdeutlichen. An Hand einfacher, bildhafter Beispiele können die Aufgaben, Funktion und Beeinflussung der tonisch-posturalen und der phasischen Muskeln vor Augen geführt werden. Erfahrungen auf diesem Sektor haben gezeigt, dass ein Hinführen zu Dehn-/Stretch- bzw. Kräftigungsübungen auf eine viel größere Resonanz stießen und die Compliance mehr verbessert haben, als die alleinige Verordnung von Physiotherapie und Krankengymnastik oder die allgemeine Empfehlung zum Sport (**Tab. 8.1**).

8.4.2 Lumbago

Synonym: Hexenschuss, lokales Lumbalsysndrom

Eine Lumbago ist gekennzeichnet durch intensive Kreuzschmerzen, die nicht in die Beine ausstrahlen, sondern auf die Lendenwirbelsäulenregion beschränkt bleiben. Eine Schmerzverstärkung bei der Anteflexion spricht eher für eine Protrusio leichten Grades (im Sinne einer intradiskalen Massenverschiebung), eine Schmerzintensivierung in der Retroflexion mehr für eine Blockierung. Ischialgieforme und radikuläre Symptome sind nicht anzutreffen. Jedoch kann die LWS bei der Anteflexion gestreckt sein und/oder einen painful arc mit einer Ausweichbewegung aufweisen. Die bei der Lumbalgie angesprochenen Maßnahmen haben für die Lumbago eine größere Bedeutung, da eine fortschreitende muskuläre Insuffizienz unterstellt werden kann. Derartig beginnende, strukturelle Veränderungen bilden die Grundlage für häufig auftretende Rezidive (**Tab. 8.2**).

Tabelle 8.1: Lumbalgie

Pathologisches Substrat	- Muskelhypertonus - Irritation der Gelenkkapsel (Blockierung leichten Grades) - Reflektorisch bei inneren/gynäkologischen Erkrankungen
Diagnosestellung	
Anamnese	- Kreuzschmerzen ohne Ausstrahlung ins Bein
Befunde	- Palpationsbefund
Hinweise	- Meist unkomplizierter Verlauf

Tabelle 8.2: Lumbago

Pathologisches Substrat	- Blockierung (Schmerz bei Retroflexion) - Intradiskale Massenverschiebung - Leichte Protrusio (Schmerz bei Anteflexion)
Diagnosestellung	
Anamnese	- Akute oder chron.-rezid. Kreuzschmerzen ohne Ausstrahlung ins Bein - Keine radikuläre Symptomatik - Auslösung durch Hebevorgang mit Drehung möglich
Befunde	- FBA > 15 cm - Reflexe, Eversion, Inversion o.B. - M. extensor hallucis longus o.B. - Lasègue **negativ** - Lokaler Druckschmerz - Evtl. gestreckte LWS bei Anteflexion - Evtl. painful arc - Evtl. kyphotische Schonhaltung
Hinweise	- Nicht selten rezidivierender Verlauf

8.4.3 Lumboischialgie

Synonym: Ischialgie, Facettensyndrom, Pseudoradikulärsyndrom

Bei der Lumboischialgie strahlen die Kreuzschmerzen ins Bein aus, meist bis zum Oberschenkel und nur selten über das Kniegelenk hinaus. Neurologische Ausfälle sind nicht vorhanden. Die übrigen Symptome sind ähnlich der Lumbago. Kennzeichnend ist dagegen der positive Lasègue. Sensibilitätsstörungen, wenn sie denn auftreten, sind meist diffus und über die Segmentgrenzen reichend (**Tab. 8.3**).

8.4.4 Radikulärsyndrome

Synonym: Bandscheibenvorfall, Wurzelreizsyndrom

Eine Ausstrahlung heftigster Kreuzschmerzen über das Kniegelenk hinaus lässt den Verdacht auf einen Bandscheibenvorfall aufkommen. Hinweisend sind bei der Screening-Untersuchung ein differenter Zehen(S1)- oder Fersenstand (L4, L5). Bei der klinischen Funktionsdiagnostik finden sich ein schmerzhaft auffälliger Lasègue und Bragard. Der Lasègue bleibt auch pathologisch, wenn beide Beine gleichzeitig angehoben werden. In Abhängigkeit von der Höhenlokalisation werden PSR oder ASR, die isometrische Prüfung der Eversion oder Inversion gegen Widerstand bzw. die Testung des M. extensor hallucis longus abgeschwächt sein. Die Sensibilitätsstörungen folgen dem Segmentverlauf (**Abb. 8.38**).

Differenzialdiagnostisch müssen weitere Ursachen einer Nervenwurzelläsion in Betracht gezogen werden wie Nervenengpasssyndrome, tumoröse Prozesse (anfangs meist monoradikulär, später oft beidseits oder über mehrere Etagen), Segmentinstabilitäten, Monoradikulitis nach Zeckenbiss (Bannwarth-Syndrom), enger Spinalkanal u.a. Auf einen engen Spinalkanal deutet die neurogene Claudicatio intermittens hin. Dabei handelt es sich um Schmerzen und Parästhesien, die nur beim Stehen oder Gehen auftreten (**Tab. 8.4**).

Von großer praktischer Bedeutung ist die Differenzierung der Radikulärsyndrome L4, L5 und S1. In Abhängigkeit vom Ausmaß der Bandscheibenvorfälle sind die aufgeführten klinischen Symptome sowohl teilweise, als auch weitgehend nachweisbar.

Beim L4-Syndrom ist der Fersenstand im Screening einseitig abgeschwächt (Schwäche von M. tibialis anterior und M. extensor digitorum communis). Der Patellarsehnenreflex ist abgeschwächt oder völlig aufgehoben. Die isometrische Inversionsprüfung (M. ti-

Tabelle 8.3: Lumboischialgie

Pathologisches Substrat	– Deutliche Protrusio, Irritation der Facettengelenke
Diagnosestellung	
Anamnese	– Akute oder chronische Schmerzausstrahlung ins Bein (Oberschenkel, Knie) – Auslösung durch Hebevorgang mit Drehung möglich
Befunde	– FBA > 15 cm – Reflexe, Eversion, Inversion o.B. – M. Extensor hallucis longus o.B. – Lasègue **positiv** – Evtl. gestreckte LWS bei Anteflexion – Evtl. painful arc – Evtl. kyphotische Schonhaltung
Hinweise	– Sensibilitätsstörungen nicht an Segmentgrenzen gebunden

Tabelle 8.4: Radikulärsyndrome

Pathologisches Substrat	– Nucleus pulposus Prolaps
Diagnosestellung	
Anamnese	– Intensive Kreuzschmerzen mit Ausstrahlung ins Bein (Knie, Wade, Ferse)
Befunde	– FBA > 15 cm – Zehen – Fersenstand different (im Sreening) – Reflexe, Eversion, Inversion abgeschwächt – M. extensor hallucis longus abgeschwächt – Lasègue/ Bragard positiv – Evtl. gestreckte LWS bei Anteflexion – Evtl. painful arc – Evtl. kyphotische Schonhaltung – Sensibilitätsstörungen im Segmentverlauf
Hinweise	– Neben absoluter OP-Indikation (Blasen-Mastdarm-Lähmung), besteht Überprüfung einer OP-Indikation sechs Wochen nach erfolgloser konserativer Therapie

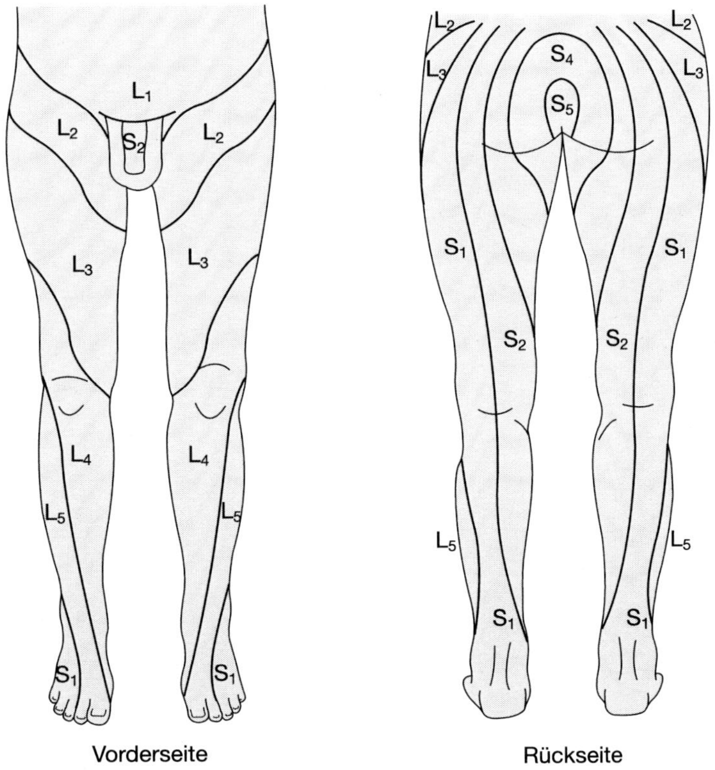

Abb. 8.38: Sensible Innervation

Tabelle 8.5: Differenzierung der Radikulärsyndrome L4, L5, S1

	Screening	Funktionsprüfungen									
	Stand	Reflexe		M. ext. hall. longus	Eversion (Mm. Peronei)	Inversion (M. tibialis ant.)	Lasègue	Bragard	Sensibilitätsstörungen		
		PSR	ASR						OS	US	Fuß
L4	Fersen	↓				↓	+	+	außen	innen	medial
L5	Fersen			↓			+	+		außen	Zehen
S1	Zehen		↓		↓		+	+		dorsal	Ferse 3.–5. Zehe

bialis anterior) gegen Widerstand ist abgeschwächt. Die Lasègue'sche Prüfung (schon ab 20° bis 30°) und der Bragard sind deutlich positiv. Die Sensibilitätsstörungen folgen der Oberschenkelaußenseite und der Unterschenkelinnenseite bis zur medialen Fußregion. Kennmuskeln sind der M. quadrizeps femoris und der M. tibialis anterior. Auf die Testung des umgekehrten Lasègue kann in der Regel verzichtet werden, da er bei einer Verkürzung des M. rectus femoris nicht aussagefähig ist. Außerdem würde die notwendige Drehung in die Bauchlage einen Mehraufwand an Untersuchungszeit erfordern.

Das L5-Syndrom zeigt ebenfalls einen abgeschwächten Fersenstand. Dieser ist hier jedoch durch die Abschwächung des M. extensor hallucis longus bedingt. Die Sicherung der Diagnose erfolgt durch die isometrische Prüfung des M. extensor hallucis longus im Liegen (*s. Abschnitt 8.3 „Funktionsdiagnostik"*). Auch beim L5-Syndrom sind die Prüfung nach Lasègue und Bragard deutlich positiv. Die Sensibilitätsstörungen sind an der Außenseite des Unterschenkels bis zum medialen Zehenbereich zu finden. Eine Reflexprüfung des Tibialis posterior Reflexes ist schwierig, aber möglich und wird jedoch wegen seiner Inkonstanz meist unterlassen. Die Kennmuskeln sind der M. extensor hallucis longus und der M. tibialis posterior.

Ein abgeschwächter Zehenstand (M. trizeps surae) im Screening spricht für ein S1-Syndrom. Der Achillessehnenreflex ist abgeschwächt oder aufgehoben. Die isometrische Prüfung der Eversion (Peroneusgruppe) gegen Widerstand ist abgeschwächt. Lasègue und Bragard sind deutlich positiv. Die Sensibilitätsstörungen betreffen die Rückseite des Unterschenkels, die Ferse, den lateralen Fußrand sowie die 3. bis 5. Zehe. Kennmuskeln sind die Mm. peronei und der M. trizeps surae (**Tab. 8.5**).

Tabelle 8.6 Funktionelle Diagnose – Strukturelle Diagnose – Synonyma

Funktionelle Diagnose (Schmerz, Schwäche, Funktionseinbusse)	Strukturelle Diagnose (pathologisches Substrat)	Synonyma (z. B. orthop. Diagnose)
Lumbalgie	muskulärer Hartspann, Blockierung, Reflektorisch (Erkrankung inn./gyn. Organe)	Lokales Lumbalsyndrom
Lumbago	Blockierung, Protrusio, intradiskale Massenverschiebung	Lokales Lumbalsyndrom „Hexenschuss"
Lumboischialgie	Deutliche Protrusio, Irritation der kleinen Wirbelgelenke	Lokales Lumbalsyndrom Pseudoradikulärsyndrom, Ischias, Ischialgie, Facettensyndrom
Radikulärsyndrom (L4, L5, S1)	Prolaps	Mono-/Polyradikulärsyndrom, Ischias, Wurzelreizsyndrom
ISG – Syndrom	ISG-Blockierung, Beckenverwringung	SIG-Syndrom
Coxarthrose	Arthrose	
Coxalgie (Periarthropathia coxae)	Dysbalance zwischen Abduktoren/Adduktoren, Dislokation des Tractus iliotibialis	

Ein Vergleich dieser Diagnosen mit ihrem zugehörigen, pathologischen Substrat und anderen synonymen Diagnosebeschreibungen soll auf den Vorteil dieses strukturierten Ansatzes hinweisen (**Tab. 8.6**).

In der Literatur taucht immer auch wieder der Begriff „Pseudoradikulärsyndrom" auf. Dahinter verbergen sich diffuse Ausstrahlungen in die Beine (oft beidseits) infolge Blockierung in der Lendenwirbelsäule oder im Iliosakralgelenk bzw. Instabilitätsproblematiken der LWS. Schmerzausbreitung bzw. Sensibilitätsstörungen sind eher breitflächig und diffus.

Den Unterschied zwischen den Radikulär- und den Pseudoradikulärsyndromen soll die folgende Gegenüberstellung verdeutlichen (**Tab. 8.7**).

8.4.5 ISG-Syndrom (Iliosakralgelenk)

Synomym: Sakroiliakalgelenk, Kreuz-Darmbein-Gelenk

Das Iliosakralgelenk ist allein schon durch seine exponierte Lage viel öfter der Verursacher von Kreuzschmerzen, als es sich in Häufigkeit der Diagnosestellungen widerspiegelt. In der Beurteilung steht es in Konkurrenz zu den nicht gravierenden Bandscheibenbeschwerden, die meist wegen der bildgebenden Verfahren eher diagnostiziert werden. Bei einer eingehenden klinischen Untersuchung finden sich dagegen nicht selten Störungen im ISG-Gelenk. Insofern kann die Bedeutung dieses Gelenkes am ehesten mit der des ACG an der Schulter verglichen werden.

Die Schmerzausstrahlung verläuft über die Hüfte zur Rückseite des Beines. Das Liegen auf der erkrankten

Tabelle 8.7 Unterschied Radikulär – Pseudoradikulärsyndrom

	Radikulärsyndrom	Pseudo-Radikulärsyndrom
Symptome	Segmentale Ausstrahlung in ein Bein im Nervenverlauf	Diffuse Ausstrahlung in ein/beide Bein(e)
Störung	**Strukturell** Nucleus pulposus Protrusio oder Prolaps	**Funktionell** Blockierung, Instabilität oder ISG-Problematik
Schmerz	Schmalbasig im Dermatom	Breitflächig, nicht Dermatombezogen
Sensibilität	Hyposensibilität	Diffuse Angaben, meist Hypersensibilität
Lasègue	+	–
Patrick	–	+
Therapeutische Hinweise	Ruhe, Entspannung, schmerzlimitierte Mobilität, NSAR etc.	Bewegung, Reflextherapie, Chirotherapie, KG etc.

Tabelle 8.8: ISG-Syndrom

Pathologisches Substrat	- Degenerative Veränderungen im ISG - ISG-Blockierung
Diagnosestellung	
Anamnese	- Kreuzschmerzen ohne/mit Ausstrahlung auf Beinrückseite - Schmerzen beim Liegen auf der erkrankten Seite
Befunde	- Abduktionstest (Patrick) ++++ - Adduktionstest +++ - Außenrotation ++ - Innenrotation + (in Endphase) - Lasègue + (beim Anheben beider Beine negativ!!) - Druckschmerz (ISG, Symphyse) Federungstest + - Spinae und Glutealfalten stehen unterschiedlich - Vorlauf + auf gestörter Seite
Hinweis	- Wird oft bei Kreuzschmerz-Patienten ,übersehen' und als Bandscheibenprozess/Ischialgie diagnostiziert

Seite ist mit Schmerzen verbunden. Ein wesentliches und leicht überprüfbares klinisches Symptom ist das Auffinden eines Vorlaufphänomen auf der Seite der ISG-Störung *(s. Abschnitt 8.3)*. Der Lasègue ist positiv, wird aber beim Anheben beider Beine negativ. Der Patricksche Hyperabduktionstest ist auffälliger, als die Prüfung der Außenrotation, Innenrotation und passiven Adduktion. Die Verwendung des Adduktionstestes ist im Untersuchungsbogen als fakultativ angegeben, weil er nur verwertbar ist sofern das Ligamentum iliolumbale nicht verkürzt ist (**Tab. 8.8**).

8.4.6 Coxarthrose

Synonym: Hüftgelenksarthrose

Die Vermutung auf eine bestehende Coxarthrose wird sich immer stellen, wenn der Patient die typischen Einlaufschmerzen äußert. Mit dem Auffinden eines Kapselmusters ist die klinische Diagnose schon gesichert. Danach ist die Innenrotation am deutlichsten eingeschränkt, gefolgt von Extension, Patrick'schen Hyperabduktionstest, Außenrotation und Flexion (**Tab. 8.9**).

8.4.7 Coxalgie

Synonym: Periarthropathia coxae

Ähnlich wie bei der Periarthropathie humeri scapularis spielt sich diese Erkrankung in der Umgebung des Hüftgelenks ab. Nicht selten tritt sie jedoch in Verbindung mit einer Coxarthrose auf. Störungen der Statik sind offenbar von größerer Bedeutung als morphologisch-degenerative Veränderungen. Eine Dysbalance zwischen den Abduktoren (besonders Schwäche des M. gluteus medius) und den Adduktoren soll an ihrer Entstehung beteiligt sein wie auch Veränderungen des Trochanter major bzw. der Bursa trochanterica. Die aktive Abduktion ist im Vergleich zur Gegenseite abgeschwächt. Eine Belastung der Hüfte mit Flexion und Adduktion äußert sich in einem eindrucksvollen, fühlbaren Überschnappen des Tractus iliotibialis am Trochanter major. So entsteht das Bild der „schnappenden Hüfte" („Hüftschnupfen").

Die Schmerzausstrahlung verläuft von der Hüftregion zur Oberschenkelvorder- und -außenseite. Das Liegen auf der erkrankten Seite ist schmerzhaft und

Tabelle 8.9: Coxarthrose

Pathologisches Substrat	- Degenerativ-arthrotische Veränderungen im Hüftgelenk
Diagnosestellung	
Anamnese	- Einlaufschmerzen
Befunde	- Kapselmuster: 1. Innenrotation 2. Extension 3. Patrick'sches Hyperabduktionsphänomen 4. Außenrotation 5. Flexion
Hinweise	- Frühzeitiges Erkennen (auch ohne subjektive Beschwerden) kann Progression beeinflussen

beeinträchtigt die Nachtruhe. Im fortgeschrittenen Stadium kann es zum Nachziehen des Beines auf der erkrankten Seite kommen.

Im Unterschied zur Coxarthose kann von einem umgekehrten Kapselmuster (AR > Abd > IR) gesprochen werden, denn die Störung spielt sich außerhalb des eigentlichen Hüftgelenks ab. Die für die Hüfte typische Beeinträchtigung der Innenrotation ist bei der Coxalgie nur in der anatomischen Endstellung auffällig. Neben den Funktionseinschränkungen finden sich Druckschmerzpunkte über dem Trochanter major, dem Acetabulum und der Symphyse. Eine stärkere Vorwölbung des Gesäßes auf der Seite der Coxalgie ist dann zu beobachten, wenn inzwischen eine Kontraktur des M. iliopsoas eingesetzt hat (**Tab. 8.10**)

Tabelle 8.10: Coxalgie

Pathologisches Substrat	– Überspringen der Sehne des M. gluteus medius am Trochanter major – Überspringen des Traktus iliotibialis am Trochanter major
Diagnosestellung	
Anamnese	– Kreuzschmerzen mit Ausstrahlung auf Beinvorderseite – Schmerzen im Trochanterbereich beim Liegen auf erkrankter Seite – Nachziehen des Beines der erkrankten Seite (fortgeschrittenes Stadium)
Befunde	– Außenrotation einschränkt/schmerzhaft – Patrick positiv – Schmerz bei Innenrotation (Endstellung) – Druckschmerz (Trochanter major, Acetabulum, Symphyse) – Umgekehrtes Kapselmuster: 1. Außenrotation 2. Patrick 3. Innenrotation

9 Knie-Sprunggelenk

M. SPALLEK

9.1 Topographische Anatomie

9.1.1 Kniegelenk

Das Kniegelenk stellt das größte Gelenk am Körper des Menschen dar. Es verbindet den Oberschenkelknochen mit dem Schienbein; das Wadenbein hat im Gegensatz dazu keinen gelenkigen Kontakt zum Femur. Das Kniegelenk stellt in Streckhaltung ein Scharniergelenk dar und bietet nur bei gebeugtem Knie auch Rotationsbewegungsmöglichkeiten. Innerhalb des Gelenks können drei Gelenkanteile unterschieden werden: ein lateraler und medialer Kniegelenksanteil, getrennt durch die intraartikulären Kreuzbänder, und die Gelenkfläche der Kniescheibenrückseite. Alle Gelenkanteile befinden sich in einer gemeinsamen Kniegelenkshöhle.

Als wichtigste Bandstruktur zieht das vordere Kreuzband von der hinteren Fläche der lateralen Femurkondyle nach ventral-medial auf das Tibiaplateau. Es sichert mit dem hinteren Kreuzband den gelenkigen Kontakt zwischen Femur und Tibia und beide verhindern gemeinsam ein Abgleiten der Femurkondyle von der Gelenkfläche (**Abb. 9.1**). Daher kann bei einem Riss des Kreuzbands eine Verschieblichkeit der Tibia gegenüber dem Femur festgestellt werden, die auch als Schubladenphänomen bezeichnet wird. In Abhängigkeit des betroffenen Kreuzbands kann dann eine vordere von einer hinteren Schublade unterschieden werden.

Die Seitenbänder verhindern sowohl die Überstreckung im Kniegelenk als auch bei gestrecktem Kniegelenk eine Abduktions- bzw. Adduktionsmöglichkeit. Alle Bänder stabilisieren gemeinsam mit der Patellarsehne das Kniegelenk.

Als topographische Orientierung sind die Gelenkspalten an der Gelenkkapsel unter den Seitenbändern, die Patellarspitze und -sehne sowie der Tibiakopf und das Fibulaköpfchen gut palpabel.

Femur und Tibia sind durch die faserknorpelartigen, c-förmigen Menisken voneinander getrennt, die mit

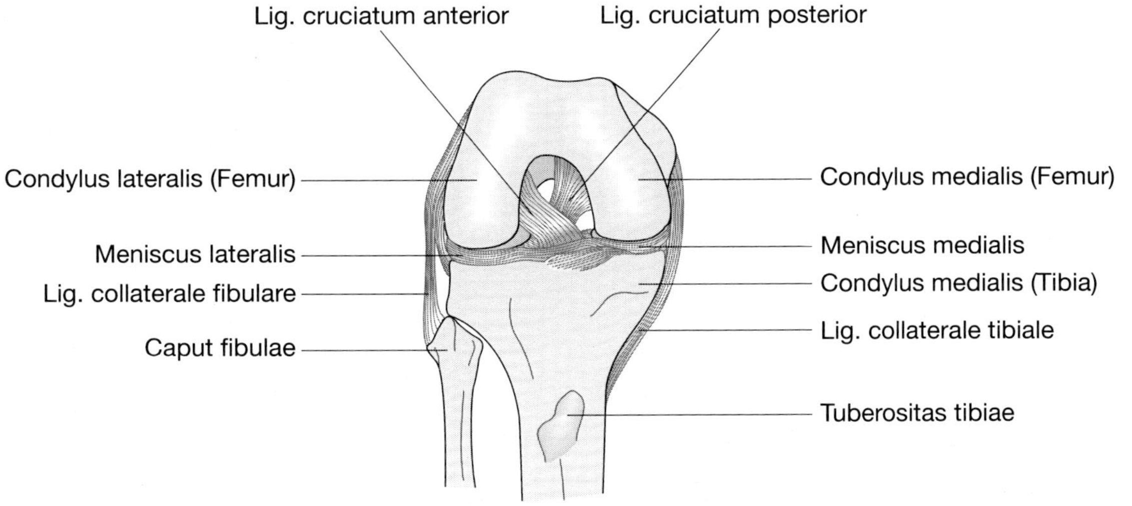

Abb. 9.1: Strukturen am Knie

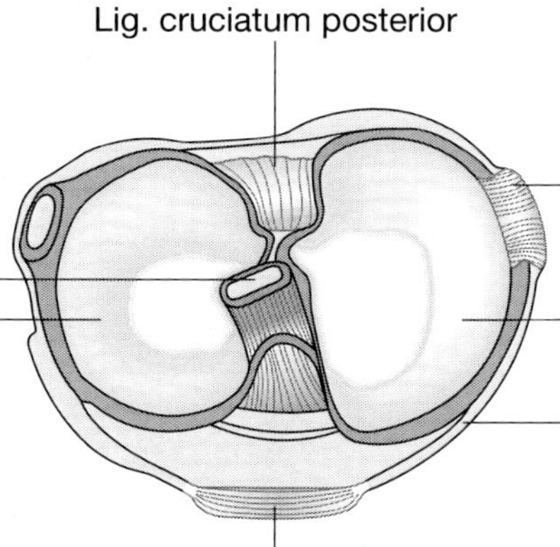

Abb. 9.2: Menisken

ihrer Elastizität im Wesentlichen die Beugefähigkeit des Kniegelenks gewährleisten und zusätzlich eine Pufferfunktion bieten (**Abb. 9.2**).

Als Besonderheit ist dabei zu bemerken, dass der mediale Meniskus mit dem Seitenband und damit auch mit der Gelenkkapsel verwachsen ist, der laterale Meniskus jedoch nicht. Damit sind Ausweichmöglichkeiten des medialen Meniskus bei unphysiologischen Bewegungen eingeschränkt und der Innenmeniskus wird deutlich häufiger bei entsprechenden Unfallmechanismen geschädigt als der Außenmeniskus.

9.1.2 Sprunggelenk

Am Fuß werden aufgrund der überwiegend auf Stabilität ausgerichteten Knochengestaltung sowohl funktionell- als auch klinisch-anatomisch ein oberes und unteres Sprunggelenk unterschieden. Obwohl beide für die volle Funktionsfähigkeit miteinander bewegt werden, sind die kinematischen Einzelprozesse zum besseren Verständnis der Funktionsweise voneinander trennbar.

Das obere Sprunggelenk (OSG) wird durch die distalen Enden der Tibia, der Fibula und der Trochlea tali gebildet. Tibia und Fibula bilden dabei die Malleolengabel, die von der dazwischen liegenden Syndesmose verstärkt wird und in der der Talus wie in einer Zange „eingeklemmt" erscheint. Das OSG erlaubt als wesentlichste Funktion wie ein Scharniergelenk die Extension und Flexion des Fußes. Entsprechend straff ist die ligamentäre Führung des OSG durch medial das Lig. deltoideum und lateral die Ligg. talofibulare ant., talofibulare post. und calcaneofibulare (**Abb. 9.3**). Diese Bänder sind aufgrund der relativ dünnen Hautschicht gut palpabel, ebenso wie die Malleolengabel. Funktionell für Extension und Flexion wesentlich verantwortlich ist die am Calcaneus ansetzende Achillessehne vom M. triceps surae.

Das untere Sprunggelenk kann morphologisch zwar in zwei Einzelgelenke getrennt werden: das hintere untere Sprunggelenk (Art. subtalaris) und das vordere untere Sprunggelenk (Art. talocalcaneonaviculare mit Caput tali). Beide bilden aber funktionell eine Gelenkeinheit und ermöglichen die Kippbewegungen des Fußes. Dabei erfolgt im hinteren unteren Sprunggelenk die Eversion und Inversion bzw. im vorderen unteren Sprunggelenk die Pro- und Supination. Das Begriffspaar Pronation/Supination bezeichnet daher funktionell-anatomisch korrekt nur die Verdrehung des Vorfußes im vorderen unteren Sprunggelenk gegenüber dem Rückfuß, nicht jedoch die gesamte Kippbewegungsmöglichkeit.

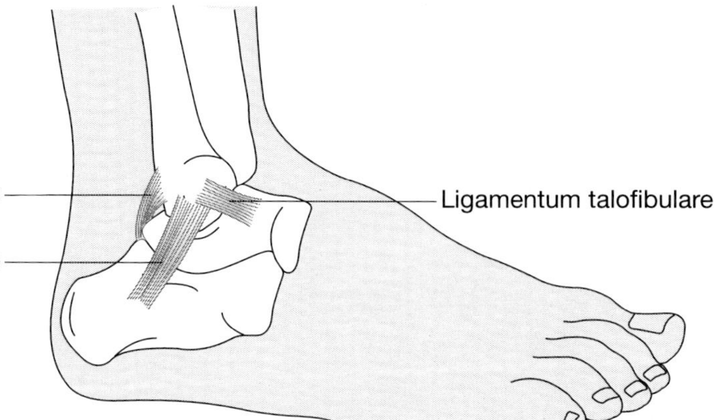

Abb. 9.3: KSG 3

9.2 Screening

Die Screeninguntersuchung des Knie-Sprunggelenks erfolgt im Stehen, möglichst ergänzt durch eine Beurteilung des Gangbilds. Sie beinhaltet einige Elemente aus dem Screening der Wirbelsäule *(vgl. Abschnitt 8.2)*, so dass der Screening-Komplettumfang gemäß Untersuchungsbogen nur dann durchgeführt werden muss, wenn vorher kein Screening der Wirbelsäule oder des Bewegungsapparats erfolgt ist. Sollte dies der Fall sein, genügt eine Ergänzung durch die Tests für die Knie- und Sprunggelenksstabilität (Hüpfen auf einem Bein, abwechselnd, und Stehen auf den Fußaußenrändern beidseits).

Die Dokumentation erfolgt anhand des Untersuchungsbogens Knie-Sprunggelenk (**Abb. 9.4**).

Das komplette Screening beginnt mit der Inspektion in stehender, aufrechter Körperhaltung. Wichtig ist dabei eine Beurteilung der Beinachse, der Form und Kontur der Kniegelenke sowie der Oberschenkelmuskulatur. Dabei ist insbesondere auf Unterschiede im Muskelrelief der Mm. vasti und des M. quadriceps zu achten ist, die bei Kniegelenksstörungen relativ

Knie-Sprunggelenk

fokus®

Name, Vorname, Personalnummer: ____________

geb.: ____________

Erst-Unters. [ ] **Grösse, Gewicht:** ______ cm ______ kg

Nach-Unters. [ ] **Datum:** ____________

Screening (aktiv)

o.B.		Normwert	rechts	links
[ ]	Inspektion (Haltung, Asymmetrien...)			
[ ]	Hocke mit Ferse am Boden			
[ ]	Einbeinstand	> 6 sec		
[ ]	Hüpfen auf einem Bein			
[ ]	Zehen- / Fersenstand u. -gang			
[ ]	Stehen auf dem Fußaussenrand			

wenn Anamnese leer und Screening unauffällig, ist eine weitere Funktionsdiagnostik nicht notwendig

Funktionsdiagnostik (passiv)

o.B.		Normwert	rechts	links
	Kniegelenk			
[ ]	Palpation : Patella, Innen- und Aussenband			
[ ]	Extension / Flexion	5°/0/150°	[0]	[0]
[ ]	Valgus-Varusstress (20° Beugung)	Bandstabilität		
[ ]	Steinmann I	AR/IR in 90°		
[ ]	Lachmann-Test	15-30° Beugung		
[ ]	Apley-Test (grinding / distraction)			
[ ]	M. quadriceps-Test			
	Sprunggelenk			
[ ]	Talusvorschub	Lig. fibulotal.ant.		
[ ]	Adduktion / Inversion / Supination			
[ ]	Malleolenkompressionstest			
[ ]	"Klick"-Test	Lig. fibulocalc.		

Bemerkungen / Verdachtsdiagnose **Unterschrift**

Abb. 9.4: Untersuchungsbogen Knie-Sprunggelenk

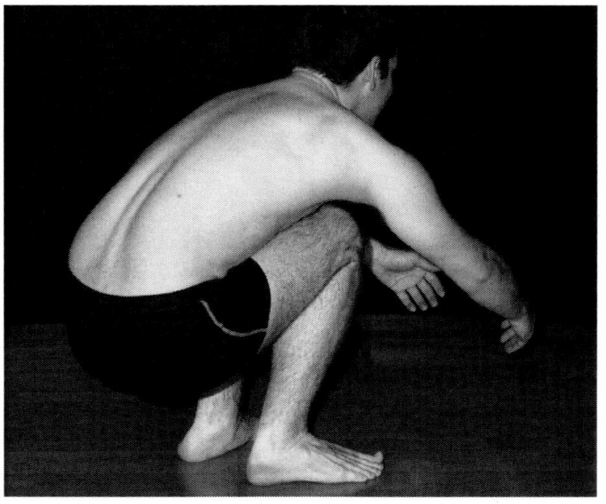

Abb. 9.5: Tiefe Hocke

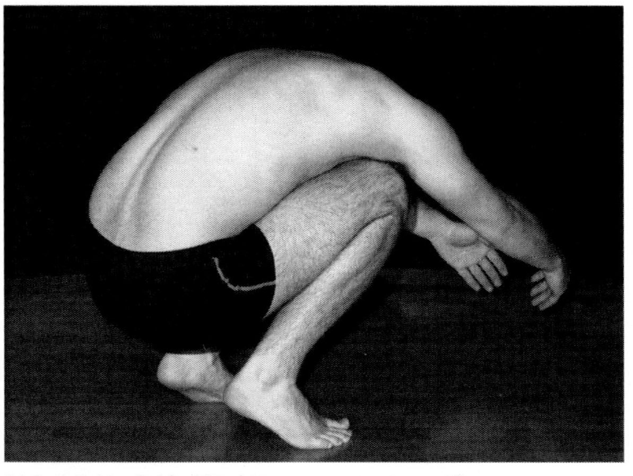

Abb. 9.6: Hocke bei Verkürzungssymptomatik

frühzeitig Hinweise geben können und bei Streckung des Kniegelenks gut zu sehen sind *(vgl. Abschnitt 9.4)*. Anschließend wird der Proband aufgefordert, tief in die Hocke zu gehen und dabei möglichst die Fersen am Boden zu belassen (**Abb. 9.5**).

Sollte dies nicht möglich sein, ist dies als Hinweis auf muskuläre Verkürzungen, z.B. im Bereich des M. triceps surae, oder auf Beweglichkeitsstörungen im Sprunggelenk oder Kniegelenk zu bewerten (**Abb. 9.6**).

Die tiefe Hocke mit anschließendem langsamem Wiederaufrichten gibt einen Überblick über die Beweglichkeit und die Beuge- und Streckfähigkeit im Knie- wie auch im Sprunggelenk und die muskuläre Kraftsituation der unteren Extremität insgesamt. Ein harmonischer Bewegungsablauf ist im Normalfall zu erwarten. Beuge- oder Streckdefizite sowie ein ruckelnder, unharmonischer Bewegungsablauf sind sichere Indikatoren für eine notwendige *Funktionsdiagnostik (vgl. Abschnitt 9.3)*. Nach dem Aufrichten wird der Einbeinstand im Seitenvergleich durchgeführt (**Abb. 9.7**), der neben einer Prüfung der koordinativen Fähigkeiten hier auch Informationen über die Knie- und Sprunggelenksstabilität geben soll. Durch ein sich direkt anschließendes kurzes Hüpfen auf dem jeweiligen Standbein erhält man zusätzlichen Aufschluss über die muskuläre Koordination und Stabilität (**Abb. 9.8**).

Dieser Test ist von besonderer Wertigkeit für arbeitsmedizinische Konsequenzen, da sowohl Erwachsene

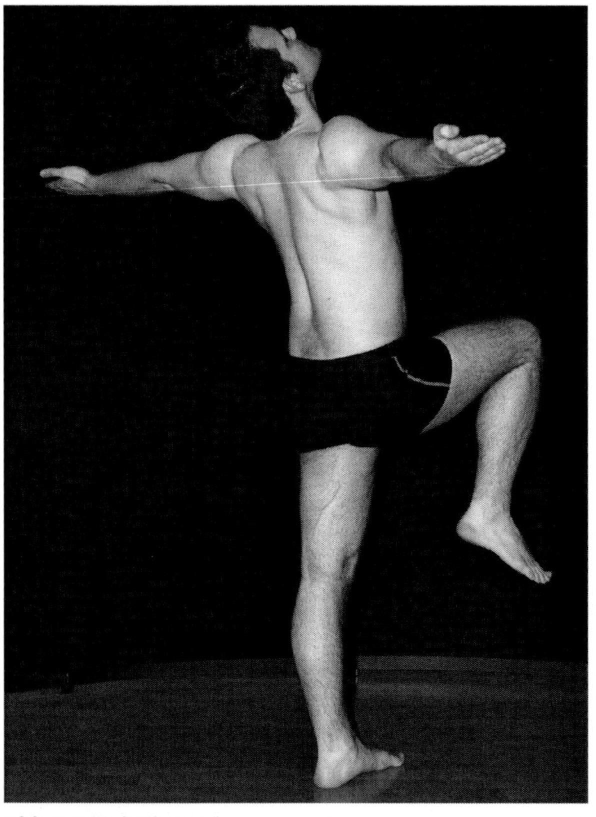

Abb. 9.7: Einbeinstand

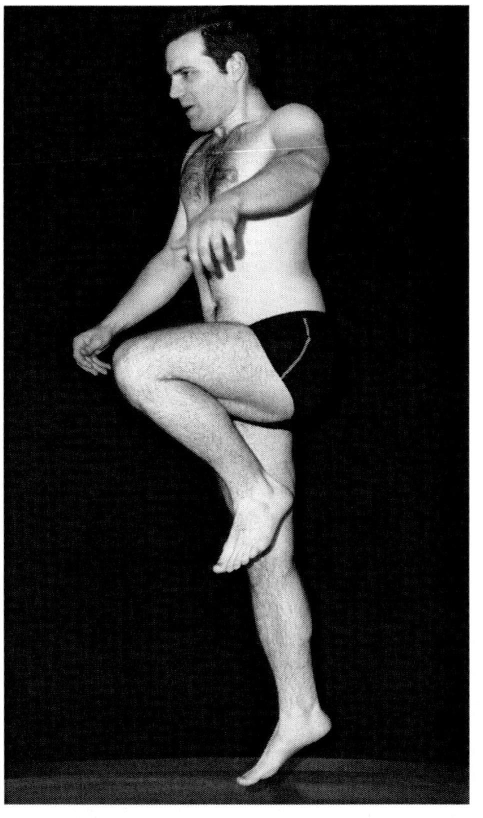

Abb. 9.8: Hüpfen auf einem Bein

wie auch Jugendliche nicht selten Kniegelenksverletzungen mit Meniskus- und/oder Kreuzbandschäden haben. Wenn bei einer Vorschädigung des Kniegelenks, z. B. bei einem nicht operierten Kreuzbandriss, die Tests für Einbeinstand und -hüpfen dennoch gut ausführbar sind, spricht dies für eine ausreichende Stabilität des Gelenks. Gegebenenfalls kann die Belastbarkeit des Kniegelenks dann auch noch durch einbeiniges Kniebeugen zusätzlich abgeschätzt werden. Bei unauffälligen Befunden würden somit keine Bedenken gegen eine Arbeitsbelastung durch stehende oder gehende Tätigkeiten notwendig werden. Einschränkungen wären bei dieser Screeningkonstellation nur sinnvoll für Arbeiten in tiefer Hocke oder im Knien.

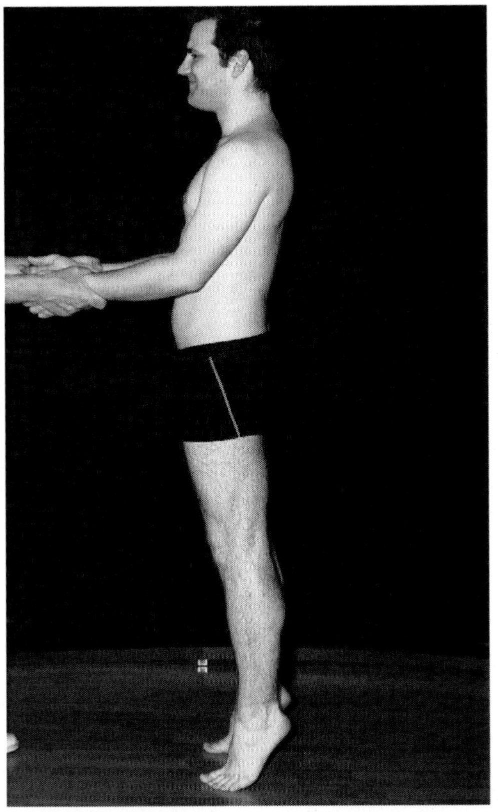

Abb. 9.9: Zehenstand

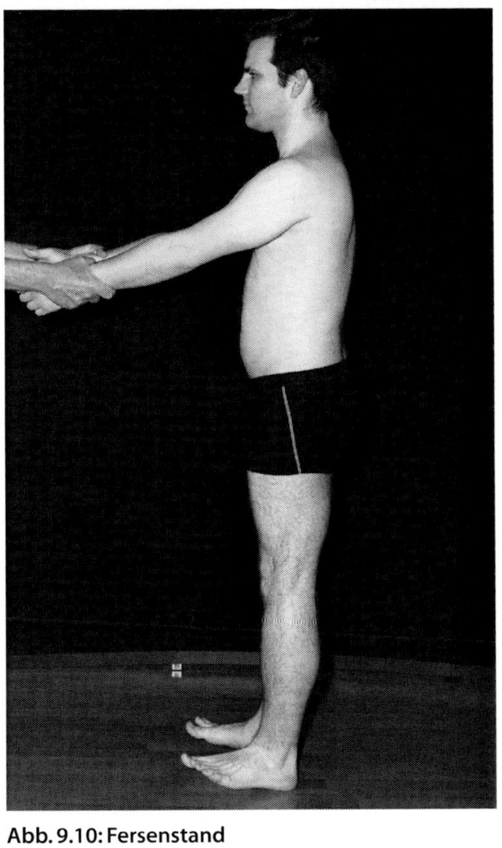

Abb. 9.10: Fersenstand

Der Zehen- und Fersenstand, ergänzt mit wenigen Schritten, gibt Hinweise auf Störungen im oberen Sprunggelenk sowie zur Achillessehne (**Abb. 9.9, Abb. 9.10**).

Abschließend wird mit dem Stehen auf dem Fußaußenrand gleichzeitig beidseits (**Abb. 9.11**) nochmals isoliert die Stabilität der Sprunggelenksregion und der Bandstrukturen überprüft. Ein unvollständiges oder schmerzhaftes Stehen auf dem lateralen oder medialen Fußrand wird besonders bei Bandproblemen im Sprunggelenk auffällig sein, kann aber auch ein Zeichen für eine L 4 Schädigung sein *(vgl. auch Abschnitt 8.4.4)*. Bei leerer Anamnese und unauffälligen Screeningtestungen kann danach die aktive Untersuchung der unteren Extremität beendet werden.

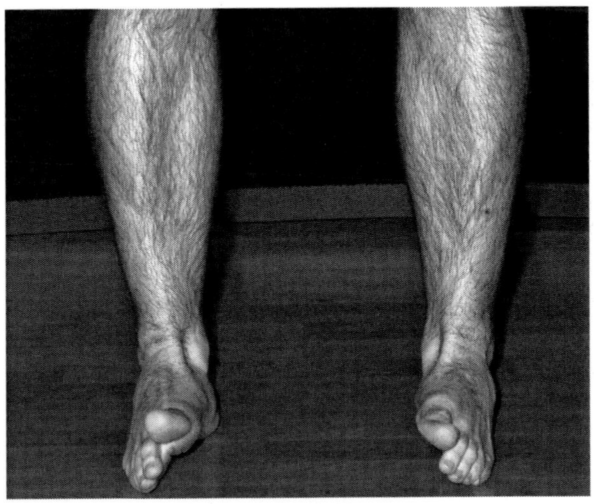

Abb. 9.11: Stehen auf dem Fußaußenrand

9.3 Funktionsdiagnostik

In der betrieblichen Praxis sind Beschwerden am Knie deutlich häufiger als Beschwerden im Sprunggelenksbereich. Es wird daher viel öfter die Notwendigkeit entstehen, eine Funktionsdiagnostik am Knie durchzuführen als das Sprunggelenk intensiver zu untersuchen. Im Folgenden wird daher die Funktionsdiagnostik für die Regionen getrennt dargestellt, analog zu der Unterscheidung auf dem Untersuchungsbogen. Sollte sich die Notwendigkeit ergeben, beide Regionen der unteren Extremität im Zusammenhang zu untersuchen, sollten die einzelnen diagnostischen Tests in eine sinnvolle ergonomische

Abfolge gebracht werden, die einen mehrfachen Wechsel der Probandenpositionen vermeidet. Beispielsweise wird der „Klick-Test" am einfachsten in Kombination mit dem Test des M. quadriceps durchgeführt, da für beide Testungen der Proband am Liegenrand sitzt. Die anderen Sprunggelenkstests erfolgen im Liegen und passen daher gut zur Abfolge der Knieuntersuchung vor den Apley-Tests.

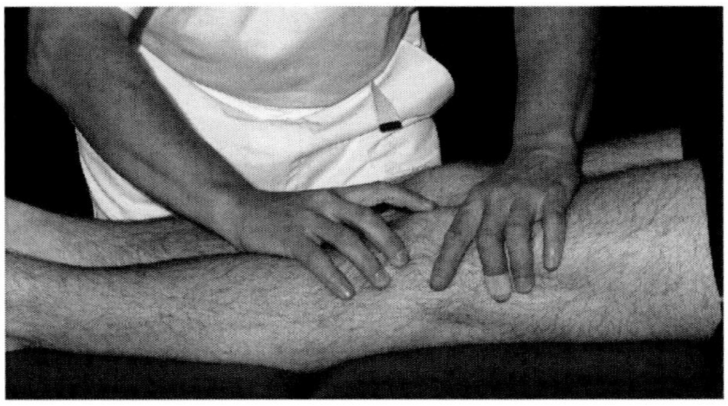

Abb. 9.12: Patella-Druckschmerz

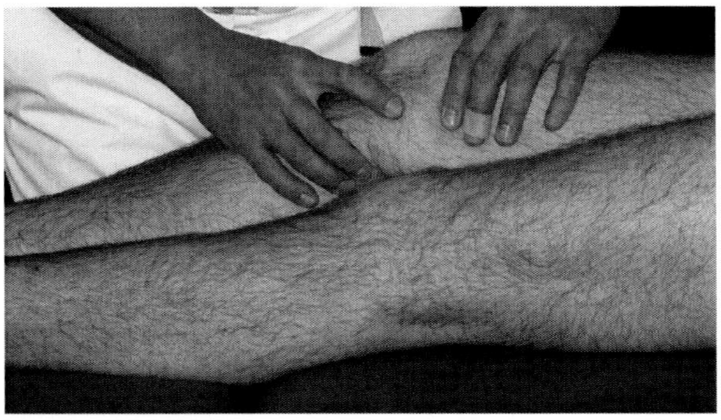

Abb. 9.13: Innenbandpalpation

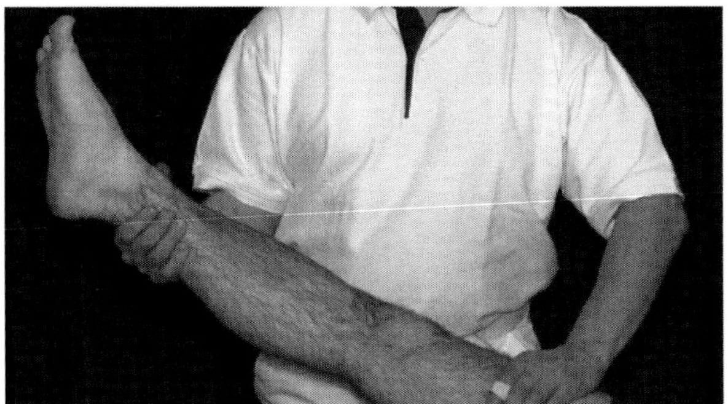

Abb. 9.14: Kniegelenksextension V2

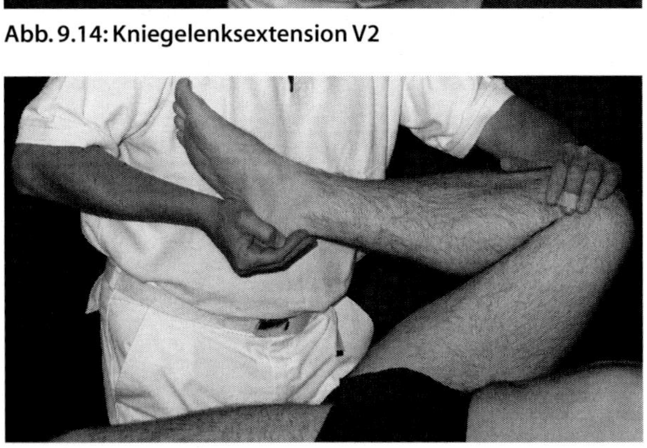

Abb. 9.15: Kniegelenksflexion

9.3.1 Knie

Die Funktionsdiagnostik des Kniegelenks erfolgt am in Rückenlage befindlichen Probanden. Es beginnt mit der Prüfung des Femoropatellargelenks durch Palpation der Patella (**Abb. 9.12**) sowie der Innen- und Außenbandstrukturen (**Abb. 9.13**).

Dabei sollte auf Zeichen für einen Kniegelenkserguss („tanzende Patella") oder für eine Chondropathie (Patella-Verschiebeschmerz, „Zohlen-Zeichen") geachtet werden. Die Innen- und Außenbandstrukturen lassen sich sowohl an ihren knöchernen Ansätzen am Femur bzw. an der Tibia wie auch im Verlauf und über dem Gelenkspalt gut palpieren. Es schließt sich die Prüfung der max. Extension und Flexion an, normalerweise sind 5°-0-150° möglich (**Abb. 9.14, Abb. 9.15**).

Pathologische Phänomene wie Blockaden, Springen oder Schnappen sind zu registrieren. Endgradige Schmerzen in der Beugung, gelegentlich aber auch bei Streckung können Hinweise auf Meniskusläsionen darstellen. Bei einer Beugung von ca. 20° im Kniegelenk wird anschließend durch den Untersucher Valgus- und Varusstress auf das Kniegelenk ausgeübt, um die Stabilität des Außen- und Innenbands zu überprüfen (**Abb. 9.16, Abb. 9.17**).

Anschließend wird das Knie ca. 90° gebeugt und die Innen- und Außenrotation durch rasche Drehungen des Unterschenkels gegen das fixierte Knie ausgeführt (Steinmann-I-Zeichen, **Abb. 9.18, Abb. 9.19**).

Es handelt sich dabei um ein sog. Meniskuszeichen; beispielsweise deuten Schmerzen im medialen Gelenkspalt bei Außenrotation auf einen Innenmenis-

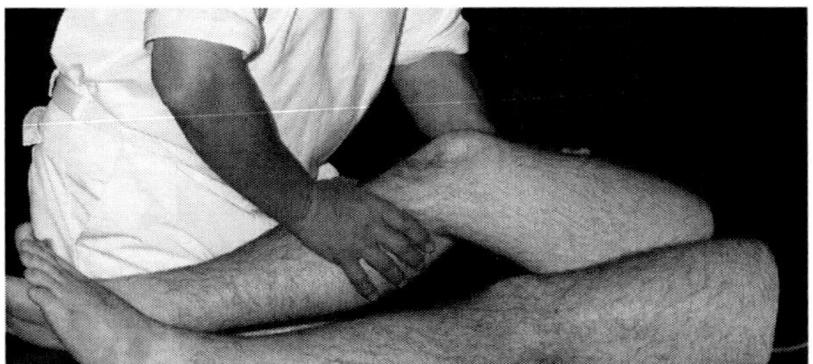

Abb. 9.16: Valgusstress

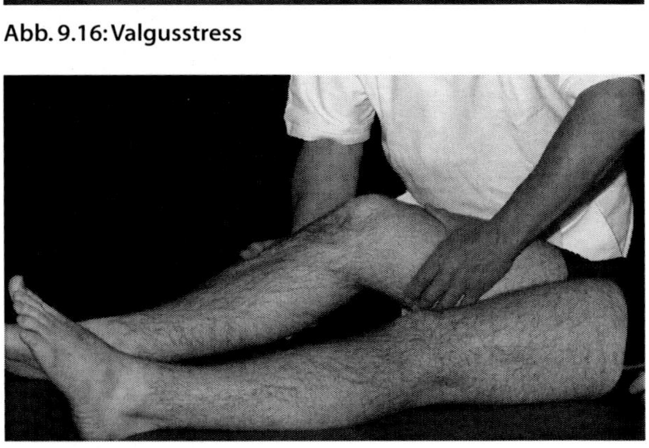

Abb. 9.17: Varusstress

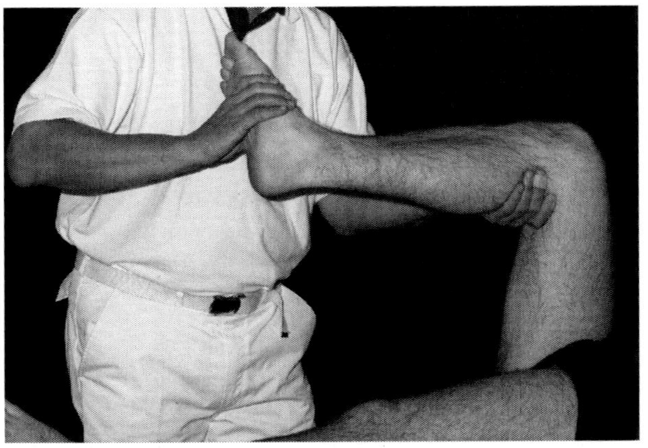

Abb. 9.18: Steinmann I Außenrotation

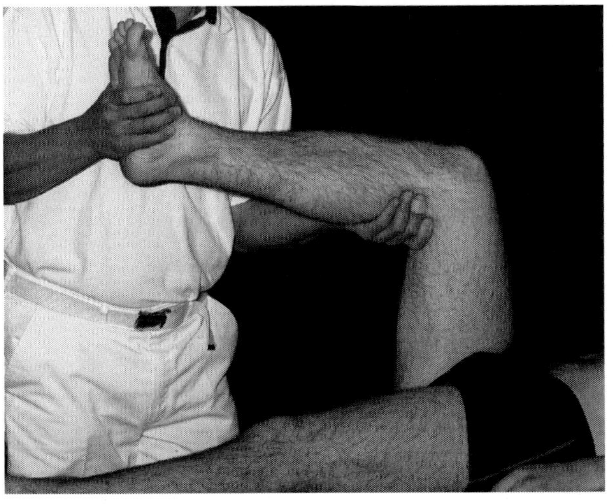

Abb. 9.19: Steinmann I Innenrotation

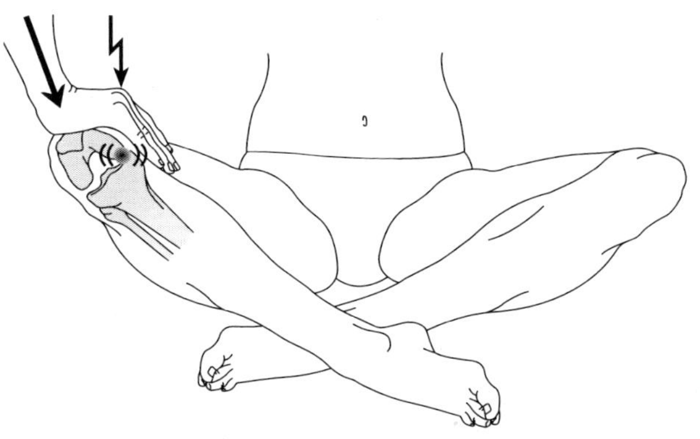

Abb. 9.20: Payr-Zeichen

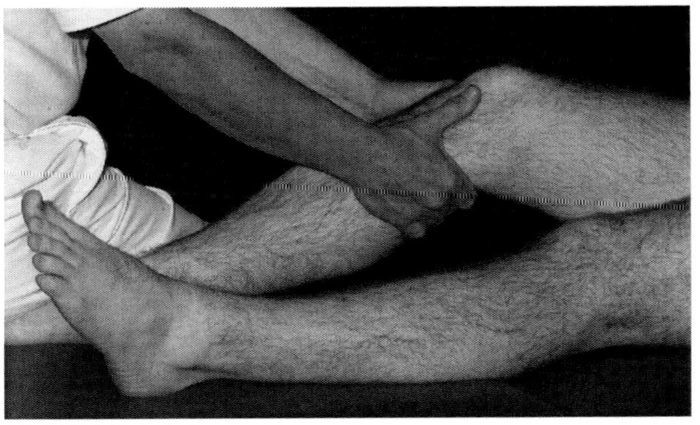

Abb. 9.21: Lachmann-Test

kusschaden hin. Bei unklarer Befundlage kann ggf. noch das Zeichen nach „Payr" zusätzlich geprüft werden (**Abb. 9.20**).

Nach Rückführung der Kniebeugung auf etwa 20°–30° wird die Stabilität des vorderen Kreuzbands gezielt mit Hilfe des sog. „Lachmann-Tests" überprüft. Bei entspannter Kniebeuge- und Streckmuskulatur umgreift der am Fußende sitzende Untersucher den Tibiakopf mit beiden Händen und versucht ihn in seine Richtung zu ziehen (**Abb. 9.21**).

Normalerweise gelingt dies nur mit einer geringgradigen Verschieblichkeit < 3 mm und mit einem relativen festen Anschlag am Bewegungsende. Jede größere Beweglichkeit, insbesondere bei weichem Bewegungsende („Schublade") ist verdächtig und weist auf einen Kreuzbandschaden bzw. eine komplexere Knieinstabilität hin. Der Test muss immer im Seitenvergleich überprüft werden, um etwaige beidseitige oder angeborene Bandinsuffizienzen oder -laxizitäten festzustellen.

Bei Verdacht auf eine Knieinstabilität können dann – sofern Kenntnisse dazu vorliegen – auch weitere Funktionsteste angeschlossen werden, z. B. ein „pivot shift-Test" in einer der vielen Variationen, eine Testung nach Slocum oder Hughston etc. Für die Funktionsdiagnostik unter arbeits- oder allgemeinmedizinischen Aspekten ist dies nicht notwendig, da bei einer nachvollziehbaren Verdachtsdiagnose eines Kreuzbandschadens immer eine genauere Abklärung notwendig ist.

Die Funktionsdiagnostik wird anschließend durch zwei weitere Tests für Seitenband- bzw. Meniskusläsionen ergänzt (Testung nach Apley: Distraktions- und Kompressionstest). Auf dem Bauch liegend beugt der Proband das Knie auf 90° und der Untersucher fixiert mit seinem Bein den Oberschenkel des Probanden auf der Liege (**Abb. 9.22**).

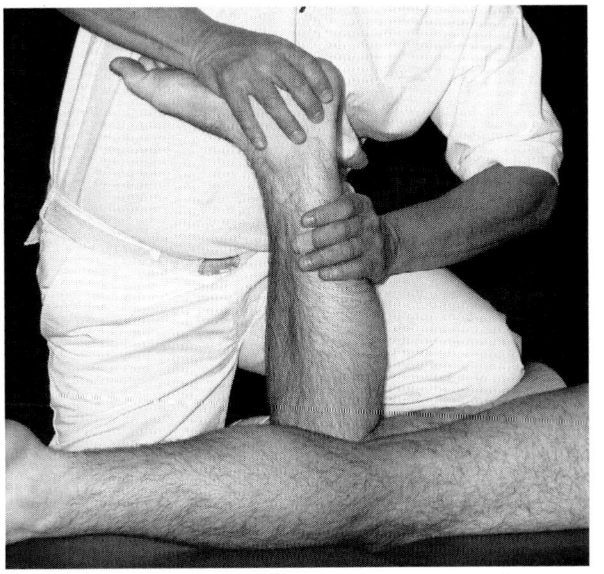

Abb. 9.22: Apley Grinding

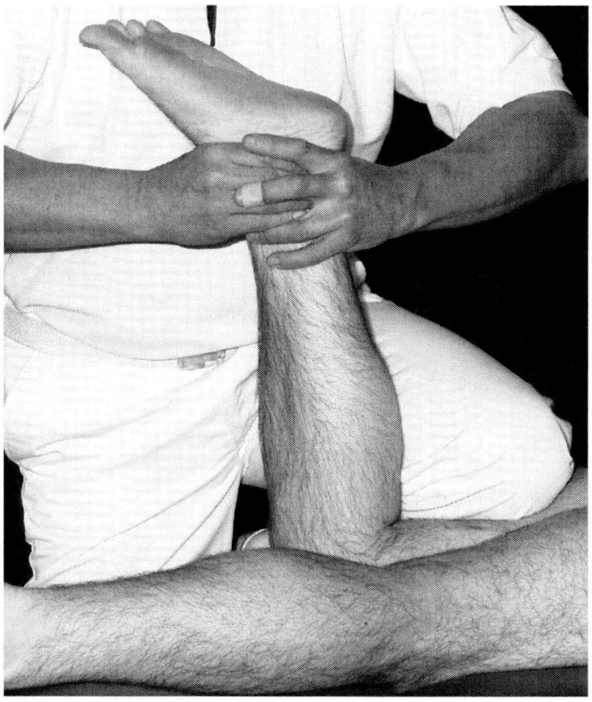

Abb. 9.23: Apley Distraction

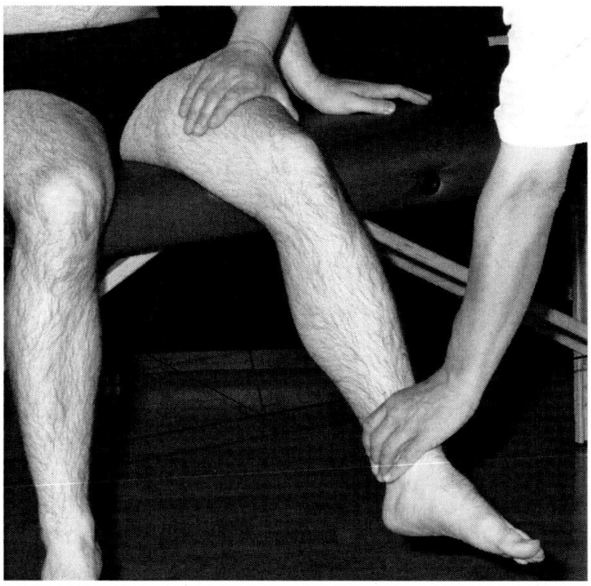

Abb. 9.24: Quadriceps Test

Schmerzen bei Innen- und Außenrotationsbewegungen unter Druck (positives „grinding") sprechen wie das Steinmann-I-Zeichen für einen Meniskusschaden. Beschwerden bei der Rotationsprüfung unter Zugbelastung (positive „distraction") deuten eher auf einen Kapsel-Bandschaden hin und sollten daher mit den Befunden aus der Varus-/Valgusstressuntersuchung übereinstimmen (**Abb. 9.23**).

Anschließend setzt sich der Proband mit den Kniekehlen an den Liegenrand, damit zum Abschluss der Kniegelenksuntersuchung die Kraft des M. quadriceps überprüft werden kann. Dazu fixiert der Untersucher den Unterschenkel durch Umgreifen am Sprunggelenk und der Proband streckt anschließend sein Bein gegen isometrischen Widerstand (**Abb. 9.24, Abb. 9.25**), jeweils im Seitenvergleich.

9.3.2 Sprunggelenk

Sofern Anamnese, Schmerzangaben sowie eventueller Unfallhergang eine alleinige Untersuchung der Sprunggelenksregion erfordern, bieten sich nachfolgende Funktionsuntersuchungen an.

In Rückenlage des Probanden wird die Stabilität des unteren Sprunggelenks und des Lig. fibulotalare anterius durch den sog. Talusvorschub geprüft. Der Untersucher bildet mit seiner Hand einen ringförmigen Faustschluss, auf dem die Ferse des Probanden ruht. Die andere Hand umgreift kranial vom oberen Sprunggelenk den distalen Unterschenkel und drückt diesen in Richtung Liege (**Abb. 9.26**).

Der zweite Stabilitätstest ist die Prüfung der passiven Adduktion/Inversion/Supination für den Vorfuß und das vordere wie hintere untere Sprunggelenk (**Abb. 9.27**). Beide Tests werden erst durch die Prüfung im Seitenvergleich klinisch aussagefähig.

Der sog. Malleolen-Kompressionstest erfolgt durch den Druck von Daumen und Mittelfinger gegen beide Malleolen gleichzeitig. Wird dabei ein Schmerz ausgelöst, kann das ein Hinweis auf eine Syndesmosenverletzung sein (**Abb. 9.28**).

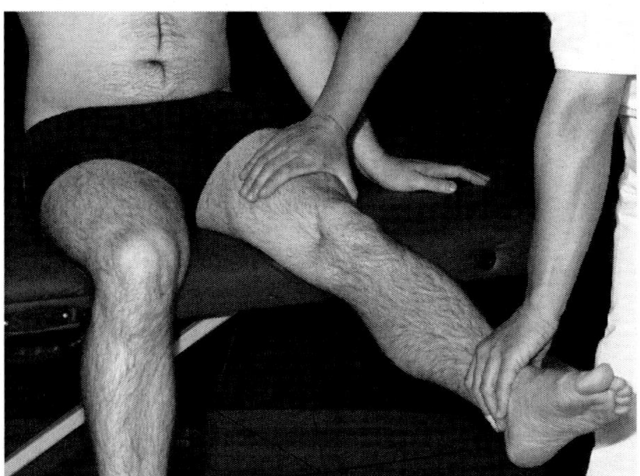

Abb. 9.25: Quadriceps Test Endstellung

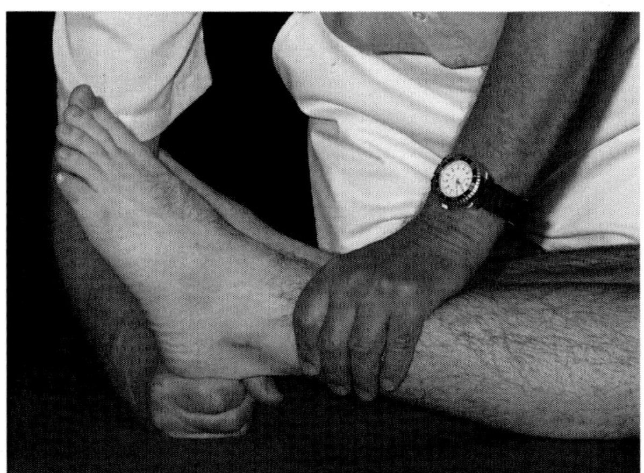

Abb. 9.26: Talusvorschub

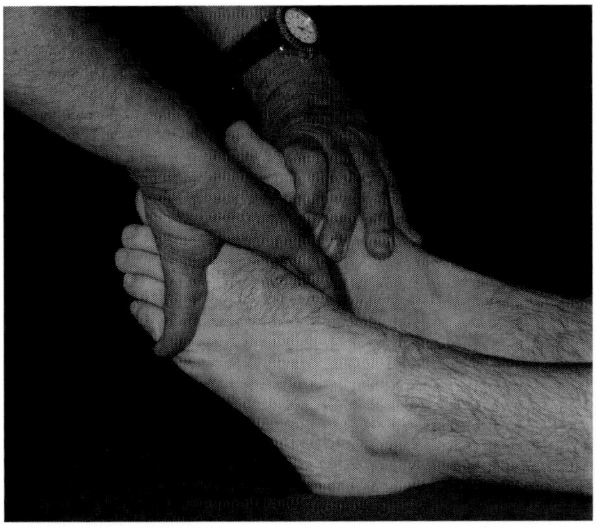

Abb. 9.27: Supination

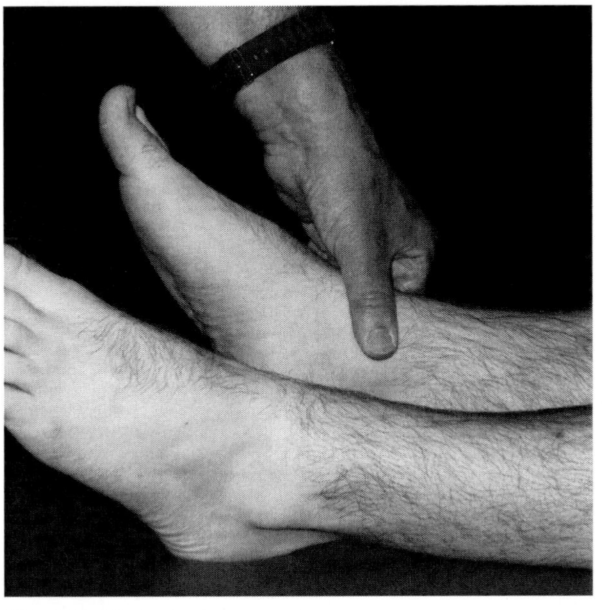

Abb. 9.28: Malleolenkompression

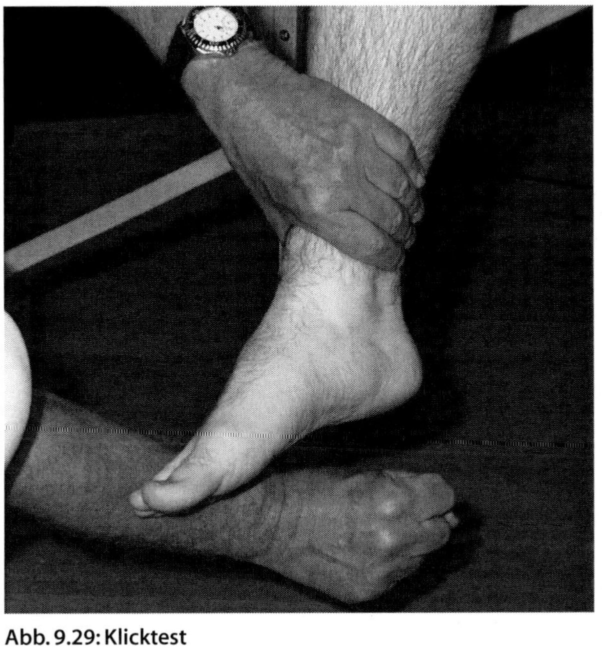

Abb. 9.29: Klicktest

Der Klicktest ist ein klinisch genutzter Test, wenn neben dem Lig. fibulotalare anterius auch das Lig. fibulocalaneare rupturiert ist. Der Proband sitzt dazu mit herunterhängendem Unterschenkel am Liegenrand. Der Untersucher umfasst den Unterschenkel mit der einen Hand kranial über dem oberen Sprunggelenk und die Faust der anderen Hand „schlägt" leicht von unten gegen den Kalkaneus (**Abb. 9.29**). Bei einer Ruptur beider Bänder ergibt sich ein typisches „Klick"-Geräusch, das dem Zusammenstoß zweier Billardkugeln ähnlich klingt.

Eine weitere, nicht ganz seltene Verletzung im Fußbereich stellt eine Achillessehnenruptur da, die sich beispielsweise im Screening und der entsprechenden Anamnese durch einen deutlichen Seitenunterschied beim Zehenstand bemerkbar macht. Neben einer oft tastbaren Delle im Rupturbereich kann sich auch ein positiver „Drucktest nach Thompson" auslösen lassen. Durch ein Zusammenpressen der Wadenmuskulatur kann man normalerweise eine passive Plantarflexion des Fußes auslösen (**Abb. 9.30**). Dann wäre der Test negativ bzw. unauffällig.

Eine deutliche Abschwächung oder ein vollständiger Verlust der Plantarflexion als positives Ergebnis stellt einen Hinweis auf eine Achillessehnenschädigung dar. Zur Vervollständigung sollte dann zumindest noch die Prüfung des Achillessehnenreflexes durchgeführt werden.

9.4 Differenzialdiagnostische Überlegungen

Die vorgestellten Untersuchungsabfolgen zielen auf arbeits- oder allgemeinmedizinisch relevante Beschwerden der unteren Extremität. Wegweisend sind dabei neben den funktionellen Befunden vor allem die anamnestischen Angaben. Diese sind so umfangreich wie möglich und nötig – insbesondere zur (beruflichen) Vorgeschichte – zu erfassen. In Verbindung mit den Stabilitätsprüfungen der Screeningebene (Hüpfen auf einem Bein) gelingt auch eine zuverlässige Einschätzung der Belastbarkeit der Knie bei vorbestehenden Meniskus- oder Kreuzbandschäden.

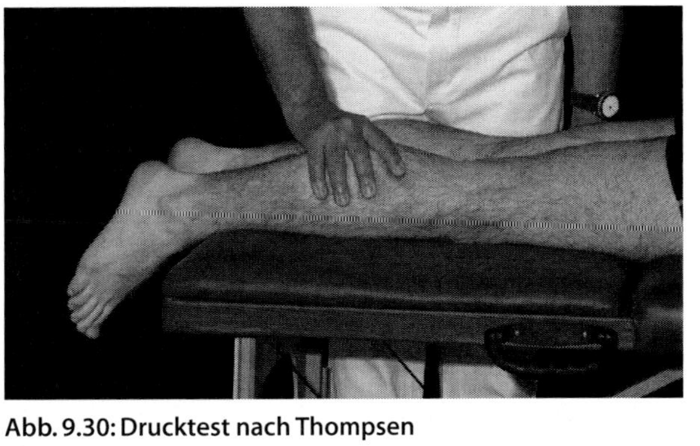

Abb. 9.30: Drucktest nach Thompsen

Bei jüngeren Mitarbeitern, die oft sportlich aktiv sind, sind Beschwerden meist dem Kniescheibenknorpel (**Tab. 9.1**), Unfallfolgen nach Meniskus- oder Kreuzbandschäden am Kniegelenk (**Tab. 9.2, Tab. 9.3, Tab. 9.4**) bzw. Bandrupturen im Sprunggelenksbereich zuzuordnen (**Tab. 9.5**).

Die intensive propriozeptive Verknüpfung der Kniegelenksbeweglichkeit mit der Oberschenkelmuskulatur führt dazu, dass bei Behinderungen der Kniebeweglichkeit relativ frühzeitig schon Muskelatrophien beginnen können. Eine weiterführende Diagnostik bei Verdacht auf gravierende Kniegelenksverletzungen sollte daher relativ zeitnah durchgeführt werden.

Degenerative Meniskusschäden im Sinne einer primären Degeneration als Folge eines Alterungsprozesses treten bevorzugt bei älteren Mitarbeitern auf. Ursachen dafür können Überbelastung und/oder Achsenfehlstellung und/oder Knorpelschäden und/oder Mikrotraumatisierungen sein. Eine überdurchschnittliche Belastung der Kniegelenke ist biomechanisch meist verbunden mit einer Dauerzwangshaltung, insbesondere bei Belastungen durch Hocken oder Knien bei gleichzeitiger Kraftaufwendung oder häufig wiederkehrende erhebliche Bewegungsbeanspruchung, z. B. Laufen oder Springen mit häufigen Knick-, Scher- oder Drehbewegungen auf grob unebener Unterlage. Daher spielt in diesen Fällen die Arbeitsanamnese eine wichtige Rolle. Als arbeitsbedingte Ursachen können überwiegend kniebelastende Tätigkeiten, z. B. Arbeiten in tiefer Hocke oder im Knien, im Bergbau unter Tage, bei Ofenmaurern, Fliesen- oder Parkettlegern, bei Rangierarbeitern, bei Berufssportlern und bei Tätigkeiten unter besonders beengten Raumverhältnissen in Frage kommen.

Tabelle 9.1: Übersicht Chondropathia patellae

Diagnostik	Angaben bzw. Befund
Anamnese	– Beschwerden hinter der Kniescheibe – Beschwerden beim längeren Sitzen mit angewinkelten Beinen – Beschwerden beim Treppabgehen – „Krepitationen" – Schmerzen bei Kniebeuge – „Pseudoblockade" – Luxationstendenz oder Fraktur möglich
Screening	– Tiefe Hocke auffällig oder nicht möglich – Einbeinstand beeinträchtigt – Hüpfen auf einem Bein beeinträchtigt
Funktionsdiagnostik	– Palpation der Patella auffällig – Reibegeräusch oder Schneeballknirschen bei Verschieblichkeitsprüfung der Patella möglich – DS über Patellamitte möglich – Bestätigung durch Zeichen nach „Zohlen" sinnvoll
Differenzialdiagnostik	– Patellarspitzensyndrom = „jumpers knee" – Insertionstendinose M. quadriceps/Tractus iliotibialis = „runners knee" – Bursitis praepatellaris

Tabelle 9.2: Übersicht Seitenbandläsion

Diagnostik	Angaben bzw. Befund
Anamnese	– Meist Trauma in der Vorgeschichte – Gut lokalisierbarer Schmerz im Bandverlauf oder über Gelenkspalt – Lokales Hämatom möglich
Screening	– Einschränkungen bei allen Beweglichkeitstesten, v. a. bei tiefer Hocke
Funktionsdiagnostik bei Innenbandläsion	– Druckschmerz über medialem Bandverlauf – Aufklappbarkeit des Gelenksspalts oder deutliche Schmerzzunahme bei Valgusstress – Apley-Test „distraction" +++ – Evtl. Zeichen nach „Payr" positiv
Funktionsdiagnostik bei Außenbandläsion	– Druckschmerz über lateralem Bandverlauf – Aufklappbarkeit des Gelenksspalts oder deutliche Schmerzzunahme bei Varusstress – Apley-Test „distraction" +++
Differenzialdiagnostik	– Wenn das Knie bei anderen Funktionstests stabil ist, z. B. Lachman-Test negativ ist, liegt eher eine Bänderdehnung oder -zerrung vor – Bei Aufklappbarkeit in Extensionsstellung unter Valgusstress ist ein zusätzlicher Kreuzbandschaden wahrscheinlich

Durch eine degenerative oder traumatische Kontinuitätsunterbrechung im Meniskusgewebe (**Meniskusriss**) wird die Funktion der Menisken als Lastverteiler und „Stoßdämpfer" im Kniegelenk deutlich beeinträchtigt. Durch Verkleinerung der lastübertragenden Fläche im Kniegelenk erhöht sich gleichzeitig der Druck auf den verbleibenden Gelenkknorpel. Insbesondere bei einer Ruptur des vorderen Kreuzbands ohne stabilisierende operative Rekonstruktion (Kreuzbandplastik) besteht ein erhöhtes Risiko für eine fortschreitende Läsion des Innenmeniskus. Aufgrund einer vermehrten Translation des Tibiakopfs gegenüber dem Femur und der damit einhergehenden Veränderungen des Roll-Gleitmechanismus im Kniegelenk aufgrund der fehlenden Kreuzbandstabilisierung kann das Auftreten einer Gonarthrose dadurch ebenfalls begünstigt werden. Bei komplexeren Band-/Meniskusverletzungen, v.a. bei der sog. „unhappy triad" mit Schädigung des Innenbandes, des dort anhängenden Innenmeniskus sowie eines Kreuzbandes, muss immer auch mit einer Lockerung des Kapselbandapparats gerechnet werden, die zu sekundären Instabilitäten führen kann (**Tab. 9.3**).

Tabelle 9.3: Übersicht Meniskusläsion

Diagnostikteil	Angaben bzw. Befund
Anamnese	- Meist Trauma in der Vorgeschichte - Plötzlicher Schmerz im Kniegelenk mit dumpfem Charakter, gelegentlich gut lokalisierbar - Beschwerden beim Gehen, Stehen - Unsicherheitsgefühl bis hin zur Instabilität oder „giving way" - Schwellung mit Bewegungseinschränkung - Gelenkblockierung möglich
Screening	- Einbeinstand unsicher oder unmöglich - Tiefe Hocke und Hüpfen auf einem Bein nicht möglich - Zehen-/Fersenstand/-gang beeinträchtigt
Funktionsdiagnostik bei Innenmeniskusläsion	- Evtl. Druckschmerz medialer Gelenkspalt - Evtl. Bewegungsschmerz bei Extension/Flexion (z. B. Steinmann II) - Varusstressprüfung ++ - Steinmann I bei Außenrotation ++ - Apley-Test „grinding" bei Außenrotation +++ - Zeichen nach „Payr" ++
Funktionsdiagnostik bei Außenmeniskusläsion	- Evtl. Druckschmerz lateraler Gelenkspalt - Evtl. Bewegungsschmerz bei Extension/Flexion (z. B. Steinmann II) - Valgusstressprüfung ++ - Steinmann I bei Innenrotation ++ - Apley-Test „grinding" bei Innenrotation +++
Differenzialdiagnostik	- „Unhappy triad": Kombinationsschädigung von Innenband, Innenmeniskus und Kreuzband - Typisches „Giving way" mit anteromedialer Instabilität, meist bei Valgus-Flexions-Außenrotationstrauma

Tabelle 9.4: Kreuzbandläsion

Diagnostikteil	Angaben bzw. Befund
Anamnese	- Trauma in der Vorgeschichte - Schmerz im Kniegelenk mit meist dumpfem Charakter - Beschwerden beim Gehen, Stehen - Unsicherheitsgefühl bis hin zur Instabilität - Schwellung mit Bewegungseinschränkung
Screening	- Einbeinstand unsicher oder unmöglich - Tiefe Hocke und Hüpfen auf einem Bein nicht möglich - Zehen-/Fersenstand/-gang beeinträchtigt
Funktionsdiagnostik bei Läsion am vorderen Kreuzband	- Lachman-Test +++ - Bei Außenrotation deutliche vordere Schublade möglich - Meist Aufklappbarkeit in Extension bei Valgusstress
Funktionsdiagnostik bei Läsion am hinteren Kreuzband	- Befunde nicht eindeutig - Absinken des Tibiakopfes in 90°-Beugung nach dorsal möglich - Anspannung der ischiokruralen Muskulatur möglich - Hintere Schublade möglich, aber unsicheres Zeichen

Tabelle 9.5: Sprunggelenksläsion

Diagnostikteil	Angaben bzw. Befund
Anamnese	- Meist Trauma in Vorgeschichte - Schwellung, Hämatom
Screening	- Alle Beweglichkeitsteste sind eingeschränkt - Stehen auf dem Fußaußenrand beidseits nicht möglich
Funktionsdiagnostik	- Talusvorschub + – +++ - Adduktion/Inversion/Supination +++ bei Außenbandverletzungen - Malleolenkompressionstest positiv nur bei Syndesmosenmitbeieiligung
Differenzialdiagnostik	- Bei Entzündungszeichen => Arthritis

Tabelle 9.6: Übersicht Gonarthrose

Diagnostikteil	Angaben bzw. Befund
Anamnese	- Anlauf- und/oder Ermüdungsschmerzen - Bewegungshemmung
Screening	- Seitenauffälligkeit M. quadriceps bei einseitiger Arthrose - Tiefe Hocke meist eingeschränkt
Funktionsdiagnostik	- Beweglichkeitseinschänkung bei Streckung/Beugung - Steinmann I + - Apley-Test „grinding" + - M.quadriceps-Test +++
Differenzialdiagnostik	- Bei Entzündungszeichen, Erguss => Arthritis, dann auch meist Angabe von Morgensteifigkeit

Arthrotische Beschwerden im Hüft- oder Kniegelenksbereich bzw. Funktionsstörungen nach erfolgter Endoprothetik an diesen Gelenken betreffen vorwiegend Patienten höheren Alters, die mit diesen Beschwerden schon viele Jahre zu tun haben. Die Gonarthrose gehört dabei mit einer Prävalenz von 30 bis über 60 % (je nach Studie) zu einer der häufigsten Erkrankungen der über 60-Jährigen. Alle Arthrosen sind gekennzeichnet durch eine progressive Zerstörung des Gelenkknorpels bis hin zu Mitbeteiligung der Gelenkstrukturen meist primärer oder idiopathischer Genese (**Tab. 9.6**).

Für die sekundären Arthrosen kommen Achsabweichungen, Gelenkdysplasien, endokrine Faktoren und eine Vielzahl weiterer Ursachen in Frage, aber auch anlagebedingte Einflüsse, private oder berufliche Fehlbelastungen und Übergewicht können dabei mit eine Rolle spielen.

In zunehmendem Maße werden bei arbeitsmedizinischen Fragestellungen oder bei Wiedereingliederungen die Einsatzmöglichkeiten nach erfolgter Endoprothetik eine Rolle spielen. Dies gilt sowohl für die Hüfte wie auch für das Kniegelenk. Die verbesserten Operationstechniken, verbunden mit haltbareren Implantaten, führen dazu, dass die zur Operation anstehenden Patienten immer jünger werden.

Wesentlichstes Beurteilungskriterium bei allen Erkrankungen des Kniegelenks ist die Beweglichkeit (Kniegelenksflexion von mehr als 110° bzw. Beheben eines Streckdefizits) und die muskuläre Kraft zur Stabilisierung des Kniegelenks, des Stands und des Gangbilds. Wenn im Screening die Tests für Einbeinstand und -hüpfen gut ausführbar sind, spricht dies für eine ausreichende Stabilität des Gelenks. Gegebenenfalls kann die Belastbarkeit des Kniegelenks dann auch noch durch einbeiniges Kniebeugen zusätzlich abgeschätzt werden. Immer und v. a. auch bei Implantatträgern ist ein zusätzliches stabilisierendes Training der gelenkführenden Muskulatur als günstig anzusehen. Dies ist bei regelgerechter Durchführung auch ohne besonderes Risiko für das Implantat. Neben der Kräftigung der Oberschenkelmuskulatur muss vor allem eine Adipositas als individueller Risikofaktor besonderes berücksichtigt und beeinflusst werden. Zusammenfassend ist aber festzustellen, dass auch nach erfolgreicher Rehabilitation langfristig Arbeiten in tiefer Hocke und unter beengten Raumverhältnissen als ungünstig zu bewerten sind.

Bandrupturen am Sprunggelenk sind ebenfalls eine typische Unfallfolge. Dabei finden sich sowohl Sportunfälle wie oft auch für Arbeits- oder Wegeunfälle mit der typischen Angabe eines „Umknickens". Die Bandverletzungen im Sprunggelenksbereich (Dehnung, Zerrung, Ruptur) betreffen zu ca. 70 % das Lig. fibulotalare anterius allein und in ca. weiteren 20 % der Fälle in Kombination mit dem Lig. fibulocalcaneare. In nicht ganz 10 % der Fälle kann eine Ruptur der Syndesmose mit Sprengung der Malleolengabel festgestellt werden; die sonstigen Bandverletzungen bewegen sich im 1 % Bereich. Je nach Ausmaß der Verletzung und der rupturierten Bandstrukturen ist ein eher konservatives (weniger als 3 Bänder verletzt) oder operatives Vorgehen zur Stabilisierung des Sprunggelenks angebracht, insbesondere bei knöcherner Mitbeteiligung.

Ziel der überwiegend frühfunktionellen Therapie ist die Ausheilung der Ruptur ohne Stabilitätsverlust. Oft kann mit Bandagen oder Orthesen eine bessere funktionelle Anpassung an die Arbeitsplatzanforderungen unterstützt werden. Meist sind Ausweicharbeitsplätze mit überwiegenden Sitzmöglichkeiten nur kurz- oder mittelfristig erforderlich. Bei chronischen Instabilitäten oder rezidivierenden Schwellungs- und Schmerzzuständen im Sprunggelenksbereich können Arbeiten mit überwiegenden Stehanteilen, weiten Laufwegen und auch Arbeiten auf Leitern oder Gerüsten problematisch werden.

10 Screening am Bewegungsapparat

M. SPALLEK

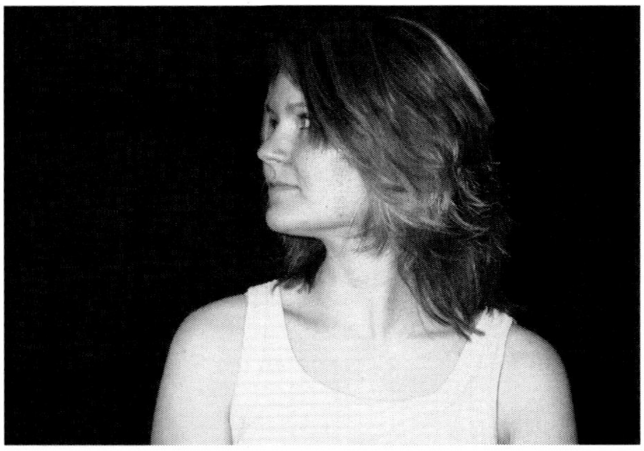

Abb. 10.1: HWS Rotation rechts

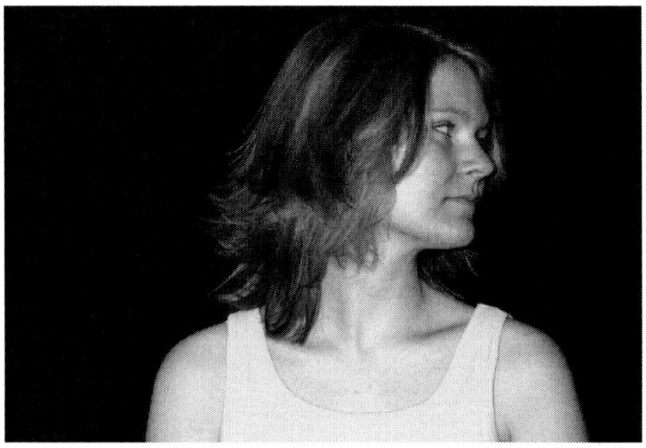

Abb. 10.2: HWS Rotation links

Die Zusammenstellung der Screeninguntersuchungen der einzelnen Körperregionen zu einem Screening des gesamten Bewegungsapparats hat sich bewährt, um sich bei Einstellungs- oder Eignungsuntersuchungen sowie im Rahmen weiterer Vorsorgeuntersuchungen, z.B. bei Bildschirmarbeiten oder Atemschutzgeräteträgern etc., einen schnellen Überblick über die Funktionen am Bewegungsapparat verschaffen zu können. In Verbindung mit den anamnestischen Angaben kann auch hier rasch entschieden werden, ob relevante Funktionsstörungen vorliegen, die eine weitere Diagnostik notwendig machen. Das Screening des Bewegungsapparats ist für den Untersucher schnell durchzuführen, da der Proband die wesentlichen Funktionen aktiv zeigen muss und stellt aus unserer Sicht das Minimum einer sinnvollen Funktionsbeurteilung des Bewegungsapparats dar.

Das Screening erfolgt von kranial nach kaudal, wobei die Screeningtests der Knie-Sprunggelenksregion mit den Testen der LWS-Hüft-Region zusammengefasst werden können. Eine ausführliche Erläuterung der Screeningtests ist in den Kapiteln der jeweiligen Region erfolgt.

Es beginnt bei der HWS mit der aktiven Demonstration der Rotationsmöglichkeiten nach beiden Seiten in Neutral-Null-Stellung (**Abb. 10.1, Abb. 10.2**), der Seitneigung (**Abb. 10.3, Abb. 10.4**) und der Flexion (**Abb. 10.5**) und Extension (**Abb. 10.6**).

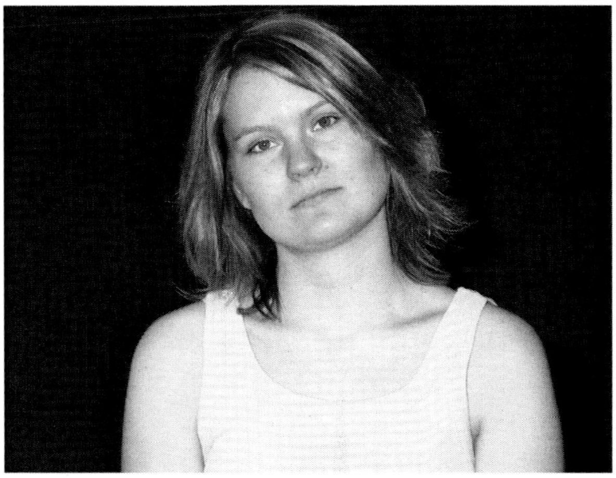

Abb. 10.3: HWS Seitneigung rechts

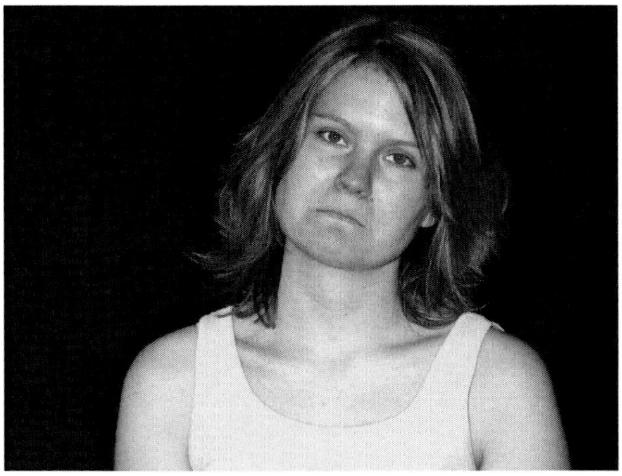

Abb. 10.4: HWS Seitneigung links

Anschließend erfolgt die orientierende Untersuchung der Schulterfunktionen mit dem Adduktionstest (**Abb. 10.7**), dem Daumen-Vertebra-prominens Abstand oder Nackengriff (**Abb. 10.8**) und der Prüfung des Schürzengriffs (**Abb. 10.9**). Alle Untersuchungen erfolgen im Seitenvergleich.

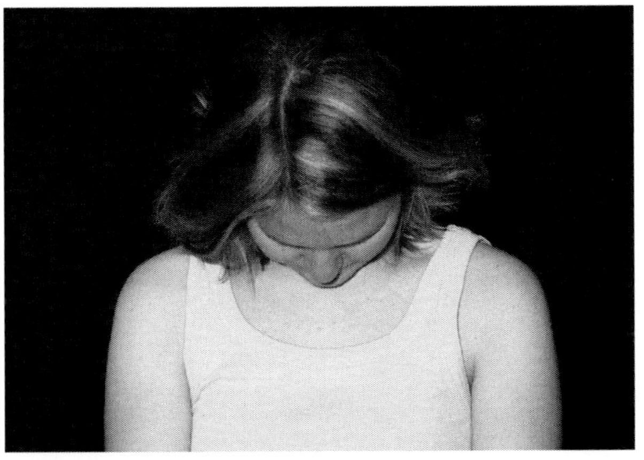

Abb. 10.5: HWS Flexion

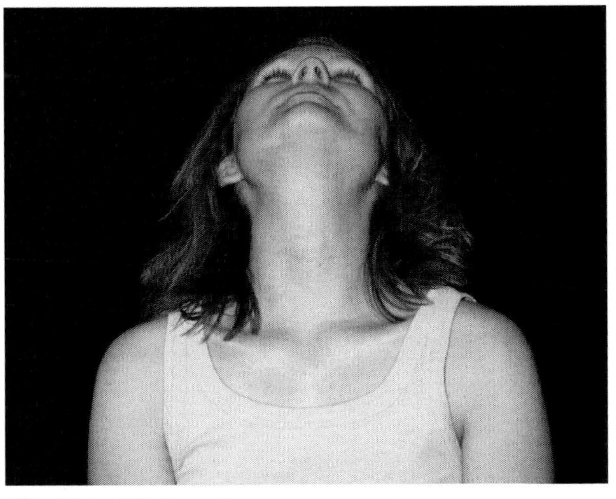

Abb. 10.6: HWS Extension

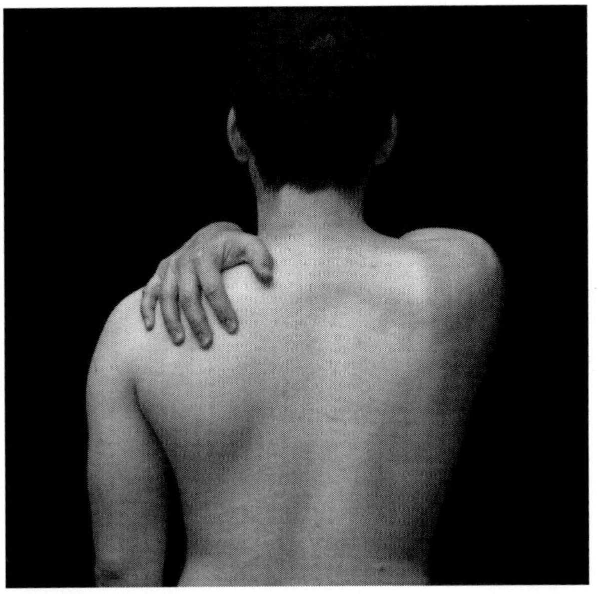

Abb. 10.7: Adduktionstest

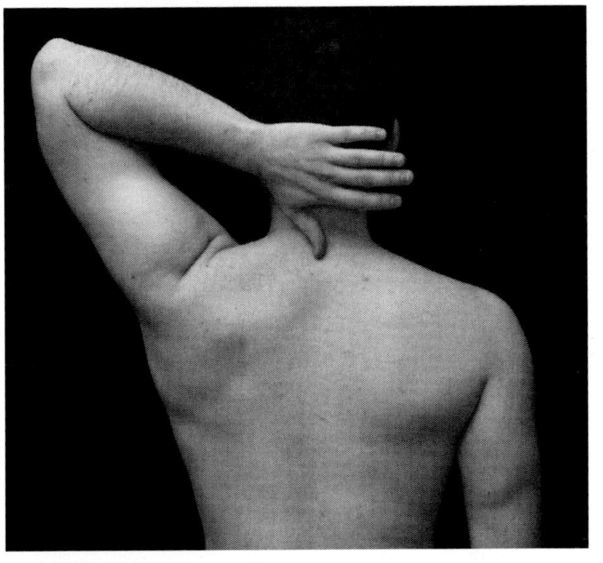

Abb. 10.8: DPA Nackengriff

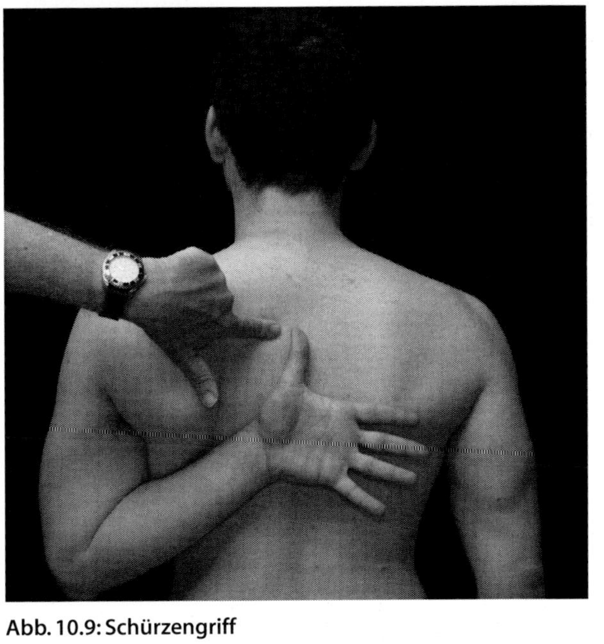

Abb. 10.9: Schürzengriff

Die Funktion der Arm-Hand-Region wird geprüft durch das Anheben eines etwas schwereren Gegenstandes, z. B. eines Stuhls o. Ä., mit zwei unterschiedlichen Haltungen des Handgelenks in Pronation (**Abb. 10.10**) und Supination (**Abb. 10.11**).

Wenn anamnestisch eine Vibrationsbelastung, z. B. durch Arbeiten mit handgehaltenen vibrierenden Maschinen bekannt ist, sollte zusätzlich die Funktion bzw. eine Schmerzauslösung im Handgelenksbereich geprüft werden. Dazu dient unter Ausnutzen des Körpergewichts das Aufstützen bei maximaler Dorsalextension (**Abb. 10.12**) bzw. Volarflexion (**Abb. 10.13**) im Handgelenk.

Das Screening der LWS-Hüft-Region beginnt mit der Prüfung des Finger-Boden-Abstands (**Abb. 10.14**), der Seitneigung der Wirbelsäule nach beiden Seiten (**Abb. 10.15, Abb. 10.16**) und der Rotationsprüfung nach beiden Seiten (**Abb. 10.17, Abb. 10.18**).

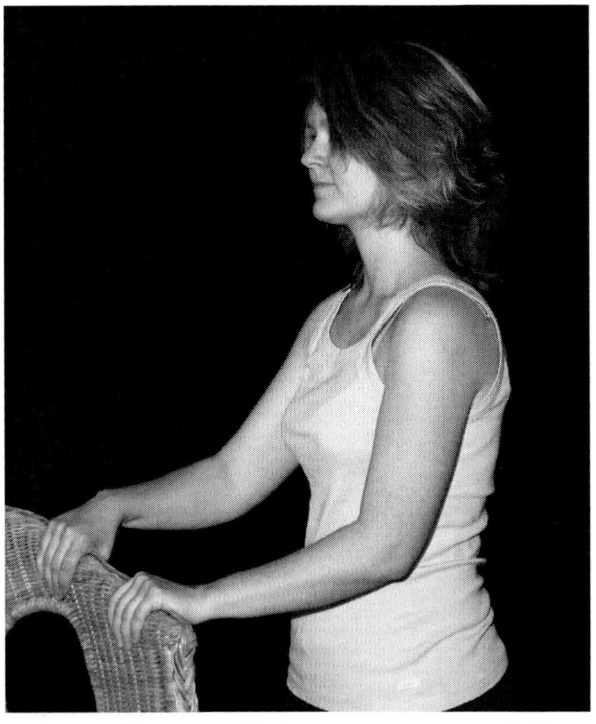

Abb. 10.10: Pronationsgriff

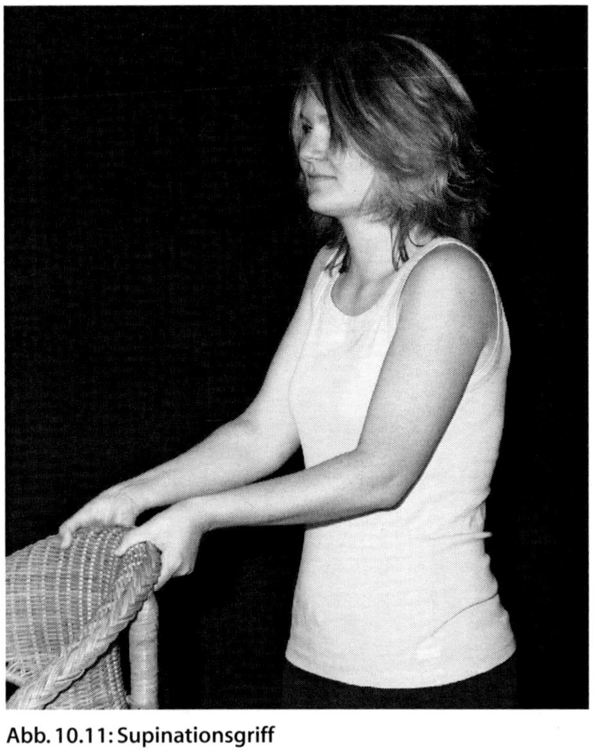

Abb. 10.11: Supinationsgriff

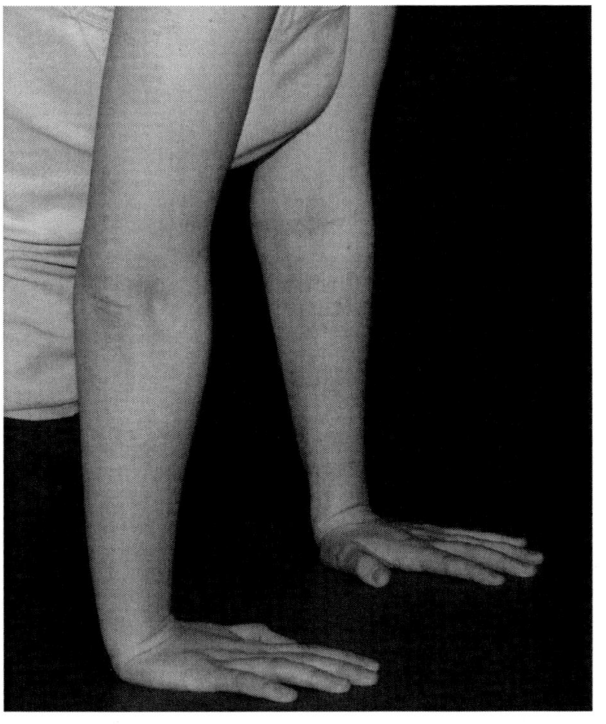

Abb. 10.12: Aufstützen Dorsalextension

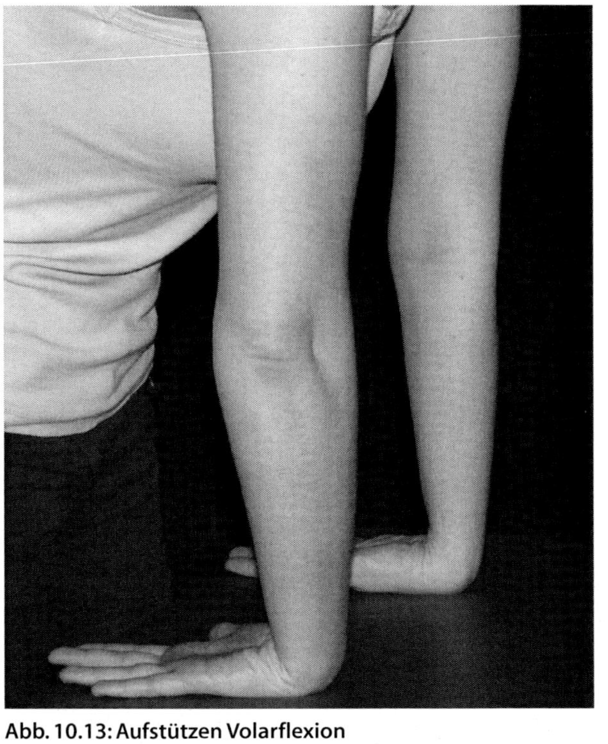

Abb. 10.13: Aufstützen Volarflexion

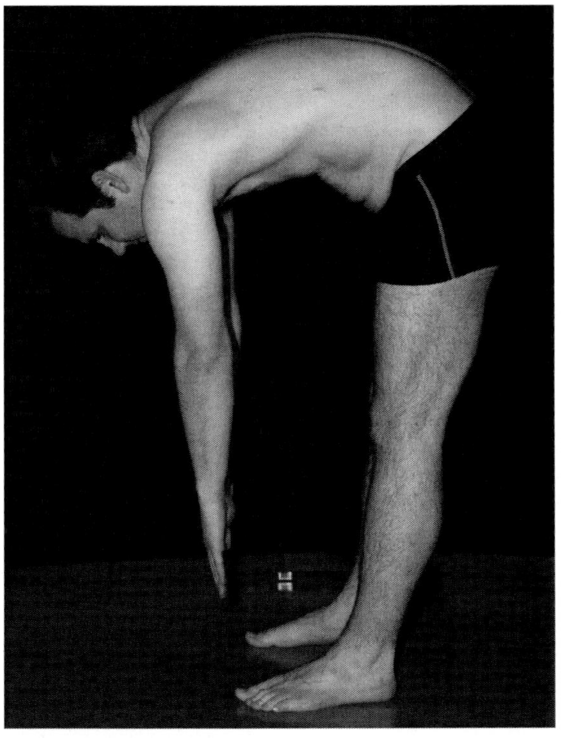

Abb. 10.14: FBA

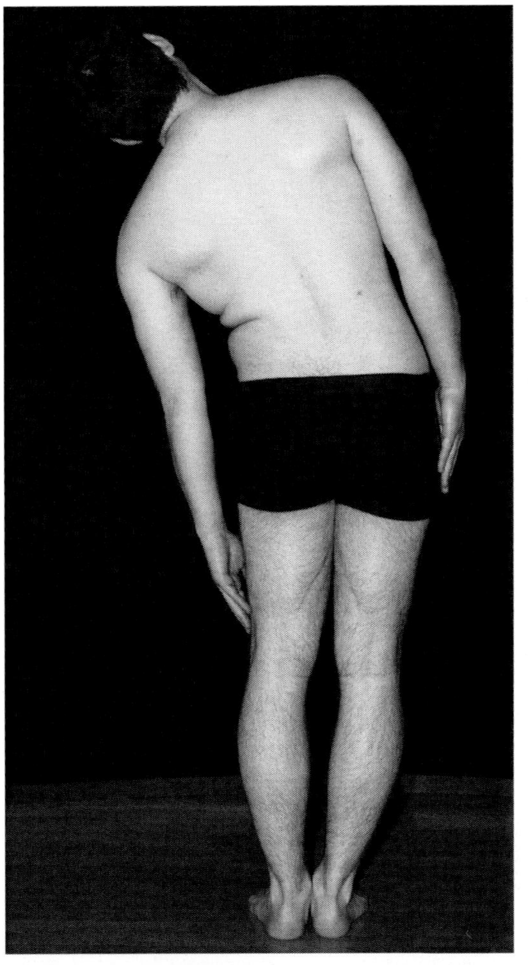

Abb. 10.16: Seitneigung links

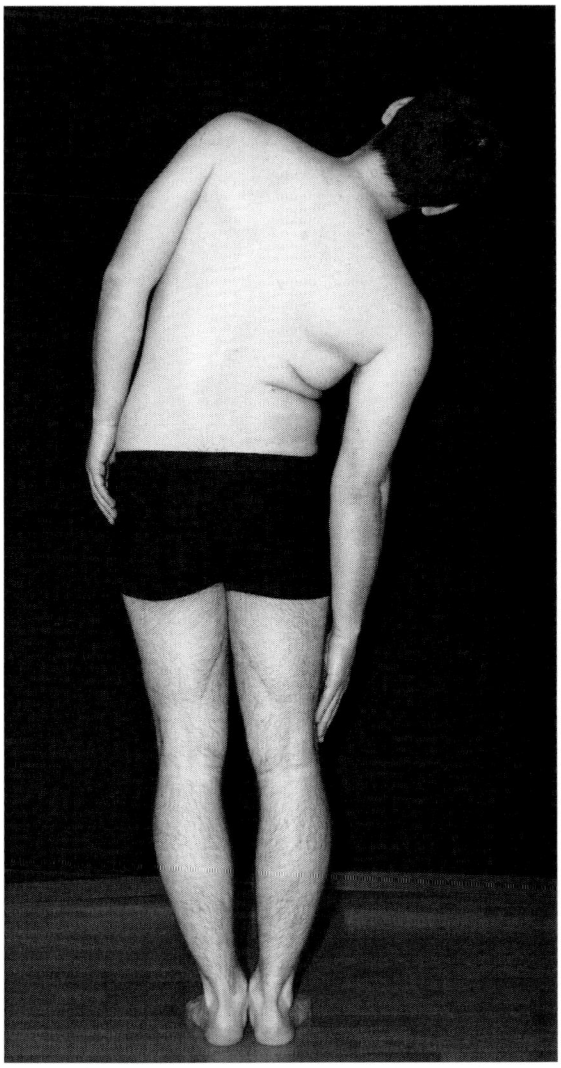

Abb. 10.15: Seitneigung rechts

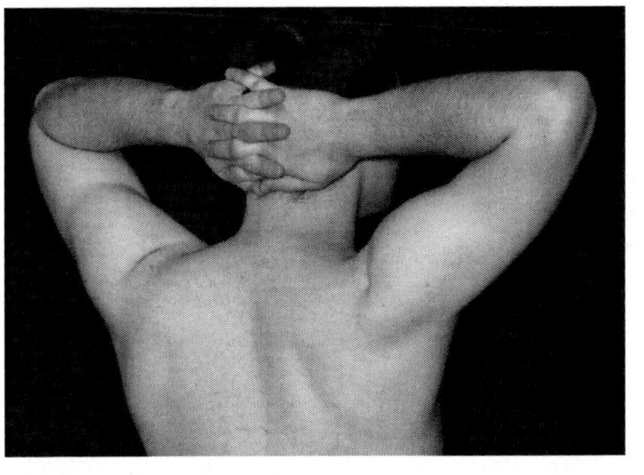

Abb. 10.17: Rotation rechts

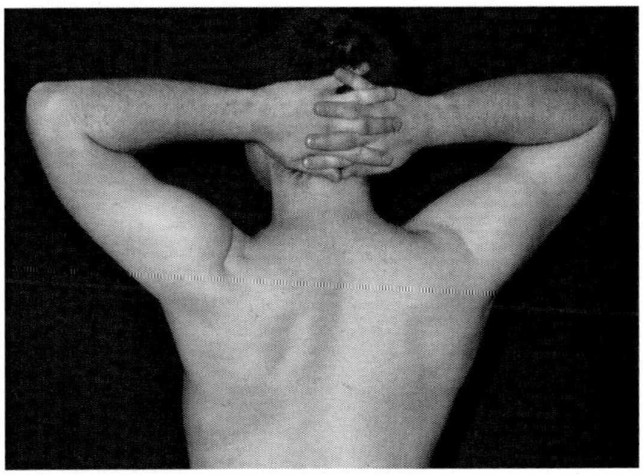

Abb. 10.18: Rotation links

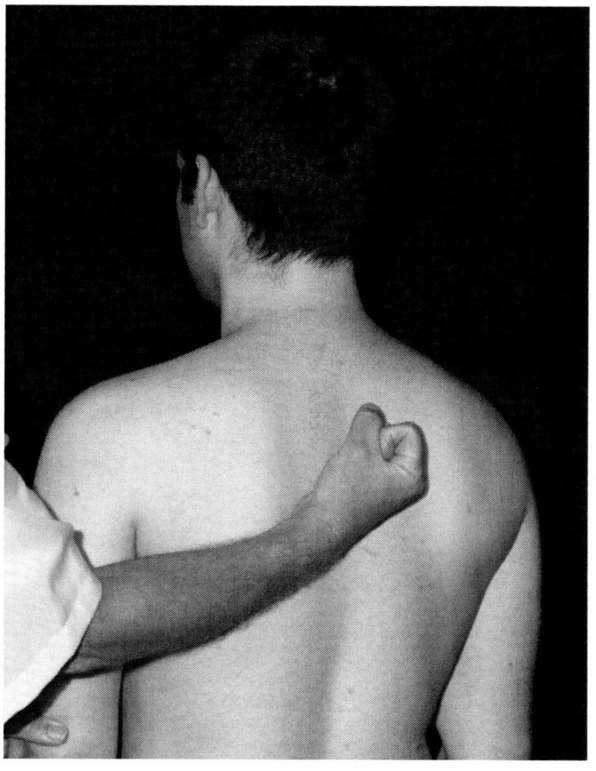

Abb. 10.19: Druck-Kopfschmerz

Vervollständigt wird durch Prüfung einer Druck- oder Klopfschmerzhaftigkeit über den Dornfortsätzen (**Abb. 10.19**). Eine Orientierung zu möglichen radikulären Symptomen erfordert die Prüfung des Zehen- und Fersenstands bzw. des jeweiligen Gangs (**Abb. 10.20, Abb. 10.21**).

Die koordinative Prüfung insgesamt erfolgt durch den Einbeinstand (**Abb. 10.22**) und die umfassende Funktionsprüfung der Hüfte und der unteren Extremität mit Hilfe der tiefen Hocke, möglichst mit den Fersen am Boden, und einem langsamen Aufrichten (**Abb. 10.23**).

Das abwechselnde Stehen auf den Fußaußenrändern (**Abb. 10.24**) und das Hüpfen auf einem Bein (**Abb. 10.25**) schließt die Screeninguntersuchung des gesamten Bewegungsapparats ab.

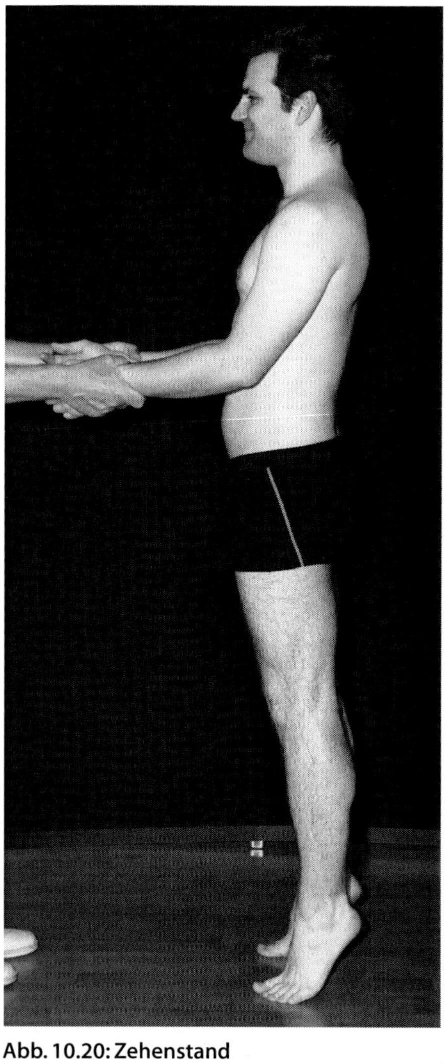

Abb. 10.20: Zehenstand

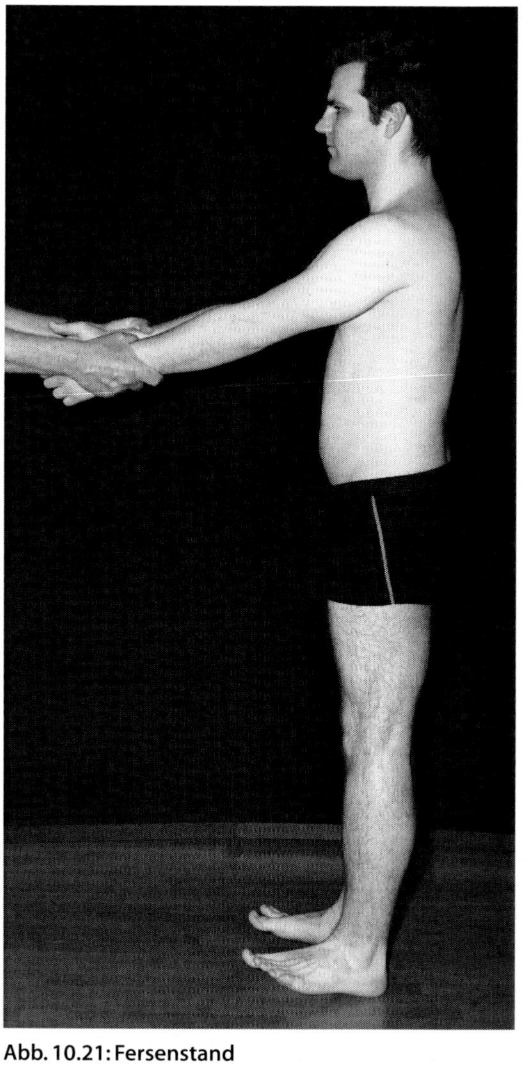

Abb. 10.21: Fersenstand

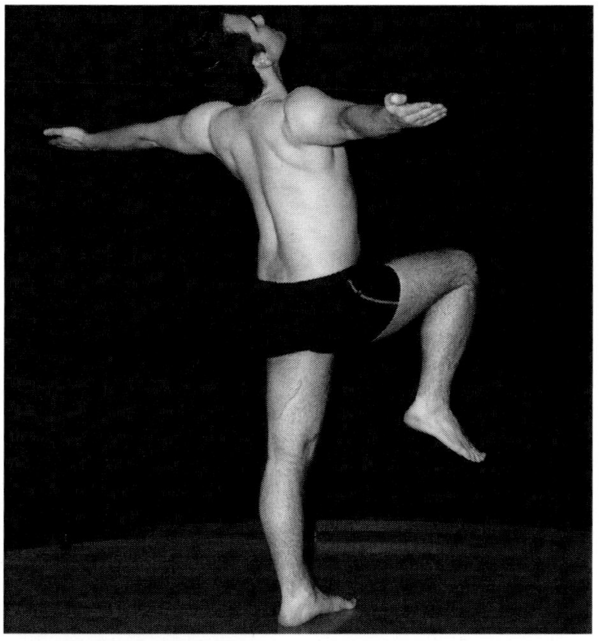

Abb. 10.22: Einbeinstand

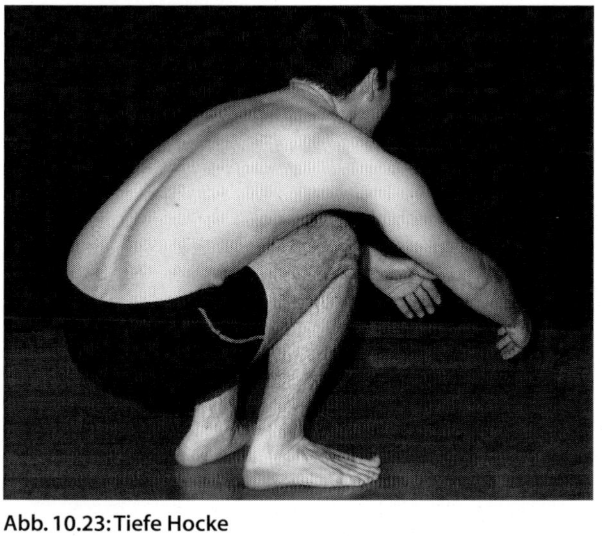

Abb. 10.23: Tiefe Hocke

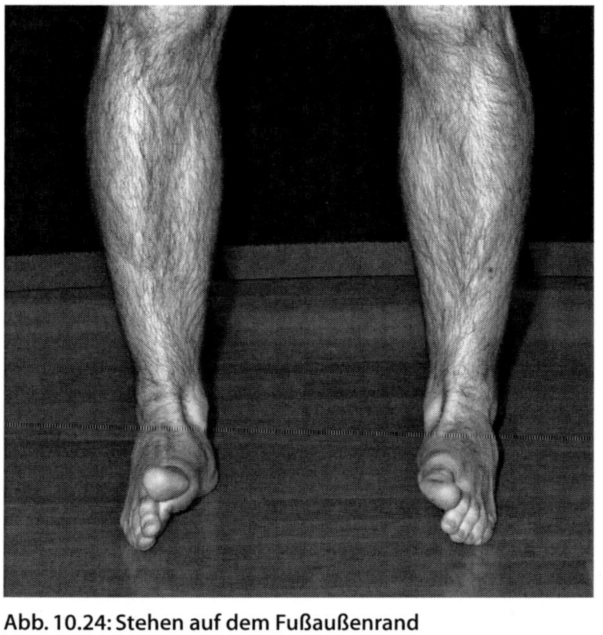

Abb. 10.24: Stehen auf dem Fußaußenrand

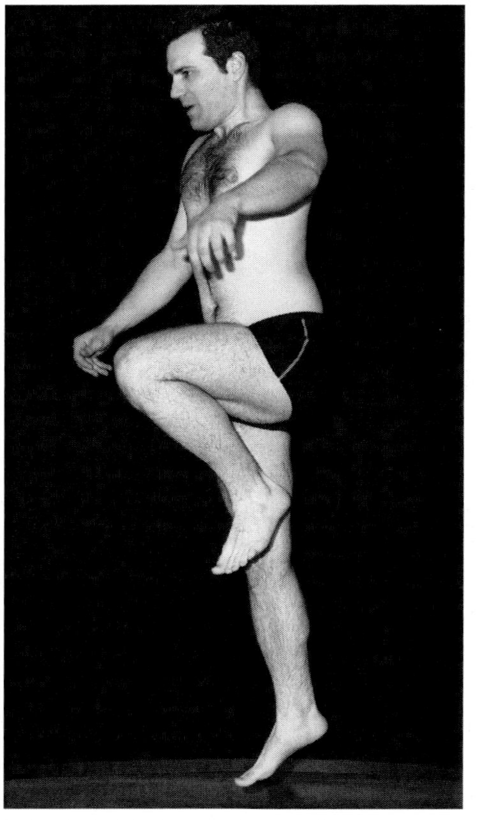

Abb. 10.25: Hüpfen auf einem Bein

Die Dokumentation erfolgt anhand des Untersuchungsbogens Screening Bewegungsapparat (**Abb. 10.26**). Bei auffälligen Befunden in einer oder mehreren Körperregionen sollte die betroffene Region jeweils mit den entsprechenden Funktionsdiagnostiken weiter untersucht werden.

Screening Bewegungsapparat

fokus

Name, Vorname, Personalnummer: ______

geb.: ______

Erst-Unters. [ ] Grösse, Gewicht: ______ cm ______ kg

Nach-Unters. [ ] Datum: ______

o.B.			
[ ]	Inspektion (Haltung, Asymmetrien...)		

Halswirbelsäule

		Normwert	rechts		links
[ ]	Rotation in Neutralstellung	70°/0/70°		0	
[ ]	Seitneigung	45°/0/45°		0	
[ ]	Extension - Flexion	45°/0/45°		0	

Schulter-Arm

[ ]	Adduktion				
[ ]	Nackengriff (Daumen - C7)	0 cm			
[ ]	Schürzengriff	< 2 cm			

Arm-Hand

[ ]	Anheben Stuhllehne in Pronation				
[ ]	Anheben Stuhllehne in Supination				
	Bei Vibrationsbelastung:				
[ ]	*Aufstützen auf Handgelenk in max.Ext/Flex*				

Lendenwirbelsäule

[ ]	Flexion als Finger-Boden-Abstand FBA	< 15 cm			
[ ]	Seitneigung	30°/0/30°		0	
[ ]	Seitrotation	30°/0/30°		0	
[ ]	Druck-/Klopfschmerz BWS/LWS/ISG				
[ ]	Zehen- / Fersenstand u. -gang				
[ ]	Einbeinstand	> 6 sec			
[ ]	Hocke mit Ferse am Boden / Aufrichten				

Knie-Sprunggelenk

[ ]	Hüpfen auf einem Bein			
[ ]	Stehen auf dem Fußaussenrand			

Bemerkungen/Verdachtsdiagnose : Unterschrift:

Abb. 10.26: Screening Bewegungsapparat

11 Psychosoziale Einflussfaktoren bei Beschwerden am Bewegungsapparat

D. PÜTZ

11.1 „Ich habe es doch nicht im Kopf, ich hab' es doch im Rücken ... oder?

Die Frage ist berechtigt, gehen wir doch davon aus, dass auch biomechanische Belastungen zu den situativen Auslösern von Rückenbeschwerden gehören können. Zwischen ihnen und den psychologischen Faktoren sind aber enge Wechselwirkungen anzunehmen. So ist ein wesentlicher Faktor in der Ätiologie und Aufrechterhaltung von Rückenbeschwerden das Einnehmen einer konstanten und ungünstigen Körperhaltung während der Arbeit.

Es finden sich aber auch zahlreiche empirische Belege dafür, dass psychosozialer Stress ein situativer Auslöser von Rückenbeschwerden ist. So besteht ein Zusammenhang zwischen chronischen Belastungen im Alltag (u.a. finanzielle Probleme, Probleme mit Kindern oder älteren Menschen, Ärger mit Vorgesetzten und Kollegen am Arbeitsplatz) und einer Zunahme und Häufigkeit der Beschwerden. Aber auch das Sprechen über Alltagsbelastungen geht bei Menschen mit Rückenbeschwerden mit einer Erhöhung der Muskelanspannung einher. Beschwerden am Bewegungsapparat folgen keinem einfachen organischen Erklärungsmodell, wie gezeigt werden soll.

11.2 „Arbeit ist ein Wert an sich" – eine Standortbestimmung

Arbeit ist ein Wert an sich. Wenn einem Menschen etwas wert ist, ist er auch bereit, dafür Opfer zu bringen. Und in zunehmendem Maße scheint das die Gesundheit zu sein. Muss nicht jeder, der arbeitet, letztendlich krank werden? Die Zeiten, da Arbeit Lebenssinn und Erfüllung war, wie sie sich im romantischen Bild des mittelalterlichen Handwerksmeisters oder des Bauern darstellt, der froh „im Märzen die Rösslein anspannt" und zur Arbeit auf seine Felder eilt, sind vorbei. Arbeit ist schon lange zum Kapital umdefiniert worden. Aber noch immer besteht der Eindruck, Arbeit solle – wie fast alles im Leben – Spaß machen.

Dass das so nicht stimmen kann, lässt sich daran ablesen, dass von den knapp 170 000 Menschen, die wegen voller Erwerbsminderung 2004 zeitlich befristet berentet wurden, gut 30 000 wegen psychischer Störungen nicht mehr erwerbsfähig waren; ein Drittel davon waren Männer. Das Durchschnittsalter der psychisch Erkrankten lag zum Zeitpunkt der Berentung bei 46 Jahren. In psychosomatischen Fachkliniken stufen mehr als 80 % der Patienten ihre Arbeitsfähigkeit als gefährdet ein. Wegen Rückenschmerzen werden jährlich viele Menschen vorzeitig berentet, 75 Millionen Arbeitstage fallen jedes Jahr dadurch aus.

Wie Untersuchungen zeigen, beeinflussen stressrelevante Faktoren der Arbeitsbedingungen sowohl die Symptomauswahl als auch die Arbeitsunfähigkeitszeiten. Schon sehr lange ist bekannt, dass eine hohe Arbeitslast, kombiniert mit einem geringen Entscheidungsspielraum und wenig Möglichkeiten, seine persönlichen Fähigkeiten umzusetzen, extrem belastend für Seele und Körper ist. Der Hauptstressor in diesem Zusammenhang ist dabei nicht die Menge der Arbeit, sondern der geringe Handlungs- und Entscheidungsspielraum. Wer eine hohe Arbeitslast zu bewältigen hat, dabei aber wichtige Entscheidungen eigenständig trifft und sich selbst einteilen kann, wann er was macht, fühlt sich in der Regel nicht so stark belastet. Im Gegenteil sind hohe Anforderungen im Beruf, gepaart mit einem großen Entscheidungsspielraum und vielen Handlungsmöglichkeiten, eine Chance für persönliche Entwicklung und für ein gutes Gefühl von Selbstwirksamkeit.

Arbeitsunfähigkeit ist ganz entscheidend von der Arbeitsplatzsituation abhängig: Dabei spielt die Selbsteinschätzung, nicht nur die körperlichen, sondern auch die sozialkommunikativen Anforderungen genauso wie Unsicherheiten, Spannungen im Team oder auch unterschwellige Konflikte bewältigen zu können, eine ganz wesentliche Rolle. So fällt auf, dass im Vorfeld psychischer Erkrankungen häufig berufliche Belastungsfaktoren auftreten, wie z.B. Konflikte am Arbeitsplatz, drohender Verlust des Arbeitsplatzes oder sogar eine bereits ausgesprochene Kündigung (**Tab. 11.1**).

Tabelle 11.1: Berufliche Belastungsfaktoren für psychische Störungen

- Stress
- Monotonie, psychische Ermüdung, psychische Sättigung
- Sick-Building-Syndrom
- Klima
- Beleuchtung
- Lärm
- Mobbing
- Konflikte
- Burn-out
- Sexuelle Belästigung
- Emotionale Belastungen (Helfer!)
- Arbeitssucht

Menschen, die glauben, einer solchen Belastung nicht gewachsen zu sein, werden dann oft arbeitsunfähig geschrieben. Erfolgt diese Krankschreibung dann noch über einen längeren Zeitraum, lernen die Betroffenen nicht, sich mit den Belastungsfaktoren auseinander zu setzen.

Erschwerend kommt hinzu, dass viele Ärzte sich mit der beruflichen Situation ihrer Patienten zu wenig beschäftigen und sich auch nicht auskennen. Sie machen sich keine Gedanken darüber, was es heute heißt, aus dem ersten Arbeitsmarkt herauszufallen. Sie neigen z.B. dazu, bei Problemen am Arbeitsplatz gleich an Mobbing zu denken und den Patienten dadurch „zu entlasten", indem sie ihn arbeitsunfähig schreiben. Aber nicht jeder Konflikt am Arbeitsplatz ist Mobbing.

Das führt dazu, dass der Patient durch die Krankschreibung die Erfahrung macht, dass es besser ist, „nichts" zu tun und sich zu entlasten. Er wartet erst einmal ab. So vergeht die Zeit. Immer unter der Überschrift „Es wird schon werden", so wie bei einer Entzündung, die braucht Ruhe. Gelegentlich werden auch Maßnahmen der Rehabilitation eingeleitet, oft folgt langfristig ein Rentenantrag.

Mobbing

Vor dem Hintergrund populärwissenschaftlicher Veröffentlichungen von Heinz Leymann wird Mobbing seit Anfang der 90er Jahre in der deutschsprachigen Öffentlichkeit diskutiert. Betroffene sehen sich am Arbeitsplatz als Opfer von Machenschaften der anderen. Sie fühlen sich Schikanen hilflos ausgeliefert und sehen in dieser Umgangsweise die Gründe für die im Zusammenhang mit der Arbeit auftretenden Beschwerden bzw. Krankheitssymptome.

Häufigkeit: Die Studien zur Häufigkeit von Mobbing schwanken stark in ihren Befunden. In umfangreichen Studien von Einarsen und Skogstad in Norwegen gaben 1,2 % der Befragten an, mindestens wöchentlich gemobbt zu werden. Leymann berichtet von einem Mobbinggrad von 3,5 %. Beide Untersuchungen beruhen auf beachtlichen Stichprobengrößen (N = 7 787 bzw. 2 438).

Eine Studie in Deutschland kommt zu einer Mobbinghäufigkeit von 2,9 % (N = 1 995). Eine Prävalenzrate von Mobbing gemäß der oben angegebenen Definition zwischen 1,2 % und 3,5 % dürfte für Deutschland realistisch sein. Wenn diese Zahlen zutreffen, wäre in einem 1 000-Mann-Betrieb zu einem gegebenen Zeitpunkt von 12 bis 35 Mobbingopfern auszugehen.

Wer ist betroffen?: Die meisten Studien zeigen ein deutliches Übergewicht an Frauen. Dennoch sind sich die meisten Autoren einig, dass Mobbing kein frauenspezifisches Phänomen ist, sie sind aber häufiger befragt worden. Übereinstimmend zeigt sich, dass Mobbing zum Großteil ein Problem der Angestellten, Beamten und Führungskräfte ist und weniger ein Problem von Arbeitern im Produktionsbereich.

Auswirkungen: Am besten sind psychosomatische Beschwerden, depressive Verstimmungen sowie Angststörungen. untersucht worden. Angespanntheit, Nervosität, Kopfschmerzen, Schlafschwierigkeiten, depressive Verstimmungen, obsessives Verhalten gehören aber auch dazu. Überdurchschnittlich häufig kommt es zu ständiger Angespanntheit und Schlafproblemen. Weiterhin werden Konzentrationsprobleme und gehäuftes Auftreten von Fehlern berichtet.

Das Gefühl von Respekt, von Wertschätzung und angemessener Entlohnung ist ein weiterer Faktor, der im Arbeitsleben über Krankheit oder Gesundheit entscheidet. Fehlt dieses Gefühl, spricht man von einer sog. Gratifikationskrise (J. Sigrist, Medizinsoziologe). Beschäftigte, die sich nicht ausreichend entlohnt und wertgeschätzt fühlen, haben im Vergleich zu anderen Beschäftigten ein doppelt so hohes Risiko, einen Herzinfarkt zu erleiden oder an einer Depression zu erkranken.

Arbeitnehmer müssen sich auf dem aktuellen Arbeitsmarkt den immer rasanteren Wandlungen und betrieblichen Umstrukturierungsprozessen anpassen können. Eine zunehmende Idealisierung der Jugend, bei gleichzeitiger entwertender Ignoranz gegenüber älteren Arbeitnehmern, dramatisieren auf der einen Seite das Konkurrenzverhalten zwischen Jung und Alt, auf der anderen Seite aber noch viel mehr die Tendenz zur Resignation und Selbstaufgabe. Arbeitnehmer treffen dabei gerade in der freien Wirtschaft auf zunehmend unmenschlichere und unmoralische Führungsstile, denen sie trotz aller möglichen gesundheitlichen Einschränkungen etwas entgegen setzen müssen. Das betrifft die Führungsspitze, die zuwenig Kontakt zur Basis hat. Aber auch die Basis sieht es nicht als Bringschuld an, über aktuelle Probleme im Alltagsgeschäft zu informieren. Das ist verständlich, denn nicht immer ist es angenehm, schlechte Nachrichten zu transportieren. Das hat manchen Boten schon den Kopf gekostet. Menschen sind oft zu feige oder halten es für gefährlich, Missstände als solche zu bezeichnen; sie wissen meist auch nicht, wie sie Kritik konstruktiv nach oben äußern können. So bleibt das Verbesserungspotenzial, das in Missständen verborgen ist, ungenutzt. Und Chefs und Mitarbeiter erfahren vieles nicht, was sie wissen sollten.

Zivilcourage tut Not und kostet als Verhaltensweise, die aktiv auf die Verletzung von Normen, Spielregeln oder Menschenrechten hinweist und grobe Verstöße auch anprangert, nicht den Kopf. Sie erfordert aber Mut, denn man unterliegt der Gefahr, von

Mächtigeren abgestraft zu werden, die derartiges Verhalten nicht billigen oder unangenehm finden.

Das erzeugt Angst. Nun ist Angst zwar ein hoher Motivator. Die Furcht, seinen Arbeitsplatz zu verlieren oder gemobbt zu werden, führt augenscheinlich zu mehr Arbeitsproduktivität. So sollte eigentlich kein Arbeitgeber, dessen Aufgabe ja auch die Motivation der Mitarbeiter ist, auf Angst verzichten. Leider wiegt aber die Angst um den Arbeitsplatz so schwer, dass schon die Sorge darum – auch wenn es noch niemanden direkt betrifft – große gesundheitliche Auswirkungen hat. So stiegen bei den Mitarbeitern einer Firma, in der innerhalb eines Jahres 15 % der Belegschaft entlassen werden sollten, die Blutfettwerte rapide an. Ein Zeichen für Stress und eine Gefahr für das Herz. Und das, obwohl zu diesem Zeitpunkt nicht klar war, welche Beschäftigen die Entlassung treffen würde. Zitat Siegrist: „Arbeitsplatzunsicherheit wirkt sich direkt auf körperliche und seelische Prozesse aus...". Der Betroffene wird krank und entwickelt „seine" Symptome.

11.2.1 Wie Symptome entstehen

Menschen, die Jahre und Jahrzehnte lang mit ihrer Art zur leben zu Recht gekommen sind, stoßen irgendwann auf ein Problem, für das sie keine Lösung haben. Da ist Herr Mühsam, der jeden Montagmorgen von seinem Meister grundlos „rund gemacht wird". Ihm ist es nicht gegeben, darauf angemessen zu reagieren, weil er das nie gelernt hat. Also beispielsweise zu sagen: „ Herr Meister, natürlich dürfen Sie mich kritisieren, Sie sind ja mein Vorgesetzter. Aber tun Sie das bitte so, das ich etwas daraus lerne und auf eine weniger unsachliche Art und Weise."

Weil er das nicht kann, sitzt er in der achten oder neunten Woche sonntags zuhause und denkt „Wenn der dich morgen wieder so fertig macht, das hältst du nicht aus!" Er wird krank. Er simuliert nicht, bildet sich nichts ein. Er wird „wirklich" krank, sein „Kreuz bricht". Denn die Natur ist vernünftig. Sie möchte, dass wir emotional überleben und sorgt bei Herrn Mühsam auf diese Art und Weise für eine „Entlastung".

Leider ist die Krankmeldung keine Dauerlösung. Sie ist suboptimal. Denn immer wieder einen gelben Schein abzugeben, gefährdet den Arbeitsplatz von Herrn Mühsam. Daher sollte er sich Hilfe holen, um zu lernen, mit den Belastungen durch seinen Vorgesetzten anders umzugehen.

Diese Belastungen müssen aber auch von den Beteiligten als wichtig für das Entstehen von Symptomen erkannt werden. Das ist nicht ganz einfach, denn leider folgt die Medizin seit Hippokrates immer noch der Vorstellung, dass Symptome mehr oder minder zufällige Ereignisse sind, deren Ursache in funktionalen Abläufen zu suchen ist. Sie vermeidet so, Symptome zu deuten und verbannt Symptome und Krankheit in die Bedeutungslosigkeit. Damit verlieren die Symptome ihre eigentliche Funktion als Signal und Informationsträger.

Symptome informieren uns darüber, dass uns etwas fehlt. Sie signalisieren uns, dass der Mensch krank und aus dem Gleichgewicht geraten ist. Sie zwingen uns zur Beachtung – ob wir das wollen oder nicht. Denn jedes Symptom zieht Aufmerksamkeit auf sich und unterbricht damit unsere bisherige Kontinuität. Diese Unterbrechung wiederum wird als Störung empfunden. Wir haben nun nur noch das Ziel, das Störende wieder zum Verschwinden zu bringen und suchen Hilfe bei Ärzten: Menschen wollen nicht gestört werden. Und schon befinden wir uns mitten im Kampf gegen die Symptome. So erreichen Symptome zwar immer, dass wir uns mit ihnen beschäftigen. Nehmen wir einem Symptom aber seine Bedeutung, machen es also zu einem Signal ohne Relevanz, verliert es seine eigentliche Funktion, zu zeigen, dass mit uns etwas nicht in Ordnung ist.

Die Geschichte vom Kontrolllämpchen

Ein Auto besitzt viele Kontrollleuchten am Armaturenbrett, die aufleuchten, wenn eine wichtige Funktion des Autos nicht mehr gesetzmäßig funktioniert. Leuchtet nun solch ein Lämpchen während der Fahrt auf, sehen wir uns veranlasst, unsere Fahrt zu unterbrechen. Obwohl wir das nicht gut finden, wäre es nun töricht, auf das Lämpchen böse zu sein. Schließlich informiert es uns über einen Vorgang, den wir sonst gar nicht so schnell wahrgenommen hätten. So nehmen wir das Aufleuchten des Lämpchens zum Anlass, die Werkstatt aufzusuchen, mit dem Ziel, dass nach diesem Besuch das Lämpchen nicht mehr leuchtet und wir beruhigt weiterfahren können.

Doch wie überrascht wären wir, würde der Mechaniker dieses Ziel verwirklichen, indem er lediglich das Lämpchen überklebte oder das Birnchen entfernte. Zwar brennt das Lämpchen nun nicht mehr – und das wollten wir eigentlich auch –, aber der Weg, der zu diesem Ergebnis führte, ist uns viel zu vordergründig. Wir halten es für sinnvoller, das Leuchten des Lämpchens überflüssig zu machen, anstatt es am Leuchten zu hindern.

Dazu müssen wir unseren Blick aber vom Lämpchen lösen und auf die dahinter liegenden Bereiche richten, um herauszufinden, was denn da eigentlich nicht in Ordnung ist. Das Lämpchen wollte durch sein Leuchten ja lediglich hinweisen und uns zum Fragen veranlassen. Genau wie unsere Beschwerden und Symptome...

11.2.2 Ursachen einer Erkrankung

Es ist oft schwierig und manchmal sogar nicht möglich, die Ursachen einer Erkrankung herauszuarbeiten. Besonders schwierig ist es dann, wenn damit die Vorstellung verbunden ist, dass mit dem Erkennen der Ursache auch die Krankheit behoben sei. Psychophysiologische Reaktionsbildungen werden von vielfältigen lebensgeschichtlich erworbenen und aktuell vorhandenen inneren und äußeren Bedingungen beeinflusst. Sie sind nur selten das Ergebnis pathogener Traumata.

Entsprechungen zwischen der Krankheitsanamnese und der Lebensgeschichte müssen bei aller Faszination, die mit diesem Phänomen verbunden ist, mit der gleichen Vorsicht behandelt werden, wie alle anderen retrospektiven Daten. Es kann sich um entscheidende Informationen von ätiologischer Relevanz handeln, es können aber auch lediglich zeitgleiche Parallelen ohne subjektiven oder objektiven Bezug zur Erkrankung bestehen. Oft werden bei der zielgerichteten Suche nach den „wirklichen Ursachen der Erkrankungen" eher „selbstversteckte Ostereier" zutage gefördert als konkrete Zusammenhänge. Feststellbare Auffälligkeiten werden dann gelegentlich vorschnell und zu unrecht als kausale Erklärung gewertet.

Trotzdem spielt die Anamnese bei Beschwerden am Bewegungsapparat eine wichtige Rolle. Statt aber anamnestisch nach kausalen Zusammenhängen zu suchen, ist es viel wichtiger, sich darauf zu konzentrieren, was ein Patient im Laufe seiner Krankheits- und Behandlungskarriere im Umgang mit den Symptomen und dem Gesundheitssystem gelernt hat. In Kombination mit den physiologischen und seelischen Veränderungen als Konsequenz dieser Erfahrungen können die wesentlichen aufrechterhaltenden Bedingungen andere sein, als die ursprünglich auslösenden. Beschwerden und das daraus resultierende Verhalten werden durch wiederholte positive oder negative Verstärker, wie Zuwendung, Aufmerksamkeit der Umwelt, der Ärzte sowie Fragen der Entschädigung, beeinflusst. Der gleiche Lernmechanismus kann aktiviert werden, wenn die Beschwerden dazu verhelfen, unangenehme Erfahrungen oder Stresssituationen zu vermeiden.

Unangepasstes Verhalten in der Interaktion mit anderen (mangelnde soziale Kompetenzen) kann dabei eine wesentliche Rolle spielen, denn dadurch kann es bei prädisponierten Menschen über einen ständigen Dauertonus der Rückenmuskulatur, bzw. eine Dysbalance im Bewegungsablauf der Wirbelsäule zur Erregung der Nozizeptoren in Muskulatur, Bändern und Gelenken kommen.

Gerade bei den Erkrankungen des Bewegungsapparats zeigt sich, dass Krankheiten komplexe psychophysische und soziale Wechselwirkungen haben. Menschen leben in sozialen Systemen, in Beziehungen zueinander, die sich im Laufe der Zeit verändern.

Der Wandel im Zusammenleben drückt sich unter anderem darin aus, dass die nachwachsende Generation nicht mehr bereit ist, die Programme und Arbeiten zu übernehmen, nach denen die Alten einst ihre soziale Wirklichkeit aufgebaut haben.

Die Verkehrsampel und der Blutdruck

War man es früher gewohnt, die Straße gefahrlos zu überqueren, springen die Ampeln heute schon auf Rot, bevor der ältere Mensch die Mitte der Fahrbahn erreicht hat. Das macht ihn unsicher und es ärgert ihn auch, weil unser Verkehrswesen auf dem meist jüngeren Autofahrer zugeschnitten ist.

Auf der Kommunikationsebene besteht damit zwischen jungen und älteren Menschen ein Bruch. Es folgt, dass der ältere Fußgänger im Straßenverkehr mit Angst und Aggression (psychische Ebene) reagiert. Damit einher geht auf biologischer (körperlicher) Ebene ein Anstieg des Blutdrucks, der sich manifestieren kann. Gefäß- und Herzkrankheiten können die Folge sein, wenn der Hypertonus sich fixiert. Es schließt sich vor dem Hintergrund eines bio-psycho-sozialen Erklärungsmodells der Kreis, denn der Wandel im Zusammenleben der Generationen am Beispiel des Straßenverkehrs betrifft den sozialen Bereich. Und das ist kein Unterschied zum Arbeitsleben.

Psychosoziale Belastungsfaktoren sind aber keine seelische Krankheit. Die Beteiligung oder Mitverursachung von Beschwerden im Bewegungsapparat durch psychosoziale Belastungsfaktoren stellt keine psychische Erkrankung mit seelischer Genese dar. Vielmehr handelt es sich um komplexe psychophysische und soziale Wechselwirkungen. Körperliche, emotionale, kognitive, verhaltensmäßige und soziale Prozesse beeinflussen sich immer gegenseitig. Das gilt sowohl im gesunden wie im kranken Zustand und ohne dass nach einem Ursache-/Wirkungsprinzip der eine den anderen Bereich dominiert.

Auch Rückenschmerzen an sich sind keine Krankheit. Sie sind ein Symptom, das bei den meisten Menschen zumindest gelegentlich auftritt. Und das zudem eine hohe Selbstheilungsrate aufweist. Jeder zweite Patient ist innerhalb von sieben Tagen, 65 % sind nach zwei Wochen und fast 90 % innerhalb der ersten vier Wochen – mit oder ohne Arzt – beschwerdefrei. Nur etwa 10 % entwickeln chronische Rückenschmerzen, die dann aber auch schon als therapierefraktär anzusehen sind.

Problematisch ist dabei vor allem ein falscher Umgang mit dem Beschwerdebild. Das Gefühl, den Beschwerden hilflos ausgeliefert zu sein, verschlechtert die Prognose erheblich, ganz unabhängig vom körperlichen Befund. Die Weichenstellung beginnt bei der Diagnostik und Behandlung bereits durch den Hausarzt als oft erster Ansprechpartner. Nicht selten sind die Beschwerden aber iatrogen (mit -)induziert.

Bildgebende Verfahren entsprechen zwar häufig dem Wunsch des Patienten, sind aber oft weder indiziert noch hilfreich und führen nicht selten zu Zufallsbefunden und Fehlbewertungen.

Somatisierung beginnt meist auf der ärztlichen Seite, denn die meisten Mediziner reagieren auf Kreuzbeschwerden mit dem gleichen Reflex: Sie wollen sich ein Bild machen und lassen die Wirbelsäule röntgen, den Patienten ins CT oder MRT schieben. „Ärzte wollen diagnostische Sicherheit, auch wenn belegt ist, dass sie diese nicht durch Bilder bekommen" (Michael Kochen, Präsident der Deutschen Gesellschaft für Allgemeinmedizin). In der Fachzeitschrift Lancet von Anfang 2009 ist zu lesen, dass Menschen mit Beschwerden am Bewegungsapparat nichts davon haben, wenn sie nach der Begrüßung automatisch „bildgebend" behandelt werden. Weder werden Beschwerden dadurch stärker gelindert, noch fühlen sich Patienten besser versorgt oder in ihrer Lebensqualität gestärkt. In keinem Bereich der Medizin gibt es wohl so große Unterschiede zwischen Befund und Befinden. So sieht man bei vielen Menschen zwar starke Veränderungen der Wirbelsäule, findet aber keinen Zusammenhang zum Ausmaß der geklagten Beschwerden. In früheren Studien sollten Radiologen und Orthopäden Rückenaufnahmen bewerten und erkannten in einem Drittel der Fälle krankhafte Prozesse, rieten zur Operation. Was die Spezialisten nicht wussten: Sie befundeten Aufnahmen von beschwerdefreien Gesunden.

Es zeigt sich aber auch, dass psychische Störungen bei Rückenschmerzen signifikant häufiger vorkommen, hier besonders depressive Bilder oder Somatisierungsstörungen. Oft findet sich eine Überlagerung von Schmerz, Angst und Depression. So ist einer der stärksten Prädiktoren für das erste Auftreten von Rückenschmerzen eben nicht der auffällige körperliche Befund, sondern eine depressive Stimmungslage. Die depressive Stimmung wird hinsichtlich ihrer ätiologischen Bedeutung kontrovers diskutiert. So widersprechen sich Studien in der Frage, ob zuerst die Depression auftrat oder ob sie Folge der Rückenschmerzen ist. Aber nachweisen lässt sie sich bei weit über 30 % der Betroffenen mit Beschwerden am Bewegungsapparat. Und ihr Vorhandensein ist prognostisch ungünstig.

Therapeutisch ist es wichtig, den Patienten nicht in seinem Vermeidungsverhalten zu verstärken, sondern ihn aktiv in eine multidisziplinäre Therapie einzubinden. Er sollte lernen, mit seinen Beeinträchtigungen zu Recht zu kommen und darin bestärkt werden, wieder in den Beruf zurückkehren zu wollen. Auf dem Weg dahin kann professionelle Hilfe in Form eines Angebots der „sprechenden Medizin" notwendig und sinnvoll sein.

11.2.3 Berufliche Belastungen und Psychotherapie – fremde Welten?!

„Arbeit ist die unerlässliche Voraussetzung des menschlichen Lebens, die wahre Quelle menschlichen Wohlergehens."
(Graf Leo Nikolajewitsch Tolstoj, Meine Religion, 1880)

„Psychotherapie ist ein professionelles psychotherapeutisches Handeln im Rahmen und nach den Regeln des öffentlichen Gesundheitswesens, durch professionelle Psychotherapeuten mit geprüfter Berufsqualifikation unter Wahrung ethischer Grundsätze und Normen, unter Beachtung qualitätssichernder Maßnahmen und Geboten der Wirtschaftlichkeit."

Bedauerlicher Weise überwiegen im ambulanten Bereich Probleme bei der Berücksichtigung psychosozialer Faktoren und der psychotherapeutischen Bearbeitung beruflicher Belastungen und Konflikte. Mögliche Gründe dafür sind tabellarisch aufgelistet (**Tab. 11.2**).

Tabelle 11.2: Probleme bei der Berücksichtigung

- Bagatellisierung/Vermeidung des Themas
- Einseitige externale Attribuierung: Opfer! Mobbing!
- Verleugnen eigener Anteile am Zustandekommen der beruflichen Konflikte
- Fehleinschätzung eigener Möglichkeiten: Selbstüberschätzung! Mangelndes Selbstbewusstsein!
- Z. T. langjähriges Fehlen regelmäßiger beruflicher Tätigkeit
- Wunsch nach emotionaler Entlastung und Schonung vorrangig: Kur!
- Doppelrolle Therapeut-Gutachter: Rentenbegehren!
- Unkenntnis der Therapeuten über spezifische berufliche Anforderungen und Veränderungsprozesse

Wenn im Rahmen der Therapie bei psychologischen Psychotherapeuten körperliche Ursachen nicht beachtet werden, wird einer Chronifizierung Vorschub geleistet. Psychotherapie ohne gute körperliche Diagnostik ist ein Kunstfehler. Es ist eben auch nicht alles immer nur seelisch und nur Psychologisieren hilft nicht. Im Rahmen einer ambulanten Psychotherapie sollten daher die körperlichen, die sozialmedizinischen und ganz besonders die beruflichen Faktoren stärker als bisher berücksichtigt werden. Und es sollte an die Möglichkeit einer stationären Psychotherapie gedacht werden, bevor der Zug abgefahren ist. Im stationären Umfeld psychosomatischer Fachkliniken lassen sich die sozialmedizinischen Problemstellungen, Faktoren im Umfeld des Patienten, ausgeprägtere Komorbidität, gravierende körperliche Folgen der psychischen Erkrankungen und Verlust von persönlichen und sozialen Ressourcen oft besser beleuchten und therapeutisch bearbeiten. Keine Fachdisziplin oder Berufsgruppe sollte aber für sich den Anspruch erheben, solche Erkrankungen alleine und adäquat behandeln zu können. Sie können es immer nur gemeinsam. Dies erfordert Kooperationsmodelle, die es ermöglichen, die Fachkompetenz verschiedener Disziplinen maximal auszuschöpfen und in der Diagnostik und Behandlung umzusetzen. Hier ist Weiterbildung von Ärzten und psychologischen Psychotherapeuten dringend erforderlich.

11.3 Bewegungsapparat, Beschwerden und Schmerz

Beschwerde meint Mühe, Last, Mühsal, Mühseligkeit; körperliche Leiden, Schmerz; Klage, Reklamation, Protest; Rechtsmittel gegen Beschlüsse einlegen. Und Beschwerden sind beschwerlich, d. h., mühselig, mühsam, ermüdend, unbequem. Beschwerde und Beschwerden sind vielschichtig und wie sich zeigt, werden sie durch die unterschiedlichsten Faktoren ausgelöst und unterhalten. Das gilt v. a. für Schmerzen im Zusammenhang mit Störungen am Bewegungsapparat.

11.3.1 Die Patientensicht

Das Wort „Schmerz" hat ebenfalls viele Bedeutungen. Es steht für körperlichen Schmerz bei Verletzungen, für den Leidenszustand eines erkrankten Menschen, für seine seelische Trauer bei Verlust oder auch für die Verletzung seines Rechtsgefühls. Jeder Schmerz ist eine private, innere Erfahrung. Er ist subjektiv und an die Person des klagenden Menschen gebunden. Die Auslösemechanismen können ganz unterschiedlich sein. Körperliche wie auch seelische und soziale Faktoren können Schmerzen auslösen und sie unterhalten. Dabei klaffen körperlicher oder auch funktioneller Befund und persönliches Befinden nicht selten deutlich auseinander.

Bewegungsapparat, Funktionsstörung und Schmerz

Betrachtet man die häufigsten Erkrankungen des Bewegungsapparates, so beziehen sich

- 16 % auf den Fuß
- 10 % auf das Hüftgelenk
- 9 % auf das Kniegelenk
- 3 % auf Hand- und Schultergelenk

Der weitaus größte Anteil von 38 % betrifft die Wirbelsäule. Hier ist die Lendenwirbelsäule mit 62 % am häufigsten betroffen, es folgen die Halswirbelsäule mit 36 % und die Brustwirbelsäule mit 2 %.

Die Wirbelsäule neigt bei nichtradikulären Symptomen aufgrund von Muskelverspannungen bei Überforderung und Stress oft zu Blockierungen im Bereich der kleinen Wirbelgelenke. Daraus resultieren Schon- und Fehlhaltungen, die äußerlich ein erhebliches, akutes Krankheitsbild vortäuschen können. Schonhaltung und -verhalten verkürzen die Muskeln zwischen Ursprung und Ansatz. Die Bewegungen werden schmerzhaft, wodurch ein pathologischer Bewegungsstereotyp entsteht, der äußerlich wiederum eine ganz erhebliche Beeinträchtigung zeigen kann.

Weitere Schwachpunkte sind die Steißbeinspitze (Kokzygodynie) und das Iliosakralgelenk (ISG). Der dort ansetzende M. piriformis neigt zu Verkürzungen und kann dann auf den unter ihm austretenden N. ischiadicus drücken. Das Resultat sind ischialgieforme Beschwerden ohne radikuläre Zuordnung. Schließlich entwickelt sich daraus nicht selten ein Teufelskreis chronischer Schmerzen.

Auch das Schultergelenk mit seinen fünf Einzelgelenken kann besonders durch Muskelverspannungen und Verkürzungen in seiner Funktion gestört werden. Bekannt sind das Supraspinatus-Syndrom, oder „neudeutsch" Impingement und die Problematik des „painful arc" *(vgl. Kapitel 6)*. Wird diese Entwicklung nicht rechtzeitig erkannt und unterbrochen, kann sich Schultersteife entwickeln, die sog. „frozen shoulder". Deren hohe Schmerzhaftigkeit, besonders nachts, belastet die Betroffenen auch seelisch in hohem Maße.

Am Ellenbogengelenk sind die Epikondylen die neuralgischen Punkte. Fortwährende Überlastung, z. B. durch fehlerhafte Arbeits- oder Sporttechniken führt zu Insertionstendopathien (Tennisellenbogen etc.). Der Karpaltunnel, weiter distal gelegen, kennt Engpass-Syndrome mit Schmerz, Bewegungseinschränkung und der Gefahr einer Chronifizierung.

Nach der Wirbelsäule ist das Kniegelenk derjenige Körperteil, der am häufigsten von Dauerbeschwerden betroffen ist. Die Kniescheiben und die Menisken mit ihren verschiedenen Fehlformen und Rissschädigungen sind Überlastungs- und Verletzungsschwerpunkte. Dabei gilt besonders die Kniescheibe als Bezugsorgan für unspezifische Erkrankungen, die sich häufig sehr hartnäckig allen Behandlungsversuchen widersetzen. So kann das Patellaspitzensyndrom als Insertionstendopathie bei Flexionsüberlastung angesehen werden, die Chrondopathia patellae entsteht bei Druckerhöhung im Retropatellarraum mit beginnendem Knorpelschaden. Dieses Krankheitsbild kann gerade bei Mädchen und jüngeren Frauen oftmals sehr therapieresistent sein, wenn es nicht gelingt, dazu gehörige psychosoziale Belastungsfaktoren zu ermitteln und in das Erklärungsmodell der Betroffenen und der Behandler einzubauen.

Der Befund macht nicht das Befinden, vielmehr sind es gute und weniger gute Lebenserfahrungen, die den Zusammenhang zwischen Befinden und Befund mitbestimmen.

Schmerz sollte als Wahrnehmungsvorgang verstanden werden, der sich in Ausdruck und Verhalten niederschlägt. Reflexe, Gefühle, Einstellungen und Bewertungen treten zur Schadensmeldung des Körpers hinzu und machen den akuten, aber besonders den chronischen Schmerz aus. Da alle Krankheiten einen körperlichen (biologischen), seelischen (psychischen) und in zunehmendem Maße auch einen sozialen Anteil haben (vgl. bio-psycho-soziales Erklärungsmodell, *Kap. 11.4*), gibt es selbstverständlich körperliche Ursachen, die eine solche Entwicklung begünstigen (z.B. konstitutionelle Bindegewebsschwäche, vielleicht verbunden mit Hypermobilität etc.). Aber manchmal spielt auch der seelische oder auch der soziale Anteil die Hauptrolle.

11.3.2 Die ärztlich-therapeutische Sicht

Aus der Sichtweise des Behandlers hat eine Unterscheidung in akuten und chronischen Schmerz nicht nur diagnostischen Wert, sie steuert auch wesentlich die therapeutische Richtung. Während der akute Schmerz ein Teil der komplexen Schutz- und Hinweisfunktion der Symptome ist, der uns mitteilt, achtsam zu sein, sich zu kümmern, da etwas nicht in Ordnung ist, also Signal- und Wächterfunktion hat, ist diese Bedeutung beim chronischen Schmerz nicht mehr vorhanden.

Chronischer Schmerz ist Krankheit an sich, man kann ihn mit akuten Mitteln nicht heilen.

Er ist die Domäne einsichtsorientierter Therapien. Die Verhaltenstherapie geht davon aus, dass chronische Schmerzen durch ungünstige Lernprozesse unterhalten werden. Identifiziert und untersucht man diese Lebensgewohnheiten, kann man sie auch ändern. Genauer gesagt: der Betroffene sollte sie ändern. Das setzt aber seine aktive Mitarbeit voraus. Er wird nun nicht mehr behandelt, sondern übernimmt selbst wieder Verantwortung für seine Gesundheit, Mit-Verantwortung für die Ziele und die Durchführung seiner Behandlung: Er handelt.

11.3.3 Die besondere Rolle der Schmerzwahrnehmung

Es ist gut nachvollziehbar, dass ein Großteil der Rückenbeschwerden eine Blitzableiterfunktion für psychosoziale Konflikte aus Arbeitswelt und Privatleben hat und rein organmedizinisch nicht therapierbar ist. Die Wirbelsäule dient dabei als Bezugsorgan für die innere Befindlichkeit und Emotionalität. Das Empfinden ist beeinflussbar durch persönliche und soziale Probleme. Daher passt die Formulierung „Rücken als Spiegel der Seele" recht gut.

In der heutigen Zeit finden wir zunehmend Menschen, die ihren Selbstwert darüber definieren, dass sie an sich den Anspruch haben, immer 110 % leisten zu müssen, sonst seien sie nichts wert: Herr und Frau Perfekt. Wer diese Einstellung hat, muss immer funktionieren, darf nicht schwach sein, muss ständig Leistung bringen. Er wird seine Arbeit ständig kontrollieren, da er keine Fehler machen darf und natürlich auch im Umgang mit Mitmenschen und Kollegen höchst aufmerksam sein, um nicht in Fettnäpfchen zu treten. Dieser Mensch muss ständig „auf der Hut" sein. Dazu spannt er Muskeln an, oft unbewusst, diese ziehen an Bändern, Gelenken etc., was zu einem Dauerschmerz führen kann.

Wer Katzen hat, der kennt das. Wenn wir das Tier im Nackenfell hochnehmen, macht es sich im unteren Rücken steif, um Kontrolle und Überblick zu behalten. Und wir Menschen waren ja auch einmal Vierfüßer und haben uns im unteren Rücken aufgerichtet.

Nun hat sich der betroffene Mensch mit seinem chronischen Rückenschmerz arrangiert. Er merkt vielleicht, dass er am Wochenende weniger wird, im Urlaub ganz verschwindet. Da passiert etwas, was den normalen Lebensablauf „stört". Sei es, dass ein neuer Arbeitskollege, ein neuer Vorgesetzter die Lebensbühne betritt, ein guter Freund verzieht, ein Nachbar geht, das Kind die Schulform wechselt, der Betroffene länger an einer anderen körperlichen Krankheit (z.B. Grippe) leidet, die nicht so schnell ausheilt. Nichts Besonderes, ein normaler Wechselfall im Leben.

Aber unser vom Rückenschmerz geplagter Herr Perfekt spürt plötzlich: „Das kann doch nicht angehen. Der Schmerz im Rücken ist ja viel schlimmer geworden. Und fühlt sich doch auch anders an. Da muss was geschehen!".

Gesagt, getan. Er macht sich auf den Weg zu seinem Hausarzt. Der veranlasst Diagnostik, überweist, und behandelt. Herr Perfekt bekommt nun Tabletten, Spritzen, Anwendungen und vieles andere mehr.

Er wird behandelt, wie jemand, der akut einen neuen Schmerz hat. Hinterher befragt, ob durch diese Akutbehandlung der Schmerz weg gewesen sei, antwortet er. „Nein. Er war wieder wie vorher".

Denn was ist Herrn Perfekt passiert? Hat sich sein Schmerz verändert? Wohl kaum. Herr Perfekt ist mit einem Phänomen konfrontiert worden, das wir alle kennen: Zahnschmerzen nachts um halb drei allein im Bett und ebensolche Zahnschmerzen nachmittags um halb drei im Kreise guter Freunde und Freundinnen: Wer würde sagen, sie sind gleich stark? Aber wenn wir sie messen würden, wären sie es.

Nicht der Schmerz hat sich also verändert. Verändert hat sich unsere Wahrnehmung, durch psychosoziale Faktoren. Denn Schmerz, nachts und allein, ist eine ganz ungesunde Wahrnehmung. Der Schmerz macht Angst. Bei Tag aber, in Gesellschaft guter Freunde, ist man abgelenkt.

Wo also findet Schmerz statt? Richtig: Im Kopf!

Und daher haben psychosoziale Faktoren – nicht nur bei chronischen Schmerzen – eine große Bedeutung, die davon abhängt, was Menschen im Laufe ihrer Lebensgeschichte an Plänen, Vorstellungen, Selbst- und Fremdbild, Zielen und Zielhierarchien, Überlebensstrategien und im Umgang mit Krankheiten gelernt haben. Und zwar bewusst und unbewusst. Alle diese Dinge fließen ein in die Entscheidung, ob ein Schmerz für den Betroffenen als bedrohlich erlebt wird oder ob er ohne Bedeutung bleibt. Diese Bedeutung im Rahmen der Diagnostik und Therapie unberücksichtigt zu lassen, wäre ein häufig später nicht mehr zu korrigierender Fehler, mit der Gefahr der Chronifizierung.

11.3.4 Gefahren der Chronifizierung

Aus vielen Untersuchungen sind Meilensteine auf dem Weg in eine Chronifizierung bekannt (**Tab. 11.3**).

Tabelle 11.3: Meilensteine für eine Chronifizierung

- Dauer der Beschwerden in der Regel mindestens 6 Monate
- Erfolglose Durchführung einer Reihe von Behandlungsversuchen
- Beeinträchtigungen auf verschiedenen Ebenen des Verhaltens und Erlebens
  1. Kognitiv-emotional durch Beeinträchtigung der Befindlichkeit, der Stimmung und des Denkens
  2. Behavioral durch krankheitsbezogenes Verhalten, Reduktion alternativen Verhaltens
  3. Sozial durch z. B. Arbeitsunfähigkeit, Beeinträchtigung der sozialen Interaktionen
  4. Physiologisch-organisch durch Mobilitätsverlust, Funktionseinschränkungen

Die Kenntnis solcher Meilensteine hat u. a. auch zur Identifizierung von Chronifizierungsfaktoren (sog. „Yellow flags“) geführt (**Tab. 11.4**).

Tabelle 11.4: „Yellow flags“ der Chronifizierung

- Arbeitssituation (z. B. schwere körperliche Arbeit, monotone, langweilige Arbeit, Unzufriedenheit mit der Arbeit, Ärger mit Kollegen oder Vorgesetzten, wenig qualifizierte Arbeit, Missverhältnis von körperlicher Leistungsfähigkeit und Arbeitsanforderung etc.)
- Alter über 50 Jahre
- Lebenssituation (geringe Intelligenz und Schulbildung, niedrige Schichtzugehörigkeit)
- Persönliches Verhalten (schlechter Trainingszustand, passive Lebenseinstellung, die zu schwacher Rumpfmuskulatur und schlechter körperlicher Kondition führt, unangepasstes Krankheitsverhalten, z. B. starkes Rauchen etc.)
- Mehrere Schmerzrezidive
- *Psychosoziale Faktoren*
- Mangelhafte Information des Patienten
- Überbewertung bildgebender Verfahren
- Krankschreibung
- Passive therapeutische Maßnahmen
- Nichtbeachtung psychosozialer Faktoren
- Monokausaler Behandlungsansatz

Die unterschiedlichen Behandlungserfolge bei Patienten mit gleichen körperlichen Symptomen belegen die klinische Erfahrung, dass v. a. psychosoziale Faktoren bei der Frage der Chronifizierung substanziell sind.

Mit zunehmenden Problemen auf dem Arbeitsmarkt kommen weitere Chronifizierungsfaktoren hinzu. Das sind die oftmals wenig sachgemäßen, teilweise tendenziösen Sozialberatungen durch Arbeitsagenturen oder den Medizinischen Dienst der Krankenkassen. Vor dem Hintergrund eigener Interessen wird dort ausgesprochen, was der Patient natürlich schon lange spürt und die Familie schon immer gesagt hat: „Ausstieg aus dem Arbeitsleben, das ist es! Nur der Rentenantrag kann die Probleme lösen.“ Und nun ist die Rente erklärtes Ziel. Damit ist eine Besserung der Beschwerden in weite Ferne gerückt. Aber eben auch die Rente…

Verstärkt wird diese Tendenz in vielen Fällen dadurch, dass die Mehrzahl der Ärzte sich mit Fragen der Rentengewährung nicht ausreichend beschäftigt hat. Der Patient, der natürlich Sachkompetenz und Wissen bei seinem Arzt schätzt und darauf setzt, nimmt an, wenn der Hausarzt zur Rente rät, wird es schon Rente geben. Schließlich habe man ja auch lange genug gearbeitet. Leider ist das aber nicht so einfach. Fragen der Leistungsfähigkeit für die zuletzt ausgeübte Tätigkeit, aber auch auf dem allgemeinen Arbeitsmarkt werden geprüft und es gibt versicherungsrechtliche Grundlagen wie auch ein Verweisungsrecht der Rentenversicherung. Aber auch Fragen der Teilhabe am Arbeitsleben (z. B. Umschulung, leidensgerechter Arbeitsplatz) spielen eine Rolle. Noch immer gilt der Grundsatz: Rehabilitation vor Rente! Unkenntnis über diese Dinge und dennoch der Rat zu einem Rentenantrag, führen häufig dazu, dass die Betroffenen anschließend zwischen allen Stühlen sitzen.

Die Krankheit chronifiziert, weil eine Anleitung zum adäquaten Umgang, also zur Krankheitsbewältigung, unterbleibt. Gleichzeitig sind die Einschränkungen nicht so gravierend, dass sie für eine Rentengewährung ausreichen. Eine Erwerbsminderungsrente fordert beispielsweise eine Leistungsfähigkeit von unter drei Stunden als Ausdruck einer schweren, die Funktionsfähigkeit deutlich einschränkenden Erkrankung. Und der Weg zurück an den alten Arbeitsplatz ist schließlich durch die Chronifizierung aufgrund langer Krankheits- wie auch Therapie- oder Rehabilitationsverläufe, fast immer verbaut: Arbeitsentwöhnung mit allen negativen Folgen.

11.4 Das bio-psycho-soziale Erklärungsmodell

Eine wichtige Rolle im Verlauf des Chronifizierungsprozesses nimmt die Erstbehandlung durch den Hausarzt ein. Da er bemüht ist, seinem Patienten

Tabelle 11.5: „Daily hassles"

- Was ist mit der Summe der alltäglichen Belastungen?
- Welches Erklärungsmodell hat der Patient für seine Beschwerden?
- Was ist bisher therapeutisch passiert und mit welchem Ergebnis?
- Wurde schon Komplementäre Medizin angewandt, ein Heilpraktiker aufgesucht?
- Was sagen die „Laienwissenschaftler" in seiner Umgebung zu seinen Beschwerden?
- Hat der Betroffene Arbeit, Geld, Existenz verloren (z. B. durch eigene Schuld)?
- Hat er eine Frau/einen Mann verloren?
- Hat er ein Kind verloren? Hat er eine Person verloren, die in seinem Lebensrahmen ein Gleichgewicht herstellte?
- Hat ein anderer ihn übertroffen; Geld bekommen; Frau oder Mann bekommen; Kind bekommen?
- Droht ein anderer, ihn zu übertreffen; Geld, Frau, Mann, Kind zu bekommen?
- Steht er vor der Entscheidung, hart oder weich zu sein; nachzugeben oder nicht?
- Steht er vor der Entscheidung, sich zu rächen oder nicht?
- Was wäre, wenn die Beschwerden weg wären?

entgegenzukommen, wird häufig viel bildgebende Diagnostik betrieben und es werden so genannte Strukturdiagnosen durch Röntgen, CT oder MRT in ihrer Aussagekraft überbewertet. Das führt nicht selten dazu, dass ein harmloser Befund im Röntgenbild der Wirbelsäule als Erklärung für die Schmerzen des depressiven Patienten herhalten muss.

Weintraub formuliert dies pointiert: „Wir hängen unsere Patienten an einer Randzacke auf". Das vordergründige Erklärungsmodell „Randzacke" biete in diesem Fall meist keine ausreichende organische Erklärung für das Beschwerdebild des Patienten, insbesondere wenn funktionelle Störungen am Bewegungsapparat fehlen. Es kann aber dazu führen andere Faktoren, z. B. eine Depression zu übersehen. Letztendlich werden durch bildgebende Verfahren nachgewiesene Befunde oft fehlinterpretiert oder überbewertet und meist auch iatrogen verstärkt.

Der Patient ist dort abzuholen, wo er steht. Sein Krankheits- und Erklärungsmodell gilt es abzugleichen und zu akzeptieren, mit einer sorgfältigen Exploration der aktuellen Beschwerden zu beginnen und „typische Fragen" nach seelischen Veränderungen oder Beeinträchtigungen in den Zusammenhang mit den Beschwerden zu bringen. Denn erst wenn der Arzt in der Lage ist, die von ihm gesammelten Informationen und Wahrnehmungen so zu ordnen, dass er einen Einblick in die innere Wirklichkeit seines Patienten gewinnt, erst dann wird er auch verstehen, warum der unter dem Druck einer äußeren Belastung seelisch und biologisch aus dem Gleichgewicht geraten ist.

Dafür sollte parallel zur Analyse der Entwicklung der Beschwerden die Lebenssituation zum Beginn exploriert werden. Dabei können bei etlichen Patienten Zusammenhänge zwischen Lebensereignissen, Lebensveränderungen, Krisen, Konflikten und Belastungen und dem Beginn oder der Zunahme körperlicher Beschwerden festgestellt werden, bei denen es sich um entscheidende Informationen von ätiologischer Relevanz handeln kann oder lediglich um zeitgleiche Parallelen ohne subjektiven oder objektiven Bezug zu den Beschwerden. Wichtig ist, sich bei der Frage nach „Belastungen" nicht nur auf die „großen Ereignisse" zu konzentrieren. Verliert der Betroffene Arbeit, Partner, Wohnung etc., weiß er in der Regel, weshalb es ihm nicht gut geht und stellt Beziehungen zu seinen körperlichen Beschwerden her. Wichtiger sind die „daily hassles", die alltäglichen Belastungen, die das Fass irgendwann zum Überlaufen bringen (**Tab. 11.5**). Doch danach wird oft nicht gefragt.

Wenn es nicht gelingt, schon zu Beginn der Behandlung ein bio-psycho-soziales Erklärungsmodell für die Beschwerden zu etablieren, an dem sich dann auch die weitere Behandlung orientieren muss, droht fast immer die Chronifizierung. Dabei stellt sich das grundlegende Problem, dass es bisher nicht möglich ist, die Mechanismen der Chronifizierung frühzeitig sicher medizinisch zu erkennen und nachzuweisen.

Für alle Beteiligten besteht die Notwendigkeit, sich ganz besonders vor einer „Entweder...oder-Falle" zu hüten: „Entweder ist meine Krankheit körperlich oder sie ist seelisch…!". Krankheiten haben immer einen körperlichen (biologischen), einen seelischen und in zunehmendem Maße auch einen sozialen Anteil. Das liegt einfach darin begründet, dass Menschen Körper und Seele immer „dabei haben". Jede Erfahrung, die wir machen, machen wir an Körper und Seele. Wir müssen Körper und Seele endlich als Einheit verstehen lernen, um adäquat behandeln zu können.

Die Seele

Auf dem Weg zum Arzt sagt die Seele zum Körper: „Geh' Du zuerst, Dich versteht er besser!"

Nur weil ein Kreuzschmerzpatient gelegentlich über Ärger als vorangehende Bedingung für Schmerzauslösung oder -verstärkung klagt, bedeutet dies nicht, dass die Beschwerden „psychisch bedingt sind". Umgekehrt lässt das Fehlen von erkennbaren Zusammenhängen nicht den Schluss auf fehlende oder sekundäre psychische Einflüsse zu. Denn für viele Patienten ist es nicht oder nicht mehr möglich, eindeutige Faktoren zu ermitteln, die zur Entwicklung oder Verstärkung der Beschwerden führen.

Die Thematisierung psychosozialer Faktoren und möglicher Zusammenhänge mit den geklagten Beschwerden lösen bei den Betroffenen häufig Ängste und Vermeidungsverhalten aus. Dabei herrscht insbesondere die Furcht vor, als psychisch krank oder gestört angesehen zu werden. Behandler beobachten meist dann Widerstände beim Patienten, ein bio-psycho-soziales Arbeitsbündnis zu gestalten, wenn er seinen Lebensstil und seine Kompensationsstrategien ändern soll, weil seine bisherige Art des Umgangs mit den Beschwerden suboptimal war. Für einen somato-psychischen Therapieschwerpunkt seines Arztes ist aber fast jeder Patient dankbar. Somatische Fixierung bedeutet weniger Patientenwiderstand, ist vielmehr oft Folge einer ärztlichen „Fehlsteuerung". Deshalb ist es wichtig, dem Patienten ein Angebot zu machen, welches seine individuellen psycho-sozialen Belastungsfaktoren berücksichtigt, für ihn aber auch plausibel und transparent ist.

11.5 Quo vadis?

Unsere Sprache ist psychosomatisch. Sie weiß um den Zusammenhang zwischen Körper und Seele: „Das bricht mir das Kreuz"; „Bin starr vor Schreck"; „Da sitzt mir was im Nacken", etc. Und obwohl wir diese Zusammenhänge kennen, sprechen wir in der Medizin dennoch von verschiedensten Krankheiten.

Eigentlich eine sprachliche Unsauberkeit, die sich sehr deutlich in dem Missverständnis zeigt, dem der Begriff „Krankheit" unterliegt. „Krankheit" ist ein Wort, das nur im Singular verwendet werden sollte. Der Plural Krankheiten ist genauso sinnlos wie der Plural „Gesundheiten". Krankheit und Gesundheit sind singuläre Begriffe, da sie sich auf eine Zustandsform des Menschen beziehen und nicht wie heute oft im Sprachgebrauch üblich, auf seine Organe oder Körperteile. Also sollten wir uns der „Zustandsform" des Menschen mit Beschwerden und Funktionen bzw. Funktionsstörungen am Bewegungsapparat zuwenden und nicht seinen „Krankheiten". Wollen wir also kranke Menschen behandeln, anstatt Krankheiten, so können wir die somatische Krankheitsmanifestation und ihre psychosozialen Aspekte nicht trennen.

Gelingt das, werden wir die Erfahrung machen, dass es einen „nicht-motivierten Patienten" nicht gibt. Wir sollten nur berücksichtigen, zu welchen Änderungen der Betroffene aktuell bereit ist. Und dafür müssen wir uns mit seinem Modell der Beschwerden und seinem Erklärungsmodell auseinandersetzen. Dann darf er auch erst einmal an seinem organischen Erklärungsmodell festhalten und muss sich nicht gleich zwischen psychischen oder somatischen Ursachen entscheiden. Das bio-psycho-soziale Erklärungsmodell bietet hier eine gute Hilfestellung, sowohl für den Patienten wie auch für den Behandler.

12 Literaturverzeichnis

Anleitung zur sozialmedizinischen Beratung und Begutachtung bei Arbeitsunfähigkeit (ABBA 2004): Hrsg. Med. Dienst der Spitzenverbände der Krankenkassen e.V. Essen (2004)

Baader EW, Reischauer F: Zur Begutachtung von Epicondylitis-Tendinitis als Berufskrankheit. Med Sach 54, 170–173 (1958)

Baller K-B: Die Untersuchung der Wirbelsäule in der Sportmedizin Teil 1–3. Dtsch Z Sportmed 50 (1999) 321–322, 51 (2000) 33–34, 51 (2000) 213–214

Barbor R: Das Schultergelenk. Man Med 10, 25–37 (1972)

Baumgartner H, Dvorak J, Graf-Baumann T, Terrier B (Hrsg.): Grundbegriffe der Manuellen Therapie. Springer Verlag, Berlin (1993)

BGIA Report 2/2007: Muskel-Skeletterkrankungen der oberen Extremität und berufliche Tätigkeit. Hrsg. HVBG, Sankt Augustin (2007)

Bieniek S, Friedrichs M, Roex J, Bödeker W: Prävalenz von Rückenschmerz, orthopädische Auffälligkeiten und Leistung der Rumpfmuskulatur bei Berufstätigen. Betriebliches Gesundheitsmanagement Band 32. Hrsg. BKK Bundesverband Essen (2004)

Bischoff HP: Chirodiagnostische und chirotherapeutische Technik. Perimed-Spitta-Verlagsgesellschaft, Erlangen (1988)

Brügger A: Die Erkrankungen des Bewegungsapparates und seines Nervensystems. Fischer Verlag, Stuttgart (1980)

Buckup K: Klinische Teste an Knochen, Gelenken und Muskeln. 4. Auflage, Thieme Verlag, Stuttgart (2008)

Codman EA, Akerson IB: The pathology associated with rupture of the supraspinatus tendon. Ann Surg 93, 348–359 (1931)

Cyriax J: Textbook of orthopaedic medicine. Cassel, London (1962)

Dahmer J: Anamnese und Befund. 10. Auflage, Thieme Verlag Stuttgart (2006)

Daubenspeck K: Verletzungen im Bereich des Schultergelenkes, 223–278. In: Hohmann G, Hackenbroch M, Lindemann K (Hrsg.): Handbuch der Orthopädie. Band III. Obere Extremität. Thieme Verlag, Stuttgart (1959)

Debrunner AM : Orthopädie, orthopädische Chirurgie. Patientenorientierte Diagnostik und Therapie des Bewegungsapparates. 4. Auflage, Huber, Bern (2002)

Duplay S : De la périarthrite scapulo-humérale et des raideurs de l`épaule qui en sont la conséquence. Arch Gén Med II, 513 (1872)

Dvorak J, Dvorak V: Manuelle Medizin Diagnostik. Thieme Verlag, Stuttgart (1983)

Eder M, Tilscher H: Schmerzsyndrome der Wirbelsäule. Hippokrates, Stuttgart (1982)

Eder M, Tilscher H: Chirotherapie. 4. Auflage, Hippokrates Verlag, Stuttgart (1998)

Eitner D, Kuprian L, Meissner H, Ork H: Sport-Physiotherapie. 2. neu bearbeitete und erweiterte Auflage, Fischer, Stuttgart (1990)

Elsner G: Ist die Periarthritis humeroscapularis eine Berufskrankheit? Zbl Arbeitsmed 51, 306–312 (2001)

Exner G: Zur pathologischen Anatomie der degenerativen Schultererkrankungen. Verh Dtsch Orthopäd Ges 38, 110–112 (1950)

Farwer S: Risikofaktoren für das kurzfristige Auftreten von Lendenwirbelsäulenbeschwerde bei Auszubildenden in der metallverarbeitenden Industrie. Dissertation zur Erlangung des Doktorgrades der Medizin an der MHH Hannover (2000)

Fassbender HG, Wegner K: Morphologie und Pathogenese des Weichteilrheumatismus. Z Rheumaforsch 32, 355–374 (1973)

Felder M, Wagenhäuser FJ: Entzündungen im Schultergelenk. I–4.3.1, 1 7. In: Stahl Ch, Zeidler H, Koebke J, Lorenz R (Hrsg.): Klinische Arthrologie. ecomed, Landsberg (1991)

fokus – Funktionsorientierte körperliche Untersuchungssystematik. DVD mit Begleitmaterial. Spallek M, Kuhn W. Eigenverlag, zu beziehen über die Autoren

Frisch H: Programmierte Untersuchung des Bewegungsapparates. 5. Auflage, Springer, Berlin (1993)

Gärtner J, Heyer A: Tendinosis calcarea der Schulter. Orthopäde 24, 284–302 (1995)

Godt P, Malin JP, Wittenborg A: Das Schulter-Arm-Syndrom. Thieme Verlag, Stuttgart (1981)

Hart DL, Isernhagen SJ, Matheson LN: Guidelines for functional capacity evaluation of people with medical conditions. Journal of Orthopaedic and Sports Physical Therapy 18, 682–686 (1993)

Hartmann B: Prävention arbeitsbedingter Rücken- und Gelenkerkrankungen. ecomed Verlag, Landsberg (2000)

Hartmann B: Belastungen und Dispositionen als Ursachen degenerativer Muskel-Skelett-Erkrankungen. Arbeitsmed Sozialmed Umweltmed 39, 56–66 (2004)

Hartmann B, Schwarze S, Liebers F, Spallek M, Kuhn W, Caffier G: Arbeitsmedizinische Vorsorge bei Belastungen des Muskel-Skelett-Systems. Teil I: Zielstellungen, Konzeption und Anamnese. Arbeitsmed Sozialmed Umweltmed 40, 2, 60–68 (2005)

Heimann D: Leitfaden Manuelle Therapie. Gustav Fischer Verlag, Stuttgart (1997)

Hepp WR, Debrunner HU: Orthopädisches Diagnostikum. 7. überarbeitete Auflage, Thieme, Stuttgart (2004)

Hertel P: Verletzungen der Kreuzbänder. Dtsch Z Sportmed 53, 119–120 (2002)

Herzel P: Verletzungen der Kreuzbänder. Dtsch Z Sportmed 53, 119–120 (2002)

Hirschfeld P: Der Schulterschmerz und seine Behandlung. Schwarzeck, München (1973)

Hirschfeld P, Winkel D: Orthopädische Medizin nach der Methode von Cyriax. Funktionelle Diagnostik und kausale Therapie. Band 1: Die Schulter. 2. Auflage, Perimed Verlag, Erlangen (1988)

Hollmann W., Hettinger Th: Sportmedizin. 4. Auflage, Schattauer Verlag, Stuttgart (2000)

Hoppenfeld S: Klinische Untersuchung der Wirbelsäule und der Extremitäten. 2. Auflage, Fischer, Stuttgart (1992)

ICF Internationale Klassifikation der Funktionsfähigkeit, Behinderung und Gesundheit. Hrsg. Deutsches Institut für medizinische Dokumentation und Information DIMDI Köln (2002)

Jäger M, Wirth CJ: Praxis der Orthopädie. Band 1. Konservative Orthopädie. 3. Auflage, Thieme Verlag, Stuttgart (2003)

Janda V: Manuelle Muskelfunktionsdiagnostik. 3. überarbeitete Auflage, Ullsten Mosby, Berlin (1994)

Kapandji IA: Funktionelle Anatomie der Gelenke. Band I III. Enke Verlag, Stuttgart (1992)

Katzer A, Wenig JV, Becker-Männich H-U, Lorke DE, Jungbluth KH: Die Rotatorenmanschettenruptur – Gefäßversorgung und Kollagenfaserverläufe als pathogenetische Faktoren. Unfallchirurgie 23, 52–59 (1997)

Kendall FP, McCreary E: Muskeln – Funktionen und Test. Gustav Fischer Verlag, Stuttgart (1985)

Krämer J, Grifka J: Orthopädie, Unfallchirurgie. 8. Auflage, Springer Verlag, Heidelberg (2007)

Krämer J, Wilcke A, Krämer R: Wirbelsäule und Sport. Deutscher Ärzte-Verlag, Köln (2005)

Kuhn W: Berufliche Wiedereingliederung nach lumbaler Bandscheibenerkrankung. In: Kügelgen B, Böhm B, Schröter F (Hrsg.): Lumbale Bandscheibenkrankheit. Zuckschwerdt, München (1998)

Kuhn W, Spallek M, Krämer J, Grifka J: Arbeitsmedizinisch-orthopädischer Untersuchungsbogen der Wirbelsäule. Med Sach 94, 128–131 (1998)

Kuhn W, Spallek M: Differentialdiagnostik von Schulterbeschwerden unter arbeitsmedizinischen Aspekten – PHS-Syndrom oder Impingement. Ergo Med 6, 164–168 (2005)

Kuhn W, Spallek M: Funktionelle Untersuchung der Extremitäten und Gelenke. In: Letzel S, Nowak D (Hrsg.): Handbuch der Arbeitsmedizin. 9. Ergänzungslieferung. A III-3.1.2.2, 1–18. ecomed Verlag, Landsberg (2008)

Kuhn W, Spallek M: Das Eisberg-Modell in der Arbeitsmedizin. Zbl Arbmed 59, 216–218 (2009)

Kuorinka I, Jonsson B, Kilbom A, Vinterberg H, Biering-Sorensen F, Andersson G, Jorgensen K: Standardised Nordic questionnaire for the analysis of musculoskeletal symptoms. Appl Ergon 18, 233–237 (1987)

Kügelgen B: Das Zeichen nach Lasègue – ein nur scheinbar banales Untersuchungsverfahren. Man Med 29, 84–85 (1991)

Laumann U: Degenerative Erkrankungen und Überlastungsschäden am Schultergelenk. In: Stahl Ch, Zeidler H, Koebke J, Lorenz R (Hrsg.): Klinische Arthrologie. I–4.4.1. ecomed, Landsberg (1991)

Leitlinien der Orthopädie: Hrsg. Dt. Gesellschaft für Orthopädie und Orthopädische Chirurgie und Berufsverband der Ärzte für Orthopädie. Deutscher Ärzte-Verlag, Köln (2002)

Lenggenhager K: Degeneration und Verkalkung der Sehne des M. supraspinatus. Schweiz Med Wochenschr 94, 1188–1193 (1964)

Lewit K: Manuelle Medizin. 7. Auflage, Medizin Verlag, Stuttgart (1997)

Lewit K: Lehrgang für Ausbilder auf dem Gebiet der Manuellen Therapie (Lehrerkurs). Friedrichroda (1979)

McRae R: Klinisch orthopädische Untersuchung. Fischer Stuttgart (1995)

Mohr W: Pathologie der kalzifizierten Tendopathie am Schultergelenk. In: Stahl Ch, Zeidler H, Koebke J, Lorenz R (Hrsg.): Klinische Arthrologie. I 4.4.2, 1–17. ecomed Verlag, Landsberg (1991)

Mumenthaler M: Der Schulter-Arm-Schmerz. Huber, Bern-Stuttgart-Wien (1980)

Müller-Wohlfahrt HW: Diagnostik und Therapie von Muskelzerrungen und Muskelfaserrissen. Sportorthopädie Sporttraumatologie 1, 17–20 (2001)

Neer CS: II: Anterior Acromioplasty fort he Chronic Impingement-Syndrome in the Shoulder. J Bone Jt Surg (Am) 54, 41–50 (1972)

Neer CS: II. Impingement Lesions. Clin Orthop 173, 70 77 (1983)

Niethard F, Pfeil P: Orthopädie. Thieme Duale Reihe. 5. Auflage, Thieme Verlag, Stuttgart (2005)

Orelli F von, Enggist U, Huber W, Schneider W, Spring H, Stüssi C, Terrier B, Tritschler T, Vorkauf H: Risikofaktoren für Bewegungsapparatprobleme bei Rekruten. Schweiz Z Militär- und Katastrophenmed 5, 23–36 (1998)

Peters G, Wirth CJ: Meniskusriss – Diagnostik und Therapie. Dtsch Z Sportmed 52, 182–183 (2001)

Pope MH, Anderson JW, Frymoyer D, Chaffin D: Occupational low back pain. Mosby Year Book, St. Louis (1991)

Pschyrembel: Klinisches Wörterbuch. 261. Auflage, De Gruyter, Berlin (2007)

Rebhandl E, Rabady S, Mader F (Hrsg.): EBM Guidelines für Allgemeinmedizin. Deutscher Ärzte-Verlag, Köln (2005)

Reichelt A: Periarthropathien und Impingementsyndrome. In: Wirth CJ (Hrsg.): Praxis der Orthopädie. Band I. 3. Auflage, Thieme, Stuttgart New York (2001)

Reischauer F: Gutachten zum Wesen des Krankheitsbildes der Periarthritis humeroscapularis. Die Berufsgenossenschaft, Juni-Heft; 234–238 (1954)

Rieder T, Möser M: Die glenohumerale Instabilität – Definition und modellhafte Abbildung. Orthop Praxis 11, 700–704 (1991)

Rompe G, Erlenkämper A: Begutachtung der Haltungs- und Bewegungsorgane. Georg Thieme Verlag, Stuttgart (1992)

Rössler H: Die Pathologie der Rotatorenmanschette. Orthop Prax 11, 291–294 (1975)

Rupp S, Seil R, Kohn D: Tendinosis calcarea der Rotatorenmanschette. Orthopäde 29, 852–867 (2005)

Sachse J, Schildt K: Manuelle Untersuchung und Mobilisationsbehandlung der Wirbelsäule. 2. überarbeitete Auflage. Ullstein Mosby, Berlin (1994)

Sachse J: Manuelle Untersuchung und Mobilisationsbehandlung der Extremitätengelenke. Gustav Fischer Verlag, Stuttgart (1986)

Schröter F: Die bandscheibenbedingten BK 2108-2110 – Messung der Funktionsbeeinträchtigung. In: Hierholzer G, Kunze G, Peters H (Hrsg.): Neue Beurteilungskriterien zur BK 2108. Springer Verlag, Berlin (1998)

Schröter F: Das subakromiale Schmerzsyndrom-Ist die sogenannte „Periarthritis humeroscapularis" eine Berufskrankheit? Arbeitsmed Sozialmed Umweltmed 41, 26–32 (2006)

Segesser B: Sportvetzungen und Sportschäden im Ellbogenbereich. Dtsch Z Sportmed 36, 80–83 (1985)

Sluiter JK, Rest KM, Frings-Dresen MHW: Criteria document for evaluating the work-relatedness of upper-extremity muculoskeletal disorders. Scand J Work Environ Health 27 Suppl 1 (2001)

Soyka M, Toussaint R, Lüssenhop S, Rehder U: Eppendorfer Orthopädischer Untersuchungsbogen (EOU) Standardisierte orthopädische Untersuchung von Muskel-Skelett-Erkrankungen. Schriftenreihe der Bundesanstalt für Arbeitsmedizin. Fa 01 HG 019. Berlin (1995)

Sozialmedizinische Leistungsbeurteilung bei Bandscheiben- und bandscheibenassoziierten Erkrankungen. AMWF Leitlinie 074/001. http:www.uni-duesseldorf.de/WWW/AMWF

Spallek M, Kuhn W: Beanspruchung des Bewegungsapparates bei Bildschirmarbeitern. In: Münzberger E (Hrsg.). Verh Dtsch Ges Arbeitsmed, S. 141–146, Gentner-Verlag, Stuttgart (1996)

Spallek M, Kuhn W: Musculo-skeletal Complaints Due to Manual-Repetitive Jobs. In: Kumar S (ed.): Advances in Occupational Ergonomics and Safety 2. S. 234–236, IOS Press Amsterdam (1998)

Spallek M: Brauchen wir eine Vorsorgeuntersuchung für Berufe mit Belastung der Wirbelsäule - aus arbeitsmedizinischer Sicht ? In: Wolter D, Seide K (Hrsg): Berufsbedingte Erkrankungen der Lendenwirbelsäule. S. 401–407, Springer (1999)

Spallek M, Kuhn W, Farwer S: Zur Objektivierbarkeit klinisch-funktioneller Leistungstests bei Beschwerden am Stütz- und Bewegungsapparat. 181–188. In: Schäcke G, Lüth P (Hrsg.): Dokumentationsband über die 40. Jahrestagung der Deutschen Gesellschaft für Arbeits- und Umweltmedizin. Rindt Druck, Fulda (2000)

Spallek M, Kuhn W, Farwer S: Anforderungskriterien für betriebliche Trainingsprogramme.In: Harwerth A (Hrsg.): Tagungsbericht Arbeitsmedizinische Herbsttagung 2001. Gentner Verlag, Stuttgart, 135–141 (2002)

Spallek M: Das Carpal-Tunnel-Syndrom – aus arbeitsmedizinischer Sicht. In: 18. Duisberger Gutachtenkolloquium – Berufskrankheiten-Teil. Hrsg. Landesverband Rheinland-Westfalen der gewerblichen Berufsgenossenschaften, Düsseldorf (2003)

Spallek M, Kuhn W, Schwarze S, Hartmann B: Arbeitsmedizinische Vorsorge bei Belastungen des Muskel-Skelett-Systems. Teil 2: Funktionsorientierte körperliche Untersuchungssystematik (fokus) des Bewegungsapparates in der Arbeitsmedizin. Arbeitsmed Sozialmed Umweltmed 40, 4, 244–250 (2005)

Spallek M: Das Karpaltunnelsyndrom. In: Erfahrungen mit der Anwendung von § 9 Abs 2 SGB VII (5. Erfahrungsbericht). Hrsg. HVBG Sankt Augustin, 93–98 (2006)

Spallek M, Kuhn W: Die funktionelle Untersuchung der Wirbelsäule in der Arbeitsmedizin. Überarbeitete Version in: Letzel S, Nowak D: Handbuch der Arbeitsmedizin. 2. Ergänzungslieferung, A III-3.1.2.1, S. 1–18. ecomed Verlag, Landsberg (2007)

Spallek M, Kuhn W, Schwarze S, Hartmann B: Occupational medical prophylaxis for the musculoskeletal system : A function-oriented system for the physical examination of the locomotor system in occupational medicine (fokus). Journal of Occupational Medicine and Toxicology 2, 12 (2007) online: www.occup-med.com/content/2/1/12

Spallek M: Möglichkeit und Grenzen arbeitsmedizinischer Vorsorge nach dem Grundsatz 46. In: Landesverband Nordostdeutschland der gewerblichen Berufsgenossenschaften (Hrsg.): Berufskrankheiten 2006. E. Schmidt Verlag, Berlin, 259–270 (2008)

Spannhake K, Seidler A, Mester B, Nienhaus A, Elsner G: Berufskrankheitenrecht im Bereich der oberen Extremitäten in Frankreich, Großbritannien, Finnland und Dänemark. Zbl Arbeitsmed 197–207 (2005)

Stahl Ch: Klinische Diagnostik der Extremitätengelenke. ecomed Verlag, Landsberg (1999)

Steinbrocker O: The Shoulder-Hand-Syndrom. Amer J Med 13, 402–407 (1947)

Takala EP, Viikar-Juntura E: Do functional tests predict low back pain? Spine 25, 2126–2132 (2000)

Uhthoff KH, Sarkar K, Löhr J: Die Pathologie der Rotatorenmanschette. Hefte zur Unfallheilkunde 195, 125–132 (1988)

Waddel G, Burton AK: Occupational health guidelines fort he management of low back pain at work- evidence review. Occup Med 51, 124–135 (2001)

Wagenhäuser FJ: Die Behandlung des Periarthritis humeroscapularis-Syndroms. Dtsch med Wochenschr 94, 1579–1581 (1969)

Wagenhäuser FJ: Die Periarthropathiesyndrome. Therapiewoche 23, 3186–3212 (1973)

Wagenhäuser FJ: Periarthropathia humeroscapularis. In: Mathies H: Rheumatologie C, Spezieller Teil II. 500–529, Springer, Berlin New York (1983)

Weber U: Die schmerzhafte Schultersteife – Pathogenese, Einteilung. BG – Schriftenreihe 61, 25 (1986)

Weißbuch Prävention 2007/2008: Beweglich? Muskel-Skelett-Erkrankungen – Ursachen, Risikofaktoren und präventive Ansätze. Hrsg. KKH Hannover (2008)

Wieland T, Wessel K: Therapie des Rückenschmerzes. Was ist durch Studien belegt? Fortschr Neurol Psychiat 72, 344–350 (2004)

13 Autorenverzeichnis

Dr. med. Michael Spallek
Facharzt für Arbeitsmedizin
Chirotherapie
Sportmedizin
Umweltmedizin
E-Mail: doc.spallek@web.de

Dr. med. Walter Kuhn
Facharzt für Allgemeinmedizin
Facharzt für Arbeitsmedizin
Chirotherapie
Physikalische Therapie
E-Mail: doc.kuhn1@web.de

Dr. med. Dieter Pütz
Facharzt für Neurologie und Psychiatrie
Facharzt für Psychotherapeutische Medizin
Naturheilverfahren
Psychotherapie
Rehabilitationswesen und Sozialmedizin
E-Mail: puetz@dwk.mediclin.de

fokus© die DVD

Fax-Bestellung : 05601-965704

Drs. Spallek/Kuhn, Trineweg 13, 34225 Baunatal
doc.spallek@web.de, Tel: 01577-3865091

Hiermit bestelle ich gegen Rechnung

____ Exemplar(e) fokus©

zum Preis von je 36 €
zzgl. Versand (4 € bei Einzelbestellung)

Name, Vorname : ______________________________

Strasse: ______________________________

Postleitzahl: ____________

Ort: ______________________________

Telefon: ______________________________

e-Mail: ______________________________

____

Ort, Datum Unterschrift